"十三五"国家重点图书出版规划项目
天津市重点出版扶持项目

"癌症知多少"
新媒体健康科普丛书

肿瘤护理

丛书主编　樊代明　郝希山
主　　编　强万敏

天津出版传媒集团
天津科技翻译出版有限公司

图书在版编目(CIP)数据

肿瘤护理 / 强万敏主编. — 天津: 天津科技翻译
出版有限公司,2022.3
("癌症知多少"新媒体健康科普丛书 / 樊代明,
郝希山主编)
ISBN 978-7-5433-4096-1

Ⅰ.①肿⋯ Ⅱ.①强⋯ Ⅲ.①肿瘤–护理 Ⅳ.
①R473.73

中国版本图书馆 CIP 数据核字(2021)第 020304 号

肿瘤护理

ZHONGLIU HULI

出　　版:天津科技翻译出版有限公司
出 版 人:刘子媛
地　　址:天津市南开区白堤路 244 号
邮政编码:300192
电　　话:(022)87894896
传　　真:(022)87893237
网　　址:www.tsttpc.com
印　　刷:天津海顺印业包装有限公司分公司
发　　行:全国新华书店
版本记录:710mm×1000mm　16 开本　26 印张　350 千字
　　　　　2022 年 3 月第 1 版　2022 年 3 月第 1 次印刷
　　　　　定价:78.00 元

丛书编委会

丛书主编

樊代明　　郝希山

丛书副主编

詹启敏　于金明　张岂凡　季加孚　王红阳　赫　捷

李　强　郭小毛　徐瑞华　朴浩哲　吴永忠　王　瑛

执行主编

王　瑛

执行副主编

支修益　赵　勇　田艳涛　秦　茵　陈小兵

插　画

张梓贤

编　者 (按姓氏汉语拼音排序)

艾星浩	巴　一	白　冰	白　燕	包　旭	卜　庆
步召德	蔡清清	曹　振	曹家燕	曹伟新	曹旭晨
陈　静	陈　璐	陈　平	陈　彤	陈　伟	陈　妍
陈　艳	陈　燕	陈　宇	陈翔翔	陈昌贤	陈点点
陈公琰	陈金良	陈警之	陈凯琳	陈可欣	陈茂艳
陈倩倩	陈田子	陈婷婷	陈希伟	陈小兵	陈小岑
陈小燕	陈晓锋	陈永顺	陈育红	陈昱丞	陈治宇
陈子华	陈祖锦	程　熠	程亚楠	迟志宏	丛明华

崔云龙	崔兆磊	戴 东	丁 超	董 丽	董阿茹汗
董凤齐	董恒磊	董晓璠	杜 娟	杜 强	杜玉娟
段 峰	段 梦	段振东	范 彪	范志松	方小洁
房 锋	封 磊	冯 莉	冯 敏	冯丽娜	冯梦晗
冯梦宇	付 强	高 婕	高 劲	高 明	高 申
高 炜	高 秀	高 岩	高伟健	弓晓嫒	宫本法
关海霞	关莎莎	郭 志	郭丹丹	郭婧瑶	郭姗琦
韩 晶	何 浩	何 朗	何 流	何 毅	何帮顺
何江弘	何亚琳	和 芳	贺 斌	贺 瑾	洪 雷
侯秀坤	胡海涛	胡耐博	胡文雪	胡筱蓉	黄 河
黄鼎智	黄慧强	黄金超	黄梅梅	黄敏娜	黄诗雄
黄文倩	黄育北	季 科	季 鑫	季加孚	季耘含
贾 佳	贾晓燕	贾英杰	贾子豫	姜文奇	姜志超
蒋微琴	焦 杰	金 辉	金 鹏	金 希	金 鑫
金 雪	荆 丽	井艳华	阚艳艳	康文哲	孔 学
孔大陆	孔凡铭	孔轻轻	孔雨佳	雷海科	黎军和
李 琛	李 方	李 红	李 洁	李 静	李 娟
李 力	李 玲	李 凌	李 宁	李 圆	李 倩
李 荣	李 薇	李 艳	李 燕	李 洋	李 盈
李 莹	李 勇	李春波	李大鹏	李冬云	李昉璇
李国强	李海鹏	李虹义	李虎子	李惠霞	李慧锴
李慧莉	李家合	李嘉临	李建丽	李静燃	李利娟
李萌辉	李姝颖	李维坤	李文桦	李文杰	李文涛
李小江	李小梅	李晓东	李雅楠	李勇强	李之华
李志领	李志铭	李治中	力 超	梁 峰	梁 菁
梁金晓	梁晓峰	廖书恒	廖正凯	林 宁	林 源
林立森	林贤东	林晓琳	林仲秋	凌小婷	刘 晨

刘 刚	刘 昊	刘 洁	刘 姗	刘 涛	刘 巍
刘 妍	刘 阳	刘 颖	刘 昭	刘兵城	刘博文
刘长富	刘东伯	刘东明	刘冬妍	刘端祺	刘合利
刘红利	刘宏根	刘慧龙	刘家成	刘嘉寅	刘俊田
刘凌翔	刘盼盼	刘荣凤	刘少华	刘潇濛	刘晓园
刘筱迪	刘彦芳	刘艳霞	刘耀升	刘云鹤	刘云涛
刘志敏	卢仁泉	卢小玲	卢致辉	鲁军帅	鲁苗苗
陆 鸣	陆 舜	陆 苏	路 娜	吕 强	罗迪贤
罗志芹	马 虎	马 帅	马 薇	马翻过	马福海
马婷婷	马蔚蔚	马雪玲	孟晓敏	牟睿宇	穆 瀚
聂 蔓	宁晓红	牛文博	潘 杰	齐立强	齐文婷
强万敏	秦 磊	秦健勇	邱 红	邱录贵	曲秀娟
瞿慧敏	饶群仙	任 越	任大江	荣维淇	汝 涛
沙永生	单玉洁	邵欣欣	邵志敏	佘 彬	申 鹏
沈 琦	沈 倩	沈文斌	施咏梅	石 晶	石 倩
石 燕	石汉平	司同国	思志强	宋晨歌	宋春花
宋天强	宋亦军	苏 畅	苏 玲	孙 婧	孙 鹏
孙 颖	孙彬栩	孙凌宇	孙文茜	孙现军	孙潇楠
孙雪影	孙艳霞	谭 健	谭先杰	汤 东	唐 凤
唐丽丽	田 洁	田艳涛	汪 艳	王 飞	王 峰
王 杰	王 洁	王 科	王 莉	王 龙	王 琦
王 蕊	王 飒	王 潇	王 欣	王 鑫	王 迎
王 盈	王 莹	王 宇	王 钏	王 勐	王艾红
王安强	王炳智	王丹鹤	王风华	王海楠	王会英
王建祥	王建正	王晶晶	王景文	王军轶	王丽娟
王楠娅	王书奎	王舒朗	王晰程	王夏妮	王潇潇
王晓群	王艳晖	王玉栋	王玉珏	王园园	王志惠

隗汶校	魏 华	魏 凯	魏立强	魏丽娟	魏述宁
魏松锋	魏振军	闻淑娟	邬明歆	吴 楠	吴 琼
吴尘轩	吴航宇	吴小华	吴晓江	吴延升	吴胤瑛
吴月奎	伍晓汀	武 强	武佩佩	武云婷	夏 奕
向 阳	肖 健	肖 莉	肖书萍	谢玲玲	信 文
邢金良	邢晓静	熊 斌	熊青青	徐 泉	徐 彦
徐慧婷	徐瑞华	徐晓琴	许红霞	许婧钰	闫 东
阎 玲	严 颖	颜 兵	杨 波	杨 丹	杨 航
杨 丽	杨 敏	杨 双	杨合利	杨隽钧	杨李思瑞
杨佩颖	杨伟伟	杨子鑫	姚剑峰	叶 枫	易 丹
易峰涛	易树华	尹 玉	尹如铁	尤 俊	于 歌
于海鹏	于仁文	于晓宇	虞 夏	虞永峰	袁 航
运新伟	翟晓慧	战淑珺	张 斌	张 晨	张 帆
张 红	张 寰	张 慧	张 霁	张 娇	张 晶
张 莉	张 龙	张 蕊	张 倜	张 伟	张 玮
张 雯	张 欣	张 雪	张 瑶	张广吉	张国辉
张海波	张宏艳	张建军	张建伟	张丽丽	张凌云
张梦迪	张青向	张庆芬	张汝鹏	张师前	张炜浩
张潇潇	张小田	张笑颖	张玄烨	张雪娜	张瑶瑶
张亚萍	张一楠	张玉敏	张跃伟	张蕴超	张梓贤
赵 静	赵 峻	赵 坤	赵 群	赵 婷	赵 玮
赵 雯	赵 勇	赵洪猛	赵敬柱	赵林林	赵颂贤
赵锡江	赵志丽	郑 莹	郑爱民	郑传胜	郑华川
郑向前	支修益	只璟泰	周 晨	周 晶	周 岚
周 琦	周洪渊	周丽芯	朱 玲	朱津丽	朱晓黎
朱晓琳	朱颖杰	庄则豪	邹冬玲	邹燕梅	邹征云
左 静					

《肿瘤护理》编委会

主　编

强万敏

编　者 （按姓氏汉语拼音排序）

白　燕	曹家燕	陈　静	陈　彤	陈希伟	陈小岑
陈育红	董凤齐	董晓璠	段　梦	冯丽娜	郭丹丹
何　浩	贺　瑾	胡文雪	焦　杰	金　雪	孔轻轻
李　琛	李　红	李　娟	李　燕	李　莹	李惠霞
李静燃	李雅楠	李之华	刘　阳	刘　颖	刘少华
鲁军帅	陆　鸣	罗志芹	马婷婷	马雪玲	强万敏
沙永生	石　倩	苏　玲	孙文茜	孙潇楠	孙雪影
孙艳霞	田　洁	王　琦	王　蕊	王　欣	王　盈
王　莹	王艾红	王海楠	王会英	王艳晖	王玉珏
王志惠	魏　华	吴　琼	武佩佩	武云婷	许婧钰
阎　玲	杨　丽	杨　双	张　莉	张　玮	张庆芬
张笑颖	张亚萍	赵　静	赵颂贤	周丽芯	

丛书前言一

匠心精品，科普为民

人类认识癌症的历史源远流长。无论是古希腊时期的希波克拉底，还是中国古代的《黄帝内经》等早期医学文献，都曾系统描述过癌症。20世纪下半叶以来，世界癌症发病人数与死亡人数均呈快速上升趋势，尤其是20世纪70年代以后，癌症发病率以年均3%~5%的速度递增。癌症已成为当前危害人类健康的重大疾病。

我国自改革开放以来，经济、社会、环境及人们的生活方式都发生了变化，目前正快速步入老龄化社会，这导致我国在肿瘤患者人数快速增长的同时，癌谱也发生了较大变化。在我国，发达国家高发的肺癌、乳腺癌、结直肠癌的发病率迅速上升，发展中国家高发的胃癌、肝癌、食管癌等的发病率亦居高不下，形成发达国家与发展中国家癌谱交融的局面，这给我国的肿瘤防治工作带来了较大挑战。

为了推动肿瘤科普精品创作，为公众和广大患者提供一套权威、科学、实用、生动的科普丛书，在中国科学技术协会的大力支持下，中国抗癌协会组织数百位国内肿瘤专家，集体编写了本套丛书。

丛书的作者都是活跃在我国肿瘤科普领域的专家，通过讲座、访谈、文章等多种形式为广大群众特别是肿瘤患者及其家属答疑解惑，消除癌症认知误区，推进癌症的早诊早治。他们的经验积累和全心投入是本套丛书得以出版的基础。

本套丛书满足了两方面的需求：

一是大众的需求。中国抗癌协会通过各地肿瘤医院、肿瘤康复网站、康复会、患友会等组织问卷调研，汇总常见问题，以保证专家回答的问题是读者最关心和最渴望知道答案的问题。

二是医生的需求。在日常工作中，临床医生要用很大一部分时间来回答患者一些重复率非常高的问题。如果能把这些问题汇总，统一进行细致深入的解答，以图书的形式提供给患者及其家属，不仅能为临床医生节省很多时间，同时也能大大提高诊疗的效率。

丛书的出版不是终点，而是一个起点。本套丛书将配合中国抗癌协会每年的世界癌症日、全国肿瘤防治宣传周等品牌活动，以及肺癌、乳腺癌关注月等各类单病种的宣传活动，通过讲座与公益发放相结合的形式，传播防癌抗癌新知识，帮助患者树立战胜癌症的信心，普及科学合理的规范化治疗方法，全面落实癌症三级预防的总体战略。

本套丛书是集体智慧的结晶。衷心感谢中国科学技术协会对丛书的鼎力支持，感谢百忙之中为丛书的编写投入巨大精力的各位专家，感谢为丛书出版做了大量细致工作的出版社编辑，也感谢所有参与丛书筹备组稿工作的中国抗癌协会秘书处的工作人员。

希望本套丛书的出版能为国家癌症防治事业做一份贡献，为大众健康谋一份福祉。

郝希山

中国抗癌协会名誉理事长

中国工程院院士

丛书前言二

肿瘤防治,科普先行

一、肿瘤防治,科普先行

1.健康科普,国家之需求

2016年,习近平总书记在"科技三会"上指出,"科技创新、科学普及是实现创新发展的两翼,要把科学普及放在与科技创新同等重要的位置。"这是中央领导从国家发展战略高度对新的历史时期科普工作和科普产业发展的新部署和新要求。2017年,"健康中国"作为国家基本发展战略被写进十九大报告,报告明确提出"健康中国行动"的主要任务就是实施健康知识普及行动。

2.肿瘤科普,卫生事业之需求

恶性肿瘤的病因预防为一级预防;通过筛查而早期诊断,以提高肿瘤疗效为二级预防。世界卫生组织(WHO)认为,40%以上的癌症可以预防。恶性肿瘤的发生是机体与环境因素长期相互作用的结果,因此,肿瘤预防应贯穿于日常生活中并长期坚持。肿瘤预防在于降低发病率和死亡率,从而减少国家医疗资源的消耗,减轻恶性肿瘤对国民健康的危害和社会、家庭的经济负担。

3.肿瘤科普,公众之需求

大数据表明,在中国,健康与医疗科普相关词条占总搜索量的57%。2017年国人关注度最高的10种疾病中,"肿瘤"的搜索量超过36亿次,跃居十大疾病之首,之后连续数年蝉联关注榜首位。这一方面说明公众对肿瘤科普有巨大需求,同时也反映了公众对癌症的恐慌情绪。一次次名人患癌事件、一段段网络泛滥的癌症谣言,时时处处诱发公众"谈癌色变"的心理。因此,消除癌症误区、建立正确的防癌观念是当前公民健康领域最重要的科普任务,肿瘤医学工作者责无旁贷。

4.肿瘤科普,患者之需求

恶性肿瘤严重威胁人类健康和社会发展。随着肿瘤发病率持续上升、患者生存期延长、个体对自身疾病的关注增加、患者参与诊疗决策的意愿不断增强,肿瘤科普已经成为刚性需求,涉及预防、诊疗、康复、护理、心理、营养等诸多领域。

5.肿瘤科普,大健康产业之需求

随着科普产业的进步和成熟,一批像果壳网、知乎、今日头条等科普资讯平台迅速发展壮大,成为国家发展科普产业的骨干力量。今天的科普产业正在走出科普场馆建设与运营、科普图书出版与发行、科普影视制作与传播、科普展教器具制作与展示等传统形式,迈向经济建设与社会发展更为广阔的前沿领域。科普的产业形态呈多元化发展,科普出版、科普影视、科普动漫与游戏、科普网站、科普旅游、科普会展、科普教育、科普创意设计服务等实体平台百花齐放。随着人口老龄化的加剧,肿瘤科普产业的规模正在不断扩大,这必将催生高水平多元化的科普产品。肿瘤防治,科普先行,利国利民。

二、科普先行,路在脚下

中国抗癌协会作为我国肿瘤学领域最重要的国家一级协会,在成立之日起,就把"科普宣传"和"学术交流"放在同等重要的位置,30多年来,在肿瘤科普工作中耕耘不辍,秉持公心,通过调动行业资源和专家资源,面向公众和患者广泛开展了内容丰富、形式多样的抗癌科普宣传。通过长期实践,协会独创出"八位一体"的科普组织体系(团队－活动－基地－指南－作品－培训－奖项－媒体),为我国肿瘤防治科普事业的模式创新和路径探索做出了重要贡献。

中国抗癌协会自1995年创建"全国肿瘤防治宣传周"活动,经过近30年的洗练,已成为肿瘤领域历史最悠久、规模和影响力最大、社会效益最好的品牌科普活动。养成良好的生活方式、早诊早治、保证有效治疗、提高患者生存质量等防癌抗癌理念逐步深入人心。从 2018 年开始，中国抗癌协会倡议将每年的 4 月 15 日设为"中国抗癌日"，并组织全国性的肿瘤科普宣传活动。

科普精品是科普宣传的最重要武器。中国抗癌协会的几代学者，传承接力，倾心致力于权威科普作品的创作，为公众和患者奉献了数量众多的科普精品。2012 年至今 10 年时间里，中国抗癌协会本着工匠精神，组织数百名专家编写了本套丛书（共 20 个分册），采用问答的形式，集中回答了公众及患者在癌症预防、诊疗中的常见疑问。目前本套丛书已入选"国家出版基金项目""'十三五'国家重点图书出版规划项目""天津市重点出版扶持项目"等多个项目，取得了良好的社会效益。

随着近年来临床新进展不断涌现，新技术、新方法、新药物不断应用于临床，协会牵头组织广大专家，将防癌抗癌领域的最新知识奉献给广大读者朋友，帮助公众消除癌症误区，科学理性地防癌抗癌，提升公众的科学素养，为肿瘤防治事业贡献力量。

书之为用，传道解惑。科普创作有四重境界，即权威、科学、实用、生动。我们只为一个目标：让癌症可防可控。

肿瘤防治，科普先行；科普先行，路在脚下。

中国抗癌协会理事长

中国工程院院士

前　言

近年来，我国癌症发病率呈逐年上升趋势，严重影响全民的身心健康，同时也给家庭、社会造成了沉重的经济负担。

在当前癌症发病形势严峻的情况下，加强癌症的早期预防和筛查，做到早发现、早诊治显得尤为重要。本书以患者和家庭的信息需求为中心，给予癌症预防、诊断治疗、症状控制、居家照护等方面的健康指导，以增强患者的防癌、抗癌意识，促进健康行为的转变，从而提高治疗依从性和对健康的自我管理能力。

本书在编写过程中一方面纳入了最新的循证证据，另一方面从专业的角度，科学、系统地对肿瘤相关知识进行介绍，希望为肿瘤患者及其家属提供一本重点突出、便于查阅、简洁易懂、具有较高使用价值的工具书。

护理在癌症的治疗中发挥着非常重要的作用。希望通过医务人员、患者及其家属的共同努力，促进防癌、抗癌知识的普及，全面落实癌症三级预防的策略，实现健康中国的建设目标。

2022 年 1 月

目　录

第一章　总论

第二章　手术治疗

第三章　化学治疗

第四章　放射治疗

第五章　免疫治疗

第六章　胶质瘤

第七章　喉癌

第八章　口腔癌

第九章 甲状腺癌

第十章 腮腺癌

第十一章　乳腺癌

第十二章　肺癌

第十三章　食管癌

第十四章　胃癌

第十五章 肝癌

第十六章 胆囊癌

第十七章 胰腺癌

第十八章 大肠癌

第十九章 子宫颈癌

第二十章 卵巢癌

第二十一章　肾癌

第二十二章　膀胱癌

第二十三章　前列腺癌

第二十四章　骨肉瘤

第二十五章　恶性黑色素瘤

第二十六章　骨转移瘤

第二十七章　白血病

第二十八章　淋巴瘤

第二十九章　多发性骨髓瘤

第三十章　儿童肿瘤

第一章 ◀❚❚

总　论

▓▶ 肿瘤是怎么发生的？

一般情况下，我们身体的细胞会进行正常的新陈代谢，体内有一些基因会控制这些细胞的生长，并使细胞维持在一个平衡的状态。若这些基因受到刺激而发生突变，病变的细胞会毫无节制地生长，并且干扰正常细胞功能，形成肿瘤。

▓▶ 常见的致癌因素有哪些？

（1）环境因素：①化学因素，如烷化剂、多环芳香烃类化合物、氨基偶氮染料、亚硝胺类、真菌毒素以及某些金属，如铬、镍等。②物理因素，如电离辐射和紫外线等。③生物因素，如病毒和细菌。

（2）机体因素：①遗传因素。肿瘤具有遗传易感性，如乳腺癌、胃癌患者多具有家族遗传史。②内分泌因素。某些激素与肿瘤发生有关，如雌激素和催乳素与乳腺癌有关。③免疫因素。先天或后天免疫缺陷者易发生恶性肿瘤，如艾滋病患者。

（3）其他因素：不健康的生活方式，如吸烟、酗酒、高脂低纤维素饮食、食用霉变食物、肥胖和性生活混乱等。此外，还有不良的精神心理因素。

▓▶ 如何预防癌症？

（1）避免接触致癌物，远离辐射，避免感染，做好职业防护。

（2）合理进食，均衡营养，多吃新鲜蔬菜和水果。

（3）建立健康的生活方式，如戒烟、注意体育锻炼、维持理想体重、保持心理健康。

（4）接受免疫接种，定期进行体检及肿瘤筛查。

▐▌▶ 肿瘤有良性和恶性之分吗?

肿瘤可能在身体的任何器官及部位发生,有良性和恶性之分,必须通过病理学检查进行鉴别。良性肿瘤的生长通常有局限性,对身体基本上没有影响,除非肿瘤的位置造成身体其他重要器官被压迫或阻塞,干扰了某个器官正常功能的运作,如生长在脑部的良性肿瘤。恶性肿瘤也称为癌症,它生长迅速,会侵犯到周围的组织,且容易经由淋巴及血液转移到其他器官,造成组织器官功能的丧失。

▐▌▶ 何为肿瘤的三级预防?

（1）一级预防:评估个人和群体的危险因素,提出减少和消除致癌因素的措施,使人们自觉改变不良的饮食和行为习惯。有效的预防措施包括控制吸烟、改变不良饮食习惯、限制饮酒、加强职业防护和环境保护、避免过度日光照射、合理用药及免疫接种等。

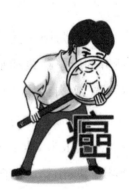

（2）二级预防:对肿瘤的高风险人群实行早期发现、早期诊断、早期治疗。其措施包括肿瘤普查、治疗癌前病变、加强易感人群的监测及肿瘤自检等。

（3）三级预防:肿瘤患者的合理治疗和康复,提高疗效,减少并发症,防止复发,延长生存期,提高生活质量。

▐▌▶ 十大危险信号是什么?

根据美国癌症协会的建议,以下十项为肿瘤较为常见的共同症状,这些症状若出现两个星期以上,请尽快咨询专科医师接受检查。十大危险信号有:①大小便习惯改变,腹泻和便秘交替。②皮肤、口腔溃疡久不愈合,或出现异常斑点。③身体特定部位疼痛,久未改善。④组织器官不明原因的肿胀、增厚或有硬块。⑤不正常的出血或有分泌物。⑥吞咽困难或胃肠道消化不良。⑦身上各种痣或疣的新近变化。⑧长期咳嗽或声音嘶哑。⑨不明原因的体重减轻。⑩不明原因的长期发热或全身倦怠。

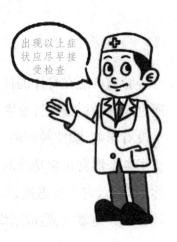

出现以上症状应尽早接受检查

这些症状在患其他疾病时也会出现，所以应尽早接受检查与诊断，以减少不必要的担心。

▮▶ 什么样的饮食结构具有防癌、抗癌作用？

具有防癌、抗癌作用的饮食结构为：①食物多样，谷类为主。②常吃新鲜的应季蔬菜和水果。③常吃奶类、豆类或其制品。④常吃适量鱼、禽、蛋、瘦肉，少吃肥肉和荤油。常见的具有防癌、抗癌作用的食物有茄子、苦瓜、海带、大蒜、香菇、海藻、洋葱、芹菜、韭菜、生姜、黑木耳、莴笋、卷心菜、玉米、萝卜、银耳、百合、莲子、荸荠、茯苓、红薯、南瓜、麦麸、猕猴桃、梨、山楂、橘子、香蕉、草莓、菱角、葵花子、无花果、罗汉果、核桃、红枣、茶叶等。

▮▶ 癌症会传染吗？

所谓传染，就是某种疾病从一个个体通过某种途径传播到另一个个体。传染必须具备3个条件，即传染源、传播途径及易感人群，三者缺一不可。临床资料证明，癌症患者本身并不是传染源。

专家做过这样的实验，将癌症患者体内的癌细胞直接种植在另一个人身上，癌细胞并不能成活、生长。目前世界上未将癌症列为传染病，收治患者也没有采取像传染病那样的隔离措施。肿瘤医院医务人员的癌症发病率并不比一般人群高。动物实验也表明，将患癌症动物和健康动物长期饲养在一起，经反复观察和检查，未见任何传染现象。

▶ 癌症的诊断方法有哪些？

（1）病史及体格检查

1）病史：包括症状、职业、生活环境、吸烟史、化学致癌物接触史、家族史、既往病史、治疗经过及病理结果等。

2）体格检查：应注意肿瘤的部位、形态、硬度、活动度及与周围组织的关系，同时进行区域淋巴结检查。

（2）实验室检查

1）酶学检查：实验室酶学检查对肿瘤诊断有重要的辅助作用。

例如，肝癌患者血 γ-谷氨酰转肽酶、乳酸脱氢酶和碱性磷酸酶的同工酶均可升高。

2）免疫学检查：由于癌细胞的新陈代谢与化学组成都与正常细胞不同，所以会出现新的抗原物质。例如，甲胎蛋白（AFP）是肝癌诊断中最有价值的指标。

（3）内镜检查：凡属空腔脏器或位于某些体腔的肿瘤，通过内镜可窥视肿瘤的肉眼改变，可采集组织或细胞行病理形态学检查。常用于鼻咽、喉、气管、支气管、食管、胃十二指肠、胆管、胰、直肠、结肠、膀胱、肾、阴道、子宫颈等部位的内镜检查可大大提高肿瘤诊断的准确性。

（4）影像学检查

1）X 线检查：可确定肿瘤的位置、形状、大小等，并有助于判断肿瘤性质。X线检查使用范围广，但在肿瘤体积很小时，其准确率可能降低。检查方法有以下三种。

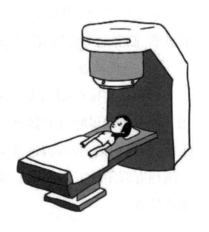

普通 X 线检查：常用于肺肿瘤、骨肿瘤以及邻近肺部和侵及骨组织的其他肿瘤。

造影检查:适用于肿瘤与正常组织的 X 线差异不明显的部位,如用钡餐或钡灌肠,可根据消化道肿瘤所在范围钡剂的充盈缺损判断是否有黏膜破坏、管腔狭窄和管壁破坏等。

特殊造影:断层摄影和荧光摄影(间接摄影)可用于诊断胸部肿瘤,硒静电 X 线和钼靶 X 线检查可用于诊断乳腺肿瘤。

2)电子计算机断层扫描(CT):利用计算机技术对被测物体进行断层扫描,可以对图像进行重建,获得三维图像,对深部肿瘤,特别是颅内肿瘤与腹腔内实质脏器肿瘤的早期发现及定位很有意义。

3)磁共振成像(MRI):利用原子核在磁场内共振所产生的信号进行成像的一种成像技术,无电离辐射,可多方向断层摄影,图像分辨率高,对软组织结构显示清晰。

4)数字减影血管造影(DSA):常规血管造影术和电子计算机图像处理技术相结合的产物,对肿瘤的定位及检测肿瘤的血供等有价值。

5)超声检查:利用肿瘤组织与正常组织或其他病变组织的声阻抗和衰减率的不同,以取得不同的超声反射波形来进行诊断,方法简便而无痛苦。常用于肝、肾、脑、子宫和卵巢等肿瘤的诊断和定位,对鉴别囊性或实性肿块有价值。

6)放射性核素扫描:通过口服或注射某些能特定积聚于某脏器或肿瘤的放射性核素,然后用仪器(闪烁扫描机和 γ 照相机等)在体外追踪放射性核素分布情况的一种检查方式。临床上,甲状腺肿瘤、肝肿瘤、骨肿瘤、脑肿瘤等常用放射性核素扫描检查。

(5)病理检查

1)细胞学检查:由于肿瘤细胞比正常细胞更易于从原位脱落,故可用多种方法取得肿瘤细胞和组织颗粒,鉴定其性质。例如,用浓集法收集痰、胸腔积液、腹水或冲洗液中的细胞,但在临床实践中发现所收集的细胞有假阳性或阳性率不高的缺点,该检查不能完全代替病理组织切片检查。

2)活组织检查:肿瘤诊断及判断病理类型准确性最高的方法,适用于一切用其他方法不能确定性质的肿块或已被怀疑呈恶性病变的良性肿瘤。该检查有一定的损伤,可能致使恶性肿瘤扩散,因此,宜在术前短期内或手术中施行。活组织检查又称为组织活检(简称"活检")。

▶ 血液检查有哪些注意事项?

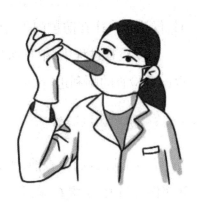

(1)抽血前1天,将手臂洗干净,避免感染。左手和右手血液检查的结果是一样的。

(2)抽血前1天勿食油腻和高蛋白食物,勿饮酒。进行生化检查前应空腹8~10h,如肝功能、空腹血糖、蛋白质、脂类检查等,以免影响检查结果。

(3)抽血当天,穿宽松的衣服,以便抽血时暴露整个上肢,便于抽血。

(4)抽血时应放松心情,避免因恐惧造成血管收缩而影响采血。如果以前有晕针或晕血情况,请提前告知抽血护士。

(5)抽血后顺血流方向按压穿刺点3~5min,避免揉搓。平时服用阿司匹林等抗血小板药物的患者以及有出血倾向者,应延长按压时间。如局部出现瘀血,24h后再行热敷。

(6)抽血当天可让一名家属陪同。空腹抽血后请休息片刻,不要立即活动,以免发生意外。

▶ 心电图检查有哪些注意事项?

注意事项有:①检查前休息15min,避免饱食、进食冷饮、吸烟等。②检查时平卧、放松,保持安静,勿移动身体。③服用洋地黄、钾盐、钙类及抗心律失常药物者,检查前须告知医师。④去除佩戴的磁性物品及金属。

▮▶ X 线检查有哪些注意事项？

（1）妊娠期女性（尤其是早孕女性）不宜做 X 线检查，除非特殊需要。

（2）检查前，请按要求做好准备，去除检查部位的厚衣物、含金属衣物以及高密度饰物（耳环、项链等），以免遮盖病变。

（3）X 线机处于工作状态时，放射室门上的警告指示灯会亮起，此时，候诊者一律在防护门外等候，不要待在检查室内。

（4）检查过程中，根据医生的指示做好体位准备及深吸气、深呼气，以配合检查的顺利进行。

▮▶ B 超检查有哪些注意事项？

（1）心脏 B 超检查前，先休息片刻，再平卧接受检查。肝、胆、脾、胰 B 超检查当天，空腹 6h 以上。胆囊 B 超检查前 1 天，避免进食油腻食物。

（2）如需同时进行胃肠、胆管 X 线造影检查，应先进行 B 超检查，或在造影 3 天后再进行 B 超检查。

（3）做盆腔脏器（如子宫及其附件、输尿管、膀胱、前列腺等）的超声检查时，须憋尿。适当憋尿可以使子宫提高，使子宫周围的组织展开，充分暴露器官，也有利于诊断。但如果过度憋尿的话，膀胱会推挤、压迫其他器官，造成器官的变形和移位，从而造成一些假象，影响正确诊断。

（4）如何做到适度憋尿呢？检查前喝 500～800mL 水，一般应憋尿 2h。喝 800～1000mL 水，应憋尿约 1h。膀胱充盈良好的标志是平卧时下腹部凸起呈浅弧形，加压时能憋住尿。

▮▶ CT／增强 CT 检查有哪些注意事项？

CT 易查出肿瘤、肿块、出血等。但若病变太小，尤其是 <6mm 的病变，CT 则难以查出。做 CT 检查应注意以下几点。

（1）妊娠期女性和哺乳期女性、情绪不稳定或急性持续痉挛者禁行

CT 检查,儿童慎行此项检查。

（2）各部位增强扫描及腹部平扫患者,检查前至少禁食 4h。

腹部检查的患者,检查前 1 周内不得做钡餐检查,以免肠内残留的造影剂形成伪影,影响 CT 图像质量,从而导致误诊。

（3）增强 CT 检查。检查前患者必须进行碘过敏试验,试验结果呈阴性者方可做增强 CT 检查。肝、肾功能严重损害及严重过敏体质者应慎用造影剂。

（4）携带所有已做过的检查结果,如病历、X 线片、超声检查报告、肝肾功能化验单、CT 片及报告等相关检查资料,以供参考。提前告知医师有无药物过敏史及哮喘、荨麻疹等过敏性疾病。

（5）进入 CT 室前应除去钥匙、配饰、硬币、手表、钢笔等一切金属物品,以免在 CT 图像上产生金属伪影。

（6）做增强 CT 检查的患者或儿童、神志不清者、生命垂危的急诊患者,须在医护人员监护下进行检查,陪同者应穿好 X 线防护服。

（7）静脉注射显像剂后请安静休息,避免紧张。

（8）做盆腔 CT 检查者须憋尿;做肝脏或腹膜后 CT 检查者须空腹;做消化道、泌尿系统、空腔脏器 CT 检查者须口服造影剂;做实质脏器 CT 检查者须做静脉造影。

（9）做腹部 CT 检查者,在检查前 1 周内不能做钡剂造影,前 3 天内不能做其他各种腹部脏器的造影,前 2 天内不服泻剂。

（10）检查时,按不同扫描部位的要求摆好体位后,暴露检查部位,放松心情,不必害怕检查过程中机器发出的声响,让肢体处于静止状态,以免活动产生伪影而影响图像质量。做胸、腹部 CT 检查时,应避免呼吸运动产生伪影。

（11）检查过程中如有不适或发生异常情况,应立即告知医护人员。

（12）检查后尽量多饮水,促进放射性药物排出,减少辐射。

▣▶ PET-CT 检查有哪些注意事项?

（1）检查前 1 ~ 2 天多饮水,避免做剧烈运动。检查前禁食 4 ~ 6h,可饮用白开水,避免饮用咖啡或吸烟。

（2）如合并糖尿病,可以正常服用降糖药。应停止食用影响检查结果的相关食物或药物。近期做过钡餐检查或钡灌肠者要排清肠道钡剂才能接受检查。

（3）检查耗时较长,患者应保持情绪平和,耐心等待。必要时,医护人员会在注射示踪剂前 30min 让患者服用松弛药物、精神镇静药物或行全身麻醉,需要患者配合。

（4）去除身上一切金属和密度较大的物品和活动性义齿, 更换检查衣。

（5）注射示踪剂前,医护人员会为患者测量身高、体重和血糖,必要时进行相应处理,需要患者配合。注射示踪剂和显像前,患者应听从医护人员安排,服用泛影葡胺。

（6）注射示踪剂后,患者应安静休息并全身放松 40 ~ 80min,避免走动或交谈,避免强光和声音刺激,必要时使用耳塞和眼罩等。

（7）显像时患者应取平卧体位,固定肢体,避免身体移动;检查后,应听从医护人员指导离开检查室。

▣▶ 磁共振检查有哪些注意事项?

（1）装有心脏起搏器、心脏人工瓣膜、电子耳蜗、铁磁性动脉瘤夹、体内电极导线及带有脊柱固定物、义肢、义齿、义眼、钢板、螺钉、节育环等各种金属植入物或体内残留各种金属异物者,禁止做此项检查;病情危重、不能自主配合、不能保持安静不动的患者不能进行此项检查。

（2）不要穿带有金属物质的内衣裤。

（3）检查前须脱去除内衣外的全部衣服,换上磁共振室的检查专用衣服。去除佩戴的金属品,如项链、耳环、手表、戒指、纽扣、皮带、助听器、眼镜等。去除脸上的化妆品和义齿、义眼等物品。

(4)检查前要向医师提供全部病史、检查资料及既往所有的 X 线片、CT 片、磁共振片等影像学资料。有手术史及药物过敏史者,请提前告知检查人员。

(5)头、颈部检查者,前 1 天洗头,勿用护发品及化妆品。腹部检查者检查前禁食 4h 以上,并于检查前遵医嘱使用药物。上腹部检查者宜空腹。下腹部检查者于检查前半小时饮水 500mL,使膀胱充盈。

(6)做磁共振检查要有思想准备,不要急躁、害怕,要听从医师的指导,耐心配合。

(7)保持呼吸平稳,切忌检查期间咳嗽或有吞咽动作。

(8)增强检查引起的过敏反应一般在检查后 30min 内表现出来,因此患者做完增强检查应观察 30min,无异常后方可离开。若患者离开后出现不适,应及时咨询医护人员进行处理。

▶ 肿瘤的治疗方法有哪些?

(1)手术治疗:手术切除恶性肿瘤是最有效的治疗方法,包括根治性手术、扩大根治术、对症手术或姑息性手术、预防性手术、诊断性手术和探查性手术。

(2)化学治疗:利用化学药物阻止癌细胞的增殖、浸润、转移。化疗药物的选择性不强,在杀灭癌细胞的同时,会不可避免地损伤人体正常的细胞,从而出现药物的不良反应。

(3)放射治疗:利用放射线,如放射性同位素产生的 α 射线、β 射线、γ 射线和各类 X 线治疗机或加速器产生的 X 线、电子束、质子束及其他粒子束等,治疗恶性肿瘤的一种方法。

(4)生物治疗:生物治疗是一种自身免疫抗癌的新型治疗方法,主要运用生物技术和生物制剂,将从患者体内采集的免疫细胞进行体外培养和扩增后回输到患者体内,以此激发或增强机体自身免疫功能,从而达到治疗肿瘤的目的。

(5)靶向治疗:有针对性地瞄准一个靶位,而不伤及正常细胞、组织或器官。分为器官靶向、细胞靶向和分子靶向三个层次。

(6)介入治疗:在医学影像设备的引导下,如 B 超、X 线、CT、MRI等,把特制的导管导丝等精密器械引入人体,对体内的肿瘤病灶进行诊断和局部治疗。

(7)中医药治疗:应用扶正、化瘀、软坚、散结、清热解毒、化痰、祛湿及通经活络、以毒攻毒等原理治疗恶性肿瘤。以中药补气益血、调理脏腑配合其他治疗,还可减轻副作用。

▓▶ 肿瘤治疗团队由哪些人组成?

肿瘤治疗团队包括外科医师、放疗医师、内科医师/化疗医师、肿瘤护士、康复师、心理治疗师、营养师、社会工作者和志愿者等。

▓▶ 供给营养的途径有哪些?

良好的营养对肿瘤患者十分重要,其可以提供能量,修复治疗引起的身体组织损伤,促进新组织生长,增强免疫力,预防或减轻感染,提高对放疗和化疗的耐受能力,减轻其副作用。供给营养的途径有:

(1)经口进食:能自行进食者都应采用经口进食。少食多餐,有食欲时及时进食,为进食创造良好的环境。选择自己喜欢的食物,同时适当运动以增进食欲。

(2)管饲饮食:适用于经口自行进食困难者。管饲饮食是将一根细而有弹性的导管,经由鼻孔或胃、肠造口,使流质的营养物质可以经由导管进入胃肠道。导管包括胃管、十二指肠管、空肠管和胃空肠造瘘管。

(3)全静脉营养输液:适用于不能经肠胃吸收营养的人,如消化系统术后、肠道完全阻塞、严重腹泻或呕吐者,以及因肿瘤或治疗导致并发症而不能正常饮食，或不能使用管饲饮食者。

▌▶ 放化疗期间饮食的注意事项有哪些？

（1）放化疗患者应注意多饮水，一天饮水应在1500mL以上，以利于机体毒素的排泄；餐前30～60min喝水或汤。

（2）出现严重口腔炎、食管炎、吞咽困难的患者，应注意口腔卫生，经常用淡盐水漱口。也可将食物做成匀浆饮用。

（3）在平衡膳食的基础上适当增加高蛋白和高维生素食物的摄入，不宜过分强调营养。正常饮食不足者，可考虑口服补充多种维生素、微量元素及肠内营养制剂。

（4）应进食清淡、细软、易消化的食物，避免粗硬、刺激性、油腻的食物。

（5）食欲不佳者宜采取少量多餐，以增加进食量。反应严重者也可采取两餐制，即将早餐提前，晚餐拖后，早6点进早餐，经3～4h胃排空后再化疗，化疗结束2h后进晚餐，中间可喝一些果汁、淡茶水和柠檬水。

（6）尽量保证在开始化疗前进食一些食物，并在治疗反应发生间隙及食欲好时多吃些。多数患者发现化疗前进食清淡食物会感觉更好，可增加对化疗药物的耐受性。

（7）食欲缺乏、消化不良的患者可补充B族维生素等多种维生素制剂及消化酶、益生菌制剂等，并选用开胃、助消化的食物，如白萝卜、山药、酸奶等。

（8）如果恶心、呕吐、食欲不佳等反应较重，可请医师开具对症的药物，这对于减轻症状会很有帮助。

（9）一些消化道不良反应可以持续数天，如果超过一周，请及时和营养师或医师联系。

▌▶ 如何看血常规化验单？

血常规化验主要项目及正常值：白细胞（WBC）正常值为（4～10）×

10^9/L;血小板(PLT)正常值为$(100 \sim 300) \times 10^9$/L;血色素(Hb)正常值为男性 $120 \sim 160$g/L、女性 $110 \sim 150$g/L。

肿瘤患者定期监测血常规主要是为了了解使用化疗药物后的骨髓抑制情况,通常以白细胞、血小板、血色素的数值作为参考指标。如指标过低,可能会推迟化疗并接受相应处理。

从哪些途径可以获得与癌症相关的信息及支持？

可以获得与癌症相关的信息与支持的途径有：①肿瘤专业医务人员。②国内外专科医院网站。③癌症知识相关网站等。④肿瘤相关书籍,如关于癌症治疗与调养、抗癌食谱、肿瘤患者家庭护理等内容的书籍。⑤肿瘤健康讲座。⑥与癌症相关的俱乐部等。

如何保持身心的全面健康？

(1)患者应多向家人倾诉生病后的感受,如身体的不适、内心的担忧,相信家人一定能帮助患者共渡难关。

(2)患者可以在家人的陪同下就医,向医师、护士、营养师、康复师等专业人员了解疾病的相关知识。

(3)患者可与家人和病友进行互动, 如共同参加活动或分享美食等,并通过日记记录。

(4)患者可以在医师的建议下选择适合自身的锻炼方式, 如慢跑、骑车、游泳、散步、瑜伽等。在此期间,随时调整锻炼强度,关键在于坚持不懈。

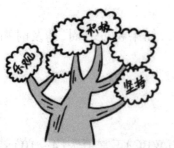

(5)患者可以视治疗过程为一次生命历程转折的机会,并采取积极的态度,坚定"癌症不等于死亡""癌症可以治愈"的信念,将信念注入实现自己康复的愿望之中,也就建立了战胜疾患的信心。

（6）保持良好的饮食习惯,保证营养摄入。例如,富含蛋白质、维生素和矿物质的食物可以帮助患者修复治疗带来的身体损伤。

（7）患者可以提高自己解决问题的能力。面临若干问题时,将问题按重要性进行排序,从最重要的问题着手,直到解决所有问题,以增强自信心和成就感。

（8）保证充足的睡眠,睡前冲个热水澡或喝杯热饮都会有助于睡眠。

▶ 哪些方法可以使患者放松?

（1）深呼吸。尽可能地深吸气,然后慢慢呼气。

（2）听一些柔和、舒缓的音乐。

（3）指压可以帮助放松和缓解压力,可以按揉太阳穴、掐额头、用梳子梳头等。

（4）冥想法。选择一个安静的环境和一个舒适的体位,带着一种积极的态度,闭上眼睛,把精力集中在一个问题或一个音节上。然后放松身体的各个部位,放松肌肉,放缓呼吸,做深呼吸,大约持续 20min,然后睁开眼睛,精力充沛地进行各项活动。

（5）视觉表象。当掌握了深呼吸和冥想,视觉表象也是很有效的放松方法。想象可以让你感觉舒服的一种颜色、一种感觉或一个地方。可以想象任何能让你感觉舒服和放松的事物或情景,如蓝天、碧水、阳光、海浪、清风,躺在沙滩上,听着浪花拍打沙滩。

（6）进行日常锻炼或培养一种业余爱好,把注意力转移到其他能让你感觉快乐的事情上。

（7）将你的想法告诉医师和护士,向他们倾诉你的感受和困惑,他们会给你帮助和指导。

（8）与其他患者交流,了解他人是怎样对抗疾病的,为自己树立信心,也可以和病友相互鼓励。

（9）换个角度看生活。可以用聊天、听音乐、看电影或电视的方式来放松自己。

▐▶ 如何养成良好的卫生习惯？

做好口腔、皮肤、头发及会阴等各处的清洁卫生工作，这既可以让身心舒适，又可以有效预防感染及并发症的发生。如果病情允许，应早晚刷牙并在餐后漱口。留置胃管或有口腔疾病的患者可以用漱口液漱口。应经常洗澡，去除皮肤污垢，缓解疲劳。手术前做好手术部位的皮肤清洁及毛发剃除，避免破损、抓挠等。

▐▶ 患病后如何获得有效的支持？

患病后，患者可能需要一段时间来接受患病的事实，出现焦虑、愤怒、绝望、抑郁、害怕等情绪是不可避免的。因此，家人、亲朋好友、同事及医护人员的有效支持有利于应对机制的建立。

首先，家庭是社会系统最基本的单位。患者应和家人一起面对肿瘤，共同接受患病事实，选择治疗方案，面对后期家庭角色及分工的改变。

其次，应多渠道了解所患肿瘤的相关信息，包括治疗、术式、预后等，最好通过医护人员或正规渠道，以确保信息的准确性。如有疑问，应及时寻求帮助，以增加自己对生命的可控制感。

最后，患病不是一个人的危机，它关系到周围的人。可向最信任的人诉说心中的真实想法，宣泄不良情绪，从而在肿瘤治疗过程中保持积极的态度。

▐▶ 如何给予照护者支持？

患者的疾病与康复影响着其照护者，他们往往是最关心患者的人。在他们为患者提供照护的同时，患者应配合照护者的照顾，明确康复的努力方向，互相鼓励，互相扶持。

▐▶ 患病后如何回归家庭与社会？

患者出院后仍应保持规律生活，保证均衡适量的饮食与充足的睡眠，定期监测体重，分阶段进行体育锻炼，并逐渐承担力所能及的家务劳动，保持情绪平稳，经常与家属及好友谈心，及时宣泄不良情绪。出院后，可在早期恢复办公室工作等轻度的工作，但需要体力的工作至少要在3个月以后恢复。此外，不同手术方式的恢复程度也不同，因此请咨询主治医师后再开始，并且最初要从半天的工作开始，慢慢增加为全天的工作。

第二章

手术治疗

▋▶ 手术治疗的原则和方式有哪些？

外科手术是肿瘤综合性治疗中的主要部分，在不断提高疗效的前提下，力求保留功能，提高生活质量是肿瘤外科的治疗原则。

不同手术有不同的目的，手术包括以下几种。

（1）根治性手术：切除原发病灶及可能累及的周围组织和器官。

（2）对症手术或姑息性手术：包括姑息性肿瘤切除术和减瘤术，目的在于配合化疗、放疗等综合治疗或仅为减轻症状、提高生活质量。

（3）诊断性手术：多数癌症在治疗之前须经病理诊断，为此要用外科手段获取必要的组织做细胞和病理检查。常用的方法有细针抽吸、穿刺活检、切取活检和切除活检。

（4）预防性手术：为了预防癌症的发生，对于有恶变可能的肿瘤，应做预防性切除。

（5）探查性手术：多数探查性手术的目的在于进一步了解肿瘤情况，争取手术切除。少数探查性手术的目的仅为取得病理诊断，为放疗或化疗提供依据。

（6）重建术或康复手术：重建术具有保留功能和整形功效。肿瘤患者经手术治疗后，往往产生某些器官的缺如、外形的改变、功能的丧失，这些可能会造成患者心理上的创伤。重建术或康复手术可以提高患者的生活质量。

▋▶ 手术治疗前有哪些准备？

（1）心理准备：保持良好的心境和平和的心态，多与家人沟通，最大限度地放松自己的身心。有的手术会对患者的外观造成一定的影响，患者须提前做好心理准备。如需要进行特殊术前准备，护士应为患者详细讲解。

（2）戒烟：患者在术前1~2周务必戒烟。

（3）适应性锻炼：胸腹部手术者术前进行深呼吸、咳嗽、排痰等训练，以便术后可以运用相应的方法减少肺部并发症的发生。术中要求特殊体位（垂头仰卧位、颈部过伸位、截石位等）者，术前需在护士的指导下进行相应的训练。术后需要留置导尿管者，应进行卧床大小便的练习。

（4）保持口腔和皮肤清洁：病情允许时，在手术前1天应洗澡、洗头和修剪指（趾）甲，并于手术当天早晨更换清洁的病号服。部分骨或关节手术无菌要求较严格，皮肤准备应连续进行3天。

（5）保证充足的睡眠：可以尝试用温水泡脚等方法来保证术前的充足睡眠，避免饮用刺激性饮料。

（6）饮食：局麻手术无须禁食。全麻手术术前1天午餐常规进食，食用易消化食物。晚餐进半流质食物，如稀饭、面汤，可食用蔬菜、水果等（糖尿病患者除外），忌食油腻或过量食物。胃肠道手术术前1天晚餐进流质食物，或遵医嘱进行肠外营养代替口服饮食。在手术前6小时到2小时可以喝水或碳水化合物饮品，不允许喝牛奶。

（7）肠道准备：如果需要做肠道准备，手术前一天14点需要喝泻药，或在17点30分肛注甘油栓，帮助清洁肠道，同时要多饮水。肠道准备后不能进食任何固体食物，可以进食流质食物。

（8）其他：术前禁止化妆、戴首饰、携带手机等物品。如患者体内有金属钢板、钢钉、金属义齿、心脏起搏器、电子耳蜗等，或对消毒液（乙醇、碘附）和某些药物过敏，或有发热、月经等情况，应及时告知医务人员。

▶ 术后注意事项有哪些？

（1）体位：全身麻醉者，术后应采取平卧位，头偏向一侧，保持呼吸道通畅，防止呕吐导致窒息。当完全清醒后，护士会根据手术部位，为患者选择适当的体位，需要患者予以配合。

（2）监护：护士会在每天有规律地测量和评估患者的血压、脉搏、体温和体液平衡情况。

（3）咳嗽、排痰：当患者醒来时，重要的是要进行深呼吸练习。用鼻子吸气，嘴巴呼气，每小时至少5次。患者应按照术前学会的咳嗽、排痰方法，在护士的指导下进行咳嗽和排痰，以防术后发生肺部并发症。

（4）引流管：保持引流管通畅，避免弯曲或压迫导管，并妥善固定，尤其在翻身、活动时。夜间睡眠时，患者双手应放在被服外，以防牵拉使引流管脱出。对于可能意外拔管的患者，护士可能会为其戴上特殊的防拔管手套。

（5）早活动：患者术后返回病房，待清醒后，护士会指导患者在床上活动四肢，早活动可以促进呼吸及消化系统功能的恢复。术后第一天无特殊情况，护士会协助患者下地活动。活动应注意循序渐进，其可以帮助患者改善呼吸，降低血栓发生率，更快地恢复肠道功能。

（6）营养支持：术后若不能进食，通过静脉供给营养物质。可以自行进食者，应摄入营养均衡易消化的食物。不能经口进食者，护士会通过其他途径，如胃管、胃肠造瘘管等为患者输注营养物质。

（7）疼痛管理：麻醉药效消失后，若有疼痛，可及时告知医务人员，或使用自控式止痛装置。

（8）咽喉不适：全麻手术者因使用气管插管，可能会有咽喉疼痛、声音嘶哑等不舒服的感觉，2～3天后会逐渐缓解。病情允许者，可以增加漱口次数并用浓茶水漱口，亦可口含清咽滴丸，同时应注意保持口腔清洁。

（9）保持伤口敷料干燥，避免污染。

（10）睡眠：可以尝试用温水泡脚等方法来保证充足的睡眠，睡前避免饮用刺激性饮料。如果上述方法效果不佳，可以在护士的指导下借助药物来保证睡眠。

（11）预防感染：注意个人清洁与卫生，减少体表和体内病原微生物滞留，加强营养，提高机体免疫力。对免疫力低下及术后患者减少探视，保持各种引流管的密闭性和通畅性,勤洗手,避免院内交叉感染。

(12)出院指导:并发症不是经常发生,但重要的是要知道并发症并了解注意事项。护士会从饮食、活动、康复、沐浴、伤口、疼痛管理等多方面为患者做详细指导,患者应仔细聆听。如有问题,请及时向医护人员寻求帮助。

第三章

化学治疗

▐▶ 化疗的概念和分类

化学治疗(简称"化疗"),是将能够抑制或杀灭肿瘤细胞的化学药物,通过多种途径,如口服、静脉注射等注入体内,从而达到治疗效果的全身性治疗方法。

化疗主要分三类,包括根治性化疗(杀灭体内全部肿瘤细胞,以达到治愈肿瘤的目的)、新辅助化疗(又称诱导化疗,在手术或局部放疗前使用全身化疗,以达到使肿瘤缩小、增加手术切除率、缩小手术范围或增强放疗疗效的目的)和辅助化疗(在手术或局部放疗后,针对可能存在的微小转移或残留病灶进行化疗,以达到防止肿瘤复发和转移的目的)。

▐▶ 化疗的给药方式有哪些?

化疗的给药方式包括口服、肌内注射、皮下注射、静脉给药、腔内注射、椎管内注射、动脉给药、肿瘤内注射和局部外敷等。

▐▶ 口服化疗药物有哪些注意事项?

(1)应接受完整的健康教育,包括药名、适应证、服药剂量、服药频率(一天服用几次)、服药间隔(多久服用一次)、服药时间(持续服药或暂停使用)、与食物并服还是空腹服用、忌食的食物或中草药、可能发生的副作用及如何寻求适当的医疗协助等。

(2)务必清楚医嘱,并严格遵循医嘱服药,以确保疗效并保障自身用药安全,勿任意增减或自行停药。

(3)若同时患有其他疾病,如原发性高血压及糖尿病等,或正在服用治疗药品或营养食品等,请务必事先告知医师,从而避免药品之间及药品与食物的交互作用,影响治疗效果或危害健康。

(4)依医师指示复诊,定期做血液或尿液等检查,并于复诊时详细告知医师身体状况。医师会根据反馈的信息评估治疗效果、药品毒性或副作用,并做适当处置。

（5）不要私自停药或减药,若出现漏服药物,可遵医嘱补服,绝不可因漏服而服用双倍剂量,并于复诊时告知医师。

（6）如果服药后即发生呕吐,请询问医师,确认是否需补服剂量,必要时先服用止吐药,再服用化疗药物。

（7）口服化疗药物请勿咀嚼,亦不可压碎锭剂或打开胶囊。拿取时使用手套或将药品倒入小药杯,以避免接触皮肤。服药后请及时洗手,若不小心接触到皮肤,应立即用肥皂水及清水洗净。

（8）在服用化疗药品期间直到停药后的 5～7 天,患者如厕或呕吐后,都应盖上马桶盖并两次按压冲水,以彻底冲净排泄物或呕吐物,避免影响居家环境。

（9）化疗药品应有清楚的标识,依照指示单独存放于适当且幼童无法取得之处,并与其他药品分开,以减少污染。未服用完的药品应拿回医院回收处理,切勿随意丢弃。

▶ 化疗时为什么要留置中心静脉导管(CVC)和经外周静脉穿刺中心静脉置管(PICC)?

外周细小静脉血流速度较慢,输入化疗药物时血液不能及时稀释,致使化疗药物停留在周围血管内的时间较长, 血管内局部药物浓度过高,会导致血管内皮损伤,造成静脉炎、血栓和药物外渗等并发症。因此,化疗时一般要留置中心静脉导管或经外周静脉穿刺中心静脉置管。中心静脉导管是指经皮肤直接自颈内静脉、锁骨下静脉或股静脉进行穿刺,并沿血管走向直至中心静脉(上腔静脉或下腔静脉)的导管。经外周静脉穿刺中心静脉置管是指经外周静脉(贵要静脉、头静脉、肱静脉等)穿刺置入,导管尖端被送达到上腔静脉。

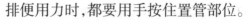

▍▶ 中心静脉导管留置期间有哪些注意事项?

(1)保持穿刺处皮肤清洁、干燥,注意观察穿刺点的出血情况。

(2)根据置管位置不同采取合理体位,咳嗽、呕吐、坐起、躺下以及排便用力时,都要用手按住置管部位。

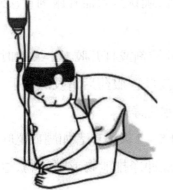

(3)不要做剧烈动作,穿脱衣服、变换体位时防止导管被牵拉或脱出。

(4)穿刺点出现疼痛、瘙痒等不适及其他问题时,勿自行处理,应及时与医护人员联系。

(5)如发现敷料有卷边、脱落或敷料因汗液而松动时,应及时通知护士予以更换。

(6)中心静脉导管拔管后局部按压不少于 10min,拔管后 24h 内用无菌纱布覆盖伤口,以免发生感染。如有头痛、头晕等不适,应及时告知医护人员。

▍▶ 经外周静脉穿刺中心静脉置管留置期间有哪些注意事项?

(1)携带 PICC 的患者可以从事一般性工作、家务、锻炼,但应避免使用带有 PICC 的一侧手臂提过重的物品,或做引体向上、托举哑铃等持重锻炼,还应避免游泳。

(2)注意保护 PICC 体外部分,以免损坏导管或把导管拉出体外。为了避免发生以上现象,可用弹力袜固定导管。

(3)携带 PICC 时可以淋浴,但应避免盆浴、泡浴。淋浴前用干燥的毛巾包裹 PICC 贴膜,再用家用保鲜膜在干燥毛巾处缠绕 2~3 圈,上下边缘用胶布贴紧。淋浴后检查贴膜下有无浸水,如有浸水,应请护士更换贴膜。

(4)化疗间歇期每 7 天对 PICC 进行冲管、更换贴膜及肝素帽等维护。在进行维护时,环境应清洁,患者最好戴上口罩避免感染。

（5）如果因为对透明贴膜过敏等原因而必须使用通透性更高的贴膜(纱布)时,还要相应缩短更换贴膜的间隔时间。

（6）做造影检查时,须提前确认导管是否为抗高压材质。如为普通导管,须提醒医师不要通过 PICC 高压推注造影剂,否则可能会导致导管破裂。导管不能耐受高压,所以只能用于静脉输液。

（7）应观察的内容:① PICC 局部是否清洁干燥,贴膜有无卷曲、松动和汗液。②穿刺点周围有无发红、疼痛、肿胀和渗出。③导管的肝素帽有无脱落,导管体外部分有无打折和破损。若有异常,应及时回医院进行护理。

Ⅲ▶ 化疗前应做哪些准备工作?

（1）心理准备:了解本次化疗的用药情况,做到心中有数。了解化疗的一般常识,避免心理紧张,可以配合听音乐等方式放松,消除紧张心理。

（2）注意休息和饮食调配:化疗前每天要保证足够的睡眠,一般成人每天睡眠时间不少于 8h。饮食注意菜肴色、香、味的调配,保证足够的蛋白质摄入量。患者可多进食富含维生素和易消化的食物,多吃水果和蔬菜,少吃油煎食物。

（3）保持口腔清洁,确保口腔卫生。如有口腔溃疡、脓肿、牙周炎等,应对症治疗后再进行化疗。

（4）遵医嘱进行检查,如血常规、肝肾功能、心电图、B超、胸片等,必要时做 CT 或 MRI 等检查。

（5）了解相关用药的注意事项,掌握不良反应的预防与应对措施。

Ⅲ▶ 输注化疗药物时要注意什么?

（1）在输注化疗药物前,请先排尿。

（2）若应用外周静脉输注化疗药物,注射部位有针刺感、烧灼感、疼痛、红肿等症状时,请立即通知护士,并在护士的指导下进行冷敷或热敷。

（3）输注化疗药物过程中应避免牵拉输液器,以防脱出。一旦脱出,请立即通知护士处理。

（4）若要离开病区,须经护士允许并暂时停止化疗。

（5）保持室内空气清新,定时通风,避免室内有不适气味,如烟味、香水及消毒剂等异味。

（6）少量多次进餐、饮水,避免过饱引起胃部不适。

（7）化疗时若出现皮肤损害,应加强对皮肤的保护,禁用刺激性洗涤用品。若出现皮炎或色素沉着时,不要搔抓或乱涂药膏。如出现脱发,应加强对头皮的保护,防止暴晒。

▶ 化疗后的注意事项有哪些?

（1）保持情绪稳定,如出现不良反应,应遵医嘱,以取得最好的疗效。

（2）合理安排饮食,进清淡、少油、富有营养、易消化的高蛋白、高热量、高维生素食物。食物不可太单调,多食新鲜蔬菜和水果。在饮食的调配上要注意色、香、味的搭配,以增进食欲。忌食油腻、辛辣、腌制、熏制以及难消化的食物,提高食物的营养价值,保证营养供给。

（3）多饮水,促进药物排泄,以减轻药物对肾脏的损害。

（4）避免妊娠。女性肿瘤患者在接受化疗期间应避免妊娠,因为有相当一部分化疗药物具有致突变、致畸的作用。

（5）预防感染。生活要有规律,劳逸结合,并保证充足的睡眠,适当进行锻炼,以增强机体的抵抗力。

▶ 化疗常见的不良反应有哪些?

化疗药物在杀伤癌细胞的同时,会对正常组织细胞产生一定损伤,所以患者会常伴有不同程度的不良反应,主要包括:①静脉炎。②胃肠道反应,如恶心、呕吐、腹泻、腹胀、便秘等。③骨髓抑制,表现为白细胞、血小板、血红蛋白不同程度的降低。④黏膜反应,如口腔炎、肛周炎。⑤心、肝、肾等脏器功能损害。⑥神经毒性反应。⑦过敏反应。⑧脱发。

▮▶ 如何应对恶心和呕吐?

恶心和呕吐是化疗常见的不良反应,主要考虑由致吐性化疗药物的使用、心理焦虑或其他原因所致。患者饮食应多样化,以清淡易消化食物为主,少量多餐,细嚼慢咽,限制香蕉、茄子的摄入。应适当活动,如散步或床上伸展活动,进食后 1h 不要平卧。也可以采用转移注意力等方法积极应对心理恐惧。耳穴贴压、穴位按摩及艾灸等中医方法可在一定程度上减轻胃肠道反应。

▮▶ 如何应对口腔黏膜炎?

化疗后约 40% 的患者和造血干细胞移植后 80% 的患者会出现一定程度的口腔黏膜炎。化疗药物损害口腔上皮黏膜细胞,口腔干燥缺乏唾液保护,更易发生溃疡。口腔黏膜炎临床表现为红斑伴溃疡,局部疼痛,进食、说话等受限。因此,化疗期间请保持良好的饮食习惯,多饮水,宜清淡饮食,忌辛辣刺激、干硬食物,保证营养。应保持口腔卫生,进食前后应用漱口液或淡盐水漱口,用软毛牙刷刷牙并定期更换。携带义齿者应注意义齿清洁,减少口腔细菌滋生。应重视口腔症状变化,加强评估,积极预防和减少口腔溃疡和味觉障碍的发生。

▮▶ 如何应对骨髓抑制?

骨髓抑制是化疗后常见的不良反应,由化疗药物抑制骨髓造血系统所致,表现为血红蛋白、白细胞、粒细胞和血小板计数下降。严重的骨髓抑制会延误治疗,带来感染和发热等并发症,甚至威胁生命。因此,血象低时应少去公共场所,避免接触有上呼吸道感染的患者。注意室内定时通风,2 次 / 天,每次 15～20min,夏季可延长通风时间,避免对流风。应注意个人卫生,养成良好的卫生习惯,勤洗澡,勤更衣,勤剪指甲,多漱口,用软毛牙刷刷牙,保持口腔卫生。注意体温变化,若有寒战、发冷、咳嗽、咽喉痛及发热等症状,应立即就医。观察皮肤黏膜有无瘀斑或出血点,观察尿液和大便的性质及颜色,女性月经期观察出血量。血小板低时,应注意全身有无出血点,活动时应勿磕碰。平时勿用牙签剔牙,刷牙时应先用开水烫牙刷后再刷牙,勿用手抠鼻、耳、眼等。

▐▶ 如何应对便秘和腹泻?

针对便秘,应进行饮食调节,选择富含纤维素的食物(如芹菜、韭菜、粗粮等)。高纤维素食物能够吸收并维持小肠中的水分,有助于软化大便,利于排便。多饮水,2000~3000mL/d(限制入量者除外),如新鲜果汁、汤类等。养成良好的排便习惯,定时排便。腹部顺时针按摩及进行适当的身体活动有助于胃肠道蠕动。可尝试足浴(40℃温水,15~20min)联合足底按摩,严重便秘者可咨询主管医师予以通便药物。

腹泻常见于使用氟尿嘧啶和伊立替康等药物时,由增殖较旺盛的肠黏膜细胞受到化疗药物损伤所致。如果出现水样便或稀便超过3 次 / 天,医师就会进行止泻治疗。药物可选择思密达(蒙脱石散)和洛哌丁胺,并适当补液,以补充丢失的水分和电解质。

患者应每天观察和记录大便次数、性状、颜色和量等,出现大便形态异常应立即报告医师。饮食应遵循低纤维素、低脂易消化的原则。膳食中应以优质蛋白及低脂、低纤维谷类饮食为主,如瘦肉、鱼、豆浆及其他豆类蛋白、面包、米饭和面条等。指导患者食用调节肠道菌群的食物,如酸奶等。遵医嘱合理使用止泻药物,及时补充水电解质,必要时给予静脉支持治疗。注意肛周清洁,排便后及时用温水清洗局部,以保持局部清洁、干燥。

▐▶ 如何应对皮肤反应？

日常应穿着舒适、柔软的衣服,减少摩擦,并经常更换衣被。保持皮肤清洁、干燥,每天宜用温水或不含乙醇的洗剂清洁皮肤,勿用碱性肥皂和粗毛巾擦洗。沐浴时,水温应适当,避免过冷或过热刺激。沐浴后,可涂抹温和的润肤剂或维生素 E 软膏。减少日晒时间,出门带遮阳伞,避免强烈的阳光直接照射皮肤。及时修剪指甲,勿抓挠皮肤,特别是有水疱和丘疹的部位,以免加重瘙痒或皮肤感染。饮食宜清淡,以高蛋白、富含维生素和粗纤维的食物为主,多饮水,避免进食辛辣食物等。

▐▶ 如何应对食欲减退？

食欲减退常见于使用吉西他滨、顺铂和氟尿嘧啶等药物时。此时,患者应进食清淡、易消化的食物,多食新鲜水果、蔬菜,宜食山楂、乌梅等开胃食品。此外,应保持室内空气新鲜,避免异味,以营造一个良好的进餐环境。

第四章 ◀▮▮

放射治疗

▐▶ 什么是放射治疗？

放射治疗(简称"放疗")，是利用放射源或医疗设备产生的高能射线，杀死体内癌细胞，对肿瘤进行治疗的技术。根据治疗目的，可分为根治性放疗、姑息性放疗和辅助性放疗。

放射线具有阻断肿瘤细胞"DNA"修复和破坏细胞膜的作用，从而杀死肿瘤细胞，可治疗肿瘤。

▐▶ 临床常用的放射治疗技术有哪些？

临床常用的放疗技术有常规放射治疗、三维适形放射治疗、调强放疗、立体定向放射治疗和质子治疗。

▐▶ 什么是射波刀治疗？

射波刀治疗是立体定向放疗中的一种，是不用开刀的外科手术治疗，通过整合机器人和影像监控系统，能实时追踪患者体位、肿瘤位置和呼吸运动的反馈，并针对患者靶区的微小移动进行实时修正，真正实现动态图像引导放射治疗。

射波刀治疗的精准度是无可匹敌的，只针对肿瘤进行精准照射而避免损伤周围健康组织，所以放疗反应很小。普通放疗通常需要28~35次，1次/天，每次8~10min。而射波刀仅1~5次即可完成全部疗程，颅内肿瘤每次30min，体部肿瘤每次45~60min，大部分患者治疗结束即可回家休息。射波刀治疗住院天数会大大减少。

▐▶ 放疗团队主要由哪些人员组成？

放疗团队主要由住院病房的主管医师、护士，机房的物理师和放疗技师等人员组成。

▮▶ 不同病种放疗的体位有哪些?

不同部位肿瘤的放疗定位体位不同。同一部位的肿瘤,不同的患者可能采用的定位体位也略有差别。一般情况下,各部位肿瘤常用的放疗定位体位如下。

(1)隆突以上胸部放疗和锁骨上淋巴结放疗常使用头颈肩网,仰卧位,双臂放两侧,头枕根据患者颈部情况而定。隆突以下胸部放疗常使用胸网,无枕,仰卧位,双手抱头。

(2)颅脑放疗常取仰卧位,双臂放两侧。

(3)头颈区域放疗使用头颈肩网,取仰卧位,双臂放两侧。

(4)腮腺区放疗为了保护眼睛,一般采用过仰位。

(5)上颌窦区放疗,摆位时使两侧眼睛处于高低位,患侧眼睛处于低位,健侧眼睛处在高位,射野时,可以更好地保护正常眼睛。

(6)乳腺普通放疗、调强放疗均使用乳腺托架,取仰卧位,双手上举,贴铅丝,做标记。

(7)宫颈及直肠放疗常取俯卧位,使用腹网,双臂前伸。

▮▶ 放疗前需要做哪些准备?

(1)心理准备:患者放疗前可向医护人员了解疾病及放射治疗的相关知识,以及治疗中可能出现的不良反应等,也可与顺利完成放射治疗的患者交流,帮助调整好心态,增强信心,以保证顺利完成放疗。

(2)全身准备:全身情况可对放疗疗效起到决定性作用。因此,放疗前应改善全身情况,对有贫血和白细胞、血小板低下者,要尽力治疗至正常或接近正常。对营养状况较差者要积极补充营养,以高热量、高蛋白、高维生素、低脂饮食为宜。对合并有糖尿病、活动性肝炎、活动性肺结核和明显甲状腺功能亢进患者,最好控制到接近正常再进行放疗。

(3)局部皮肤准备:局部皮肤要保持清洁,要控制和避免炎症。如有感染,应在抗感染治疗后再行放疗。要避免物理或化学性刺激,可涂抹放射治疗皮肤保护剂,保持放射标记清晰。

(4)口腔准备:首先做口腔检查,及时进行口腔处理,包括修补龋齿、拔牙等,最好在放疗前1~3周完成,以便使口腔处理引起的组织损伤得以修复。此外,应保持口腔清洁,每天饮水要在3000mL以上。

(5)其他:照射前应排空大小便,以减少膀胱直肠反应。照射前要摘除身上佩戴的金属物质。

放疗前,患者需要经过全面的身体检查,做出诊断分期和定位,确定靶区,制订放疗计划、复位/核野等步骤,缺一不可。只有上述工作完成,才能开始放疗。

▐▶ 放疗时有哪些注意事项?

(1)放疗过程中的饮食、活动与休息

1)饮食:放疗期间患者需要充足的营养,以高蛋白、高营养、高维生素、易消化的饮食为主,做到饭菜多样化,多吃新鲜水果和蔬菜,禁食辛辣刺激性食物,保持饮水量在每天3000mL以上。

2)活动:由于放射治疗的不良反应及住院期间活动量减少,易导致患者出现便秘等不适,机体抵抗力也随之下降,故住院期间应进行适当的轻体力活动。活动计划必须个体化,对于不同年龄、不同疾病患者应区别对待,主要以有氧运动为主,循序渐进。可进行散步、慢跑等,也可根据患者喜欢的运动,有计划地锻炼。

3)休息:放射治疗期间机体耗能增加,患者应注意休息,不要熬夜,保证充足的睡眠,以利于身体的恢复。

(2)照射野皮肤保护

1)在接受放疗期间应尽量穿宽松、吸水性好的棉质衣物。淋浴时禁止揉搓,让水流过接受放疗的皮肤,不能摩擦、抓挠放射野皮肤,保持放射野皮肤的清洁、干燥。

2)不要把烫的或冷的物体放在放射野皮肤上,如热水袋、热毛巾、冰袋等,除非是特殊情况下医师建议。

3)不能在放射野皮肤随便涂抹药粉、香水、药膏和偏方药剂等,医师允许的药物除外。

4)避免将放射野皮肤直接暴露在阳光下,外出最好戴帽子、打伞、穿长袖衣物。

（3）功能锻炼

1)头颈部肿瘤患者在放疗期间应学会颞颌关节运动(大开颌、扣齿磨牙、鼓腮、舌尖运动)、颈部缓慢旋转运动和肩部运动等,以防止咀嚼肌及周围组织的纤维化,从而发生张口困难及颈部活动受限。

2)乳腺癌根治术后肌肉缺失造成功能下降,患者应学会做外展、爬墙、抬举等各种运动,以促进肢体血液及淋巴回流,早日恢复功能。

（4）预防感冒

1)放射治疗易导致骨髓抑制,血细胞下降,免疫力降低,容易引起感冒,故一般每周做血常规检查1~2次。

2)保持室内空气流通,温度和湿度适宜。患者应补充充足的水分,随天气变化增减衣服,避免去公共场所,减少发生呼吸道感染的机会,预防感冒。

（5）心理调整

1)患者可与家属交流内心的想法,尤其是取得配偶或子女的配合和支持。

2)患者可向医务人员了解放疗的原理、方法、意义及可能产生的不良反应,减轻心理负担。也可与心态良好、治疗效果好的病友进行交流,增强治疗信心。

▶ 放疗剂量和次数是由什么来决定的?

根据患者体内肿瘤负荷的大小、肿瘤对放疗的敏感性、肿瘤周围正常组织对放疗的耐受程度及机体状况来确定放疗剂量和次数。

▐▶ 为什么目前放疗常用的方法是每天照射 1 次，每周照射 5 次？

（1）肿瘤组织每次受到照射后只选择性地杀伤了比较敏感的细胞，而不敏感的细胞却仍然存活，并且继续进行着其不同"生长阶段"的增殖活动，其中又有一些细胞进入了比较敏感的"生长阶段"，等下一次放疗时又选择性地杀伤了敏感细胞，这样一次又一次放疗后，肿瘤就会越来越小。

（2）从肿瘤组织含氧量来说，含氧量越高，对放射线越敏感，反之含氧量低时，则对放射线不敏感。每次放疗时，含氧量高的肿瘤细胞能被充分杀伤，这样就剩余了较多含氧量低的细胞。而这些含氧量低的细胞在放疗间歇期有一部分可转变为含氧量高的细胞，待下次放疗时，这些含氧量高的细胞就又对放射线较敏感，从而又有一部分肿瘤细胞被杀伤。这样一次又一次放疗后，肿瘤便会逐渐缩小。

（3）对于正常组织，每次放疗亦可造成一定程度的损伤（当然比肿瘤组织的损伤要小得多）。而分次放疗后，在间歇期，正常组织细胞有充分的时间进行修复，从而减少了放疗对正常组织的损伤。

（4）分次放疗亦有利于正常组织的修复。至于每天放疗 1 次，每周 5 次的标准方案是从几十年的经验中发展起来的，是一种较好的放疗模式。

▐▶ 行肺部射波刀金标植入当天有哪些注意事项？

（1）若患者有咳嗽症状，应遵医嘱服用止咳药。在行 CT 扫描时应平静正常呼吸，按医师提示配合屏气。

（2）若是左下肺穿刺，需空腹。术后平卧 6h，肺癌患者术后若有咳嗽、咯血、胸痛、胸闷和呼吸困难等症状，应立即通知医务人员处理。术后 6h 后，患者可以患侧卧位，以利于止血并防止吸入性肺炎或肺不张等并发症的发生。

▶ 行前列腺金标植入前有哪些准备？

（1）金标植入前需检查血、尿、便常规和凝血功能等，排除穿刺禁忌。

（2）如果使用抗凝药物，于术前 7 天停用抗凝药物。

（3）做好手术部位皮肤准备，注意保持皮肤的清洁、干燥。

（4）如经直肠穿刺，需术前 3 天进少渣食物，口服抗生素。手术当天早晨禁食，术前 1h 给予肠道准备。部分患者需留置导尿管，以免穿刺过程中伤及膀胱及尿道。

▶ 射波刀放疗的流程是什么？大概需要多长时间？

（1）射波刀治疗通常包括 4 个步骤：①基准安置（金标植入）。②安装设置和影像检查。③治疗方案。④射波刀治疗。

（2）金标植入后需要 1 周时间，在 CT 下确认金标位置稳定，同时行 CT 定位。再由医学团队共同制订治疗计划，需要 3 天左右。在治疗计划制订完成后，患者在射波刀中心接受治疗，根据计划一般治疗 3~5次。整个疗程从完成检查到治疗结束一般需要 3 周。每次颅内肿瘤需照射 30min，体部肿瘤需 45~60min。

▶ 为什么放疗时要同时化疗？

放疗是对局部组织的有效治疗手段。而化疗是药物通过血液循环到达肿瘤部位，然后杀伤肿瘤细胞，同时可以杀伤潜在的远处转移的肿瘤细胞。所以，放疗和化疗相结合，理论上一方面可以提高局部疗效，另一方面又可以降低远处转移率，最终提高肿瘤患者的生存率。

▶ 做完放疗还能做手术吗？

（1）能做。术前放疗后进行手术的时间与肿瘤的种类、放疗剂量与分割模式,以及患者的恢复状态有关。一般放疗后 4 周左右进行手术。

（2）如果放疗后患者急性反应重,恢复差,可以延至 6 周左右进行。

（3）如果是计划性术前放疗,也就是说医师已告知患者治疗方案为放疗＋手术的综合治疗,患者应于放疗结束后 2~4 周回医院进行复诊,以便评估手术时机。特别要注意的是术前放疗的剂量并未达到根治剂量,即使肿瘤消退非常好,其复发率也非常高,因此放疗后应及时复诊进行后续治疗。

▥▶ 为什么放疗期间需要每周监测血常规?

放疗会引起造血系统受损,使血象下降,尤其是大范围照射骨髓、扁骨或脾脏时。而放化疗同步进行时,造血系统受损更为显著。此外,放疗期间患者食欲下降、进食过少也影响血象的恢复。所以在放疗期间应每周监测血常规,及早对症治疗或调整治疗方案,保证放疗安全、顺利进行。

▥▶ 放疗区皮肤会发生哪些变化? 如何处理?

（1）放疗过程中放疗区皮肤的变化:放疗区皮肤早期会出现皮肤干燥,于放疗数日后出现皮肤充血伴红斑,这是放疗后血管反应的结果。随着放疗次数的增加,红斑区进一步扩大,并会有轻度肿胀,伴瘙痒感,逐渐放疗区皮肤会出现色素沉着而变黑,到放疗 20 次以后会出现表皮剥脱,严重者会出现破溃、溢液。同时周围未被照射的正常皮肤细胞会不断迁入剥脱和破溃区,使其不断修复和愈合。

（2）放疗后放疗区皮肤的变化:如果放疗中皮肤仅出现表皮剥脱,而未出现破溃或溢液,通常放疗后皮肤可慢慢复原,但表面多干燥。如果在放疗中出现破溃,甚至溢液,皮肤痊愈后会出现色素沉着或减退,呈花斑样改变、毛细血管扩张和皮肤纤维化变硬等。

（3）放疗区皮肤变化的处理: 医师会在不同的反应期做相应的处

理,如皮肤干燥时,使用一些无香味的保湿剂。红肿、瘙痒时可用一些收敛止痒药物。皮肤剥脱、溃疡时,可用一些促进皮肤愈合的药物,如表皮生长因子喷剂。合并感染时,可用此类外用抗菌药。在放疗区皮肤发生破溃、溢液时,应充分暴露破溃区,如颈部破溃要把衣领外扩或剪掉,腋下皮肤破溃时要多上举同侧上肢,以保持腋下皮肤清洁、干燥,减少局部摩擦,切忌搔抓。内衣要柔软、干净,尽量穿棉质内衣而不穿化纤内衣,避免日光暴晒,减少局部刺激,可使用无菌水清理,避免感染。局部可使用表皮生长因子喷剂促进皮肤愈合。合并感染时,可用一些外用抗菌药物,严重者静脉使用抗菌药物。

▐▶ 放疗中皮肤瘙痒怎么办?

(1)放疗中因皮肤放疗损伤与修复相互叠加,会出现皮肤瘙痒,有时甚至很难忍耐,此时切记不可搔抓。

(2)局部使用普通植物油可保持皮肤湿润、柔软,有利于减轻瘙痒。还可以使用一些喷剂的小瓶,其内装入稀释的表面麻醉剂,如利多卡因局部外喷,也可起到较好的止痒效果。也可以使用一些薄荷油外喷,起到清凉、止痒的作用。

(3)切记不要使用烫伤膏等黏稠药物,这些药物有止痒作用,但在使用过程中会显著加重皮肤损伤,原因在于:①烫伤膏为黏稠的乳膏,不易涂抹,使用棉签用力在皮肤涂抹时,会由于摩擦而加重皮肤损伤。②烫伤膏不易吸收也不易清洗。若进行清洗,则会进一步因摩擦而加重皮肤损伤。若不清洗,在皮肤表面覆盖一层黏稠的烫伤膏将在放疗中起到填充物的作用,使射线的剂量建成区上移,从而增加了皮肤剂量,加重皮肤反应。

▐▶ 放疗中使用皮肤反应外用药的注意事项有哪些?

(1)放疗中使用皮肤反应外用药的基本原则是"能滴不涂,能喷不擦"。也就是说能直接滴均匀的,不要用棉签涂抹;能用喷雾的,不要直接擦涂,以尽量减少对皮肤的摩擦。特别提示:药物只要是液体状的,就能够喷,所需的只是一个带有喷嘴的小瓶。因此,平常使用的带喷嘴的小瓶可以保留,用清水清洗后即可装各种药物进行皮肤外喷。

(2)除上述原则外,还要注意两点:①注意外用药的顺序,如所有外喷的药物都应考虑在涂油前使用,否则由于油膜的存在,药物很难接触到皮肤。②表皮生长因子喷剂尽量不要在放疗前 4h 使用。表皮生长因子是促进细胞生长修复的细胞因子,而增殖的细胞对射线敏感,因此放疗前使用有可能会增加皮肤或黏膜细胞对射线的敏感性,从而有增加放疗损伤的可能性,因此建议放疗后使用。

▐▶ 放疗中皮肤出现脱皮怎么办?

在放疗中因皮肤损伤,表皮会出现剥脱。如果皮肤修复能力大于损伤,表皮剥脱时下方已基本形成新的表皮,不会有液体渗出,临床上称之为干性脱皮。如果皮肤修复能力小于损伤,表皮剥脱时下方尚未形成新的表皮,此时会有液体渗出,表现为溢液症状,临床上称之为湿性脱皮。湿性脱皮是严重的皮肤反应,应尽量避免湿性脱皮的发生。通常表皮剥脱并不是直接完全脱落,而是局部仍连接在皮肤上,外观较差,似乎比较脏,但不要将尚连接在局部皮肤上的表皮撕掉。原因是表皮尚连接于局部皮肤的部分,其下方新的表皮尚未形成,如果直接撕扯,会导致未形成新表皮的皮肤暴露于空气中,这会显著加重皮肤损伤,严重者会迅速由干性脱皮转变为湿性脱皮,而湿性脱皮在痊愈后易出现皮肤色素沉着或脱失而形成皮肤花斑,影响美观。因此,放疗中皮肤出现脱皮,不要为了一时的外观清洁而去撕扯,而应让其发展到一定时期后自然脱落。为了治疗后的美观,应尽量避免干性脱皮转变为湿性脱皮。

◼▶ 为什么放疗已经结束 1 周了，黏膜反应和皮肤反应仍在加重？

（1）接受的放疗剂量较高，黏膜反应和皮肤反应较重。随着黏膜反应的不断加重，机体修复需要消耗大量的蛋白，同时进食量因黏膜反应所致的疼痛而减少。在整个放疗过程中，患者的身体处于一个高消耗、低摄入的状态，待到治疗结束时，患者的机体已基本消耗大部分能量和蛋白储备。

（2）在放疗结束 1 周时，这种状态不会改变，因为黏膜和皮肤的修复能力有限，同时射线对黏膜和皮肤细胞的损伤会持续到放疗结束后数周（射线对肿瘤细胞的杀伤作用也同样持续到放疗结束后数周，临床上经常可以观察到放疗结束后数周肿瘤仍在不断缩小，甚至部分肿瘤在放疗后的 3 个月仍在缩小）。修复能力不足而损伤持续存在，因此放疗结束 1~2 周时，黏膜和皮肤反应可能仍在加重。通常在放疗结束后的两周以后，副作用开始缓解，但由于同步化疗的应用，这一阶段有可能更长。

◼▶ 为什么会在头颈部放疗中和放疗后出现口干？如何防治？

（1）正常人的唾液是由腮腺、颌下腺和舌下腺等分泌的，其中腮腺是最主要的分泌器官，其次是颌下腺。肿瘤患者在放疗时，大部分腺体都在照射区内，腺体受到损伤后，唾液分泌量减少，并且成分发生改变，浆液成分减少，黏液成分增多，唾液变少而黏稠，因此患者会感觉口干。唾液腺损伤在放疗后一年内会有一个缓慢恢复的过程，但多数患者恢复非常有限，口干可能伴随终身。

（2）目前尚没有非常有效的方法使唾液分泌功能恢复正常，但以下方法可以减轻症状：①调强放射治疗可以较常规放射治疗显著减少腮腺损伤，缓解口干症状。②治疗过程中多饮水，多吃些富含维生素的水果。③少吃辛辣食品、忌烟酒。④注意口腔卫生,多漱口。⑤配合生津、去火的中药治疗,如胖大海、麦冬、菊花等冲泡服用。

▶ 在头颈部放疗过程中患者多饮水有什么益处?

(1)多饮水可以减少头颈部细菌的繁殖,减轻放射性黏膜炎。头颈部有大量细菌存在,日常机体通过大量唾液腺分泌冲洗口腔、口咽、下咽和食管。正常人每日唾液分泌量为 1.0~1.5L,这样的冲洗可以抑制上消化道的细菌繁殖。然而放疗后,由于腮腺、颌下腺等唾液腺的损伤,唾液分泌减少,且成分改变,变得极为黏稠,这种改变导致唾液不仅不能起到冲洗作用,反而促进了细菌的繁殖。而细菌的大量繁殖会增加放射性黏膜炎的严重程度。因此,每天大量饮水可以起到冲洗作用,减少细菌繁殖,即所谓的流水不腐。

(2)多饮水可以促进肿瘤细胞崩解产物的排泄。人体内肿瘤细胞坏死崩解后,释放出细胞内离子和代谢产物进入血液,经过分解,最后通过肾脏排出体外。多饮水可以稀释这些产物,减轻其对机体的损害。

(3)多饮水可以促进同步化疗药物代谢产物的排泄,减轻其副作用。

▶ 为什么鼻咽癌放疗期间要进行鼻腔冲洗?

(1)鼻腔冲洗将黏附在鼻咽部的肿瘤坏死物冲洗掉,可以减少细菌在鼻咽部繁殖,降低局部感染的概率。

(2)鼻腔冲洗可以冲洗鼻腔分泌物,减轻鼻腔黏膜水肿和鼻甲肥大,防止鼻甲粘连而发生严重的鼻塞。

▶ 为什么鼻咽癌放疗结束后仍需要进行鼻腔冲洗?

放疗结束后,鼻咽和鼻腔黏膜因受到放射线高剂量照射而导致正常功能受损,其清除表面污物和细菌的能力下降,细菌易在局部繁殖,形成脓性分泌物。严重者会出现局部感染坏死,因此放疗结束后仍需要冲洗,以降低感染风险。此外,鼻甲水肿、肥大的状态仍然存在,继续进行冲洗,可以进一步降低鼻甲粘连的发生率。

▐▌▶ 如何进行鼻腔冲洗?

(1)冲洗方法:可以采用仰卧位,也可以采用坐位。通常来说,仰卧位有利于冲洗鼻咽,坐位可用于冲洗鼻腔。仰卧位:仰卧于床上,将枕头置于颈后,头后仰,用鼻咽冲洗器将冲洗液由双侧鼻腔交替缓缓冲入,然后抬头由口腔吐出。注意冲洗压力不要过大。一般每天冲洗 2~3 次。

(2)冲洗液的选择与自制:最好的办法就是去药店购买 250mL 或 500mL 的 0.9%氯化钠注射液(生理盐水,直接使用,无须稀释),偶尔还可以购买 250mL 的 5%碳酸氢钠注射液(也就是小苏打水,使用时加一倍的水进行稀释),也可以自制冲洗液。自制盐水的方法:温开水 500mL(相当于一般的矿泉水一瓶),食用盐 4.5g(家用一般吃饭的小勺小半勺即可),混匀即可。自制苏打水的方法:温开水 500mL,食用小苏打 12.5g(家用一般吃饭的小勺一勺即可),混匀即可。自制时不用非常精确,水可多些,盐或小苏打可再少一些,这样不至于形成高渗液。

(3)冲洗液的使用:建议常规冲洗先使用温开水,再使用生理盐水或自制盐水。每周可使用小苏打水冲洗 1~2 次。小苏打水因偏碱性,偶尔使用可以改变鼻腔或鼻咽的酸碱环境,从而杀死一些易存在于酸性环境的细菌和真菌等。此外,对于脓性分泌物较多、不易冲洗干净的患者,可考虑使用 1%双氧水滴鼻。

▐▌▶ 为什么头颈部放疗期间会出现口腔黏膜炎?

(1)在进行头颈部放疗时,为了保证治疗效果,在照射肿瘤部位的同时还要照射相应的预防区域,口腔、咽喉部位均会在照射区内,这些区域的黏膜就会受到损伤。

(2)头颈部放疗期间,患者口腔内的唾液腺泡和导管会受到放射线的影响,导致唾液腺分泌减少、成分变化,唾液变得黏稠,口腔自洁能力降低,导致更易发生口腔黏膜炎。

▮▶ 如何预防和护理口腔黏膜炎?

(1)黏膜反应通常的处理原则:以预防为主,如不要进食硬的食物,多进食高蛋白、高营养食物,以促进修复。多漱口,保持口腔卫生,以减少细菌感染对黏膜的损伤。多饮水,以冲洗口咽部。

(2)一旦出现放射性口腔黏膜炎,Ⅰ级口腔黏膜炎(口腔黏膜出现红斑、疼痛,不影响进食)患者每天至少摄入 3000mL 水,饮水应缓慢吞咽,以缓解放疗带来的口干症状。Ⅱ级(口腔黏膜会出现红肿、溃疡,但能进食)应加强口腔含漱,应用缓解口干的中药。Ⅲ级(口腔黏膜会出现溃疡,能进流食)用地塞米松 + 利多卡因 + 生理盐水每天饭前、睡前漱口,时间≥3min,以减轻进食食物及睡前口腔的疼痛。Ⅳ级(口腔黏膜出现溃疡,不能进食)由于吞咽疼痛,应遵医嘱应用静脉营养,以保证营养摄入。还可应用重组牛碱性成纤维细胞生长因子,促进损伤细胞的修复,加速黏膜创面愈合。使用漱口液漱口后,将细胞生长因子喷于口腔黏膜溃疡面,4~6 次／天。用药后 30min 不可进食、饮水,使药物与口腔黏膜充分接触。该药需冰箱冷藏保存。

(3)如果患者口腔和咽喉疼痛明显,可给予利多卡因稀释液等漱口止痛,更为严重时可考虑静脉补液支持。如果出现发热等感染症状时,医护人员应根据黏膜破溃处取拭子的细菌培养和药物敏感试验结果,选择对细菌敏感的抗生素,给予全身抗感染治疗。

▮▶ 头颈部放疗时出现口咽部疼痛,吞咽食物时加剧,怎么办?

(1)吞咽疼痛一般出现在放疗 10 次后,放射线会导致食管黏膜充血、水肿、渗出及糜烂。出现吞咽疼痛后首先不要紧张,这不是病情加重的表现,只是放射性黏膜炎,应及时告知主管医师,并对症处理。

（2）若疼痛较轻,可给予利多卡因漱口液漱口等,进食前小口服用,以保护黏膜。

（3）重者可给予镇痛药物并行静脉营养补充,消炎止痛。

（4）放疗结束后,吞咽疼痛一般都会逐渐消失。

▌▶ 为什么头颈部放疗期间和放疗后要进行张口锻炼？如何进行？

（1）张口动作是由头部肌肉控制的,包括咬肌、颞肌、翼内肌和翼外肌等。鼻咽癌易侵犯这些肌肉,尤其是翼内肌和翼外肌,从而造成张口困难。即使这些肌肉未受到侵犯,由于翼内肌和翼外肌为鼻咽癌的高危区,其部分或大部分仍需要受到高剂量照射。此外,咬肌和颞肌因在鼻咽周围,也不可避免地受到一定剂量的照射。肌肉受到照射后会出现纤维化变硬,如果不经常做运动锻炼,就会失去收缩和舒张功能,从而使患者的张口度越来越小,出现张口困难,严重者会因不能张口而无法进食。进行张口锻炼可以促进肌肉的血液循环,减轻肌肉纤维化,还可以保持肌肉的收缩和舒张功能。

（2）张口锻炼可以通过口含软木塞、颞颌关节功能锻炼操、穴位按摩或针灸等方法进行。上述锻炼方法均宜循序渐进实施,并长期坚持,从放疗开始直到放疗后至少两年均应坚持每天做张口锻炼。

▌▶ 为什么头颈部放疗期间和放疗后要进行颈部活动锻炼？如何进行？

（1）与张口锻炼的原因相同,颈部肌肉受到射线照射后会出现纤维化变硬,如果不经常做运动锻炼,就会失去收缩和舒张功能。对于颈部曾行手术,如颈清扫术的患者,尤其需要进行颈部活动锻炼,因为手术会损伤肌肉和给肌肉供血的血管,本身就会出现肌肉纤维化,加上射线的损伤,患者通常会出现严重的肌肉纤维化,表现为局部肌肉呈板状硬和转头困难,部分患者会出现肌肉内刺痛。颈部活动锻炼可以促进颈部肌肉的血液循环,减轻肌肉的纤维化,还可以保持肌肉的收缩和舒张功能。

（2）由于颈部肌肉下方有颈动静脉和迷走神经,同时颈动脉内有压力感受器,进行无充分准备的不恰当的颈部活动锻炼,患者可能会出现一过性晕厥而摔倒,甚至摔伤,因此掌握正确的颈部活动锻炼方法极为重要。具体方法包括以下方面。

1)颈部活动锻炼前的准备工作:选择一个舒适的位置,如两侧带扶手的沙发,这样即使出现晕厥,也不会摔伤,患者会在数秒钟后缓解。

2)颈部活动锻炼的方法:采用坐位,将头缓慢地向一侧转动,转到90° 后停止 3~5s,再缓慢地转为正位,再停止 3~5s,然后向另一侧转动,转到 90° 后再停止 3~5s,再缓慢地转回。依此反复锻炼,每次 10~20 次,每天 3~6 次。

▌▶ 为什么头颈部放疗会脱发？头发还会再长出来吗？

患者在接受头颈部放疗时,部分头发区域会受到直接照射,受到照射的毛囊出现放射损伤, 就会出现脱发。脱发常发生在颈后上方的枕部,该部位的脱发通常由射线引起,通常受照剂量不高。因此,对于大多数患者来说, 放疗结束后再过段时间, 枕后脱发区的头发会慢慢长出来,但也有一部分患者因本身毛囊耐受性差或受照剂量高而无法长出。

▌▶ 肺部放疗期间咳嗽加重,是不是病情又加重了？

放疗期间出现咳嗽、咳痰症状并不是病情加重,而是因为放疗引起组织水肿。如果出现这种情况,医师会根据患者情况采取相应的药物治疗。患者也可以多吃一些润肺食物(如梨、银耳和枇杷等)来缓解咳嗽症状。

▐▶ 如何预防放射性食管炎？

（1）放射性食管炎是胸部肿瘤放疗常见的并发症。可在放疗前后含服冰牛奶、冰酸奶和蜂蜜，保护食管黏膜。

（2）中药类推荐含服康复新、竹叶石膏汤和沙参麦冬汤等，有助于修复上皮细胞。

（3）西药类可遵医嘱含服含有白介素-11或粒细胞刺激因子的液体，促进上皮细胞生长。

（4）若放射性食管炎引起的疼痛影响进食，可遵医嘱含服利多卡因、地塞米松和生理盐水的混合溶液，起到消肿止痛的作用。用药时间以三餐前半小时为佳，药物起效后进食疼痛感会有所降低。

（5）需要强调的是，各类预防放射性食管炎药液的正确使用方法是将药液含在口中，平躺然后缓慢咽下，增加药液与食管黏膜表面的接触时间，而不是漱口或快速咽下。

▐▶ 食管放疗期间出现发热、进食或饮水呛咳症状是怎么回事？

（1）当在食管放疗期间出现发热、进食或饮水呛咳症状时，要警惕气管食管瘘的发生。

（2）放疗中后期或当放疗剂量达到20Gy后容易出现以上症状。出现气管食管瘘主要是因为随着放疗进行，肿瘤消退明显，肿瘤退缩超过正常组织修复能力，极易发生食管瘘。

（3）当联合化疗、肿瘤组织急性坏死以及中晚期食管癌患者因长期进食困难造成营养不良时，更易发生食管瘘。

▐▶ 气管食管瘘是由放疗超剂量造成的吗？

不是。气管食管瘘是指气管和食管相通。瘘的原因主要为肿瘤侵及周围器官及血管,放疗使肿瘤消退过快,而放疗后组织修复功能差,正常组织修复的速度赶不上肿瘤消退的速度,在食管癌原肿瘤组织侵袭气管的部位发生气管食管瘘,并不是放疗超剂量所致。

▐▶ 乳腺癌术后放疗期间还需要功能锻炼吗?

乳腺癌术后放疗期间继续进行患肢功能锻炼非常有必要。放疗期间进行功能锻炼能增加患肢活动度,促进患肢功能康复,同时局部适当运动并不会增加照射部位的皮肤反应。有些患者当照射部位皮肤出现干性皮炎时,担心活动会牵拉受损皮肤加重损伤,因此放弃功能锻炼,这样的做法是错误的。可以用健侧的手固定局部皮肤,再进行锻炼,同时注意动作要轻、柔、慢、稳,保护照射部位的皮肤。放疗期间的功能锻炼主要以患侧肢体的功能康复为主,以恢复肩关节活动为目的,不强调力量锻炼。

▐▶ 宫颈癌放疗期间出现阴道出血怎么办?

在宫颈癌放疗过程中突然出现阴道出血可能是由放疗后肿瘤坏死引起的,应注意观察出血量。如发现少量出血(如月经末期量),则不必害怕,应减少活动,坚持阴道冲洗,预防感染。如出血较多(如月经中期),就需要卧床休息,必要时遵医嘱口服止血药物。如出现大量出血,必须及时就医,使用止血药并进行阴道填塞压迫性止血,严格卧床休息。

▐▶ 宫颈癌放疗期间出现腹泻和腹痛应该怎么办?

宫颈癌患者在放疗期间出现的腹泻和腹痛多为放射性肠炎,大多表现为肠黏膜的充血、水肿和炎性渗出,是常见的放疗反应,多在放疗开始后 1 周至 1 个月出现。建议患者在放疗期间进食清淡、易消化、高营养和少纤维素食物,可有效预防放射性肠炎的发生。严重腹泻患者可在医师指导下服用止泻药物,如不能有效缓解症状,应及时就医。

▍▶ 宫颈癌放疗期间出现尿频、尿急和尿痛正常吗？

宫颈癌患者在放疗期间出现尿频、尿急和尿痛等情况多见于尿道炎或放射性膀胱炎，是宫颈癌放疗后的反应。如果患者出现以上症状，应多饮水、多排尿。如症状持续加重，应及时就医，必要时遵医嘱口服抗生素或进行膀胱冲洗。在放疗期间，可在每次放疗前半小时饮水500mL，在不排尿保持膀胱充盈的状态进行放疗，可预防放射性膀胱炎的发生。

▍▶ 宫颈癌患者在放疗期间需要阴道冲洗吗？什么情况下不能冲洗？

（1）在宫颈癌放疗期间进行阴道冲洗是非常必要的。放疗过程中，宫颈肿物坏死脱落后会产生大量分泌物，影响放疗效果。阴道冲洗能有效清洁阴道，抑制分泌物的产生，增强局部放疗效果，减少放疗并发症的发生。

（2）如果出现以下情况，应禁止冲洗：活动性出血、月经期和生殖道手术后 1 个月内等。

▍▶ 宫颈癌后装治疗疼痛难忍怎么办？

患者可以听一些舒缓的音乐，使自己处于放松的状态，避免肌肉紧张，从而缓解疼痛。在做后装治疗时，患者应尽量转移自己的注意力，配合好医师的操作。如果仍感觉疼痛难忍，应及时告知主管医师。也可以通过在治疗前使用一定的止痛药物来缓解疼痛。

▍▶ 为什么放疗结束后需定期复查？

（1）所有恶性肿瘤都有复发和转移的可能，放疗后定期复查，可及早发现、及时治疗复发肿瘤。

（2）放射线不但能杀伤肿瘤,对正常组织同样也有杀伤作用,而射线对一部分正常组织的损伤是迟发性慢性反应,在放射治疗结束后才逐渐表现出来。有些反应如果能及时发现、及时治疗,完全可以恢复,否则造成严重的后果,将会影响患者的生存质量。所以,患者放疗后一定要遵医嘱定期复查。

▮▶ 放疗患者结束放疗回家后对家人有辐射吗？

（1）体外放疗是最常见的放疗方式。治疗时,射线是从体外照射肿瘤,而患者体内没有放射源,因此对周围接触的人没有辐射。所以,患者放疗结束回家后,可以安全地和家人接触。

（2）极特殊情况下,患者接受放射性粒子植入放疗或体内植入放射性同位素治疗时,体内存在放射源,和家人密切接触时,会对家人有一定的影响,尤其是对妊娠期女性和幼儿。这种情况应严格遵医嘱。

▮▶ 放疗结束后,需要注意些什么？

（1）放疗后,为预防不良反应的发生,要合理安排饮食,宜食用清淡、少油、富有营养,易消化的高蛋白、高热量、高维生素食物,多食新鲜蔬菜和水果,种类不可太单调。忌食油腻、辛辣、腌制、熏制以及难消化的食物,保证营养供给。保证每天饮水量,促进药物排泄,以减轻药物对肾脏的损害。禁烟酒。

（2）适当运动,充分休息,增强机体免疫力。保持情绪稳定,如出现不良反应,应遵医嘱,以取得良好的疗效。

（3）注意口腔及皮肤卫生,保护照射野皮肤,避免外伤暴晒、过冷或过热。若出现破溃,应及时就医。

（4）根据自身情况,进行适当的功能锻炼。例如,头颈部放疗者应进行张口功能锻炼,乳腺癌手术后放疗患者应继续进行患肢功能锻炼。避免疲劳,特别注意在白细胞减少期间避免受凉感冒,尽量少去人口密集的公共场所。

（5）注意定期复查。一般放化疗后 1~2 个月进行第一次复查,2 年内每 3 个月复查 1 次,2 年后每 3~6 个月复查 1 次。由于病种不同,复查时间各异,医师会根据患者的具体情况,提供下一次的复查指导。如有任何不适症状,请及时和医师联系。

▣▶ 放疗后原来照射的部位出现肿瘤复发,还能放疗吗?

放疗后,原来照射的部位出现肿瘤复发,能否再做放疗取决于许多因素,如第一次放疗和肿瘤复发的时间间隔、第一次放疗的总剂量、第一次放疗时正常组织接受的剂量、第一次放疗后正常组织的放疗并发症情况以及复发肿瘤的情况等。如果经过第一次放疗,周围正常组织的耐受量还有余地,且第一次放疗后正常组织的放疗损伤不大,根据复发肿瘤的情况提示再程放疗对患者有益处,可以考虑再次放疗。再次放疗时,正常组织出现并发症的风险要远远高于第一次放疗,一定要权衡利弊,慎重考虑。

▣▶ 放疗影响生育功能吗? 应采取哪些措施保留生育功能?

（1）放疗是否影响生育与放疗部位有关。对生育功能的影响程度取决于放疗部位与卵巢或睾丸距离的远近。照射野距离较远时,或照射野距离较近但采取有效保护措施的情况下,生育功能一般不会受影响。如卵巢或睾丸在照射野内,生育功能必然会受到一定程度的影响。

（2）那么如何保留生育功能呢? 男性患者如有生育需求,可在放疗前将精子冻存,放疗中用铅模尽量将健侧睾丸遮挡住,最大限度地保护生殖系统。想保留卵巢功能的女性患者在放疗前,可以通过卵巢悬吊术或卵巢移植术将卵巢移到照射野之外, 使卵巢功能在一定时间内得以保留,也可以在放疗前采用卵母细胞冷冻保存技术来保留生育能力。

▮▶ 为什么头颈部放疗前要先处理牙齿?

头颈部空间狭小,头颈部肿瘤放疗不可避免地要照射到牙齿、齿龈和颌骨,造成骨质、黏膜及血管损伤,放疗后容易出现放射性龋齿和牙周脓肿等。如果在放疗前已存在齿龈、残根、牙周炎甚至牙周脓肿,未经处理即行放疗将显著增加放射性龋齿和牙周脓肿的发生率,甚至继发颌骨骨髓炎,患者可能会出现牙痛、口臭、咀嚼困难和颜面水肿等。严重者需进行颌骨死骨切除术,甚至颌骨置换术,这将显著影响后期的生存质量。因此,在头颈部放疗前一定要先处理牙齿。建议于口腔处理 1~2 周后再开始放疗。

▮▶ 头颈部放疗后拔牙有什么危险?

放疗对牙齿、齿龈、颌骨等的骨质、黏膜及血管有损伤,同时腮腺的照射损伤会导致唾液分泌减少,唾液成分改变,口腔酸度增加,利于口腔细菌的繁殖,放疗后易形成放射性龋齿和牙周脓肿。如果放疗后 1~2 年内拔牙,易在上述病变的基础上诱发颌骨骨髓炎和颌骨坏死。因此,通常建议患者在放疗后至少两年内不要拔牙。如果出现非拔不可的情况,一定要向口腔科医师说明既往曾行头颈部肿瘤的放射治疗,在拔牙前后积极地接受抗感染治疗,以尽量降低颌骨骨髓炎和颌骨坏死的发生率。

▮▶ 放疗期间能洗头、洗澡吗?

能,但应注意尽量选用温和无刺激的洗头水、沐浴液,最好选择淋浴且水温不要过高。洗澡时不要用力揉搓照射部位皮肤,可用软毛巾蘸干。定位时医师会在患者身体表面画有标记,用于放疗时帮助技师摆好体位,以保证治疗的重复性和准确性,洗澡时应特别注意保持体表标记线清晰。

▐▶ 放疗期间能化妆或戴首饰吗？

放疗期间不能戴首饰,颈部以上的放疗也不能化妆。因为首饰和化妆品里含有的金属成分将影响放疗射线的吸收。

▐▶ 放疗期间能出去晒太阳吗？

最好不要在紫外线较强的时候出去晒太阳,那样会加重放疗引起的皮肤反应,导致皮肤色素沉着或脱皮等症状出现。外出时,应尽量打遮阳伞或戴帽檐宽大的帽子、纯棉口罩和真丝围巾等,以避免紫外线晒伤皮肤。

▐▶ 女性患者月经期间能否放疗？

女性患者月经期间是可以放疗的,但正在接受宫颈癌腔内治疗(也称后装治疗)的患者月经期间是不可以进行腔内治疗的。

▐▶ 放疗期间是否需要避免夫妻生活？

放疗期间身体处于疲乏状态,为保证治疗的顺利进行,应尽量避免夫妻生活。有些特殊部位的放疗不建议夫妻生活,如男性做前列腺或阴茎部位的放疗,女性做宫颈和阴道等部位的放疗。其他部位的放疗,在身体条件允许的情况下,可以过夫妻生活,但不建议生育。因为发育中的胚胎或胎儿对射线有高度敏感性,放疗可直接导致胚胎或胎儿死亡,也可引起流产、早产和宫内发育迟缓,甚至导致胎儿中枢神经系统损伤或后代的恶性肿瘤发病率上升。务必要在放化疗完全结束后两年才可以考虑生育。

▐▶ 为什么食管癌放疗患者要提前留置营养管？

(1)大部分食管癌患者在放疗前就存在不同程度的进食困难,营养状况不佳。

（2）放疗过程中很可能会发生放射性食管炎和气管食管瘘等并发症,导致吞咽疼痛和进食困难,加重营养不良的发生。因此,通过提前留置营养管,可为患者提供良好的营养支持,为放疗的顺利完成打下基础。

（3）若放疗过程中留置营养管,在置管过程中,有可能会由于食管黏膜水肿、炎症反应和食管壁纤维化导致置管困难,甚至会发生食管瘘。

第五章 ◀Ⅱ

免疫治疗

▥▶ 免疫系统与肿瘤是什么关系？

免疫系统是人体的"护卫队"，能够识别"自我"和"非我"，就如正义的化身，时时刻刻都在保护机体，使其免受外来细菌、病毒等病原以及体内发生基因突变的肿瘤细胞的攻击。

肿瘤细胞是一种畸形细胞，能够不停地增殖，发挥异常功能。正常情况下，免疫系统可以清除有缺陷、死亡或凋亡的细胞。在肿瘤初始阶段，免疫系统可以识别并杀伤大量肿瘤细胞（称为"免疫清除"）。残存的肿瘤细胞在与免疫系统的斗争中，基因发生改变，来逃避免疫系统的监视，类似于细菌耐药性的发展过程（称为"免疫平衡"），最后肿瘤细胞能够完全战胜机体免疫系统，甚至抑制免疫系统，从而发展增殖为肿瘤（称为"免疫逃逸"）。

▥▶ 肿瘤免疫治疗的概念和作用机制是什么？

肿瘤免疫治疗（IO）旨在通过激活、调动人体免疫系统的力量，帮助免疫系统恢复发现癌细胞及与其做斗争的能力，从而达到治疗肿瘤的目的，是除手术、化疗、放疗以外的第四种治疗方法。

肿瘤免疫治疗针对的对象是免疫系统，是通过激活人体自身免疫系统来杀灭肿瘤，而非直接作用于肿瘤本身。激活体内免疫系统中的免疫细胞，这些细胞能够攻击肿瘤细胞，但也可能会伤害健康细胞。

▥▶ 肿瘤免疫治疗包含哪些方法？

肿瘤免疫治疗包括免疫检查点抑制剂、治疗性抗体、肿瘤疫苗、小分子抑制剂、免疫细胞和细胞因子等。其中，免疫检查点抑制剂（如PD-1单抗）是目前进展较快、疗效最确切的疗法，我国目前已经有多个免疫检查点抑制剂获批用于临床。

▐▶ 免疫检查点抑制剂 PD-1 单抗的作用机制和适应证是什么？

免疫检查点犹如"免疫刹车"，在生理情况下使正常细胞免受免疫系统的"误伤"。另一方面，免疫检查点也是肿瘤"免疫逃逸"的重要机制。PD-1/PD-L1 通路是最重要的免疫检查点之一，肿瘤细胞通过过度表达 PD-L1 等分子，与 T 细胞表面的 PD-1 结合，从而使 T 细胞失活，导致 T 细胞无法发现并杀灭肿瘤细胞。PD-1 单抗特异性结合 T 细胞上的 PD-1，使得肿瘤细胞上的 PD-L1 无法发挥作用，T 细胞抑制被解除，从而发挥肿瘤查杀作用。

免疫检查点抑制剂 PD-1 单抗的适应证包括：非小细胞肺癌、小细胞肺癌、恶性黑色素瘤、肾细胞癌、尿路上皮癌、头颈鳞癌、三阴乳腺癌、卵巢癌、胃肠恶性肿瘤、肝癌、胰腺癌、血液系统恶性肿瘤以及多种恶性实体肿瘤。2 周或 3 周应用 PD-1 单抗治疗一次效果较好。

▐▶ 肿瘤免疫治疗相关不良反应有哪些？

免疫治疗是通过调控机体自身的免疫系统杀伤肿瘤的，其在攻击肿瘤细胞的同时，也可能对正常组织造成伤害。免疫治疗相关不良反应是由人体自身免疫系统强化引起的相应器官出现的炎性症状，可能会发生在所有部位或器官上，包括皮肤、胃肠道、肝脏、内分泌系统、肺部、心脏、肌肉骨骼和神经系统等，其中，皮肤症状和胃肠道症状最常见。相比化疗，免疫治疗相关的不良反应发生率低，且多为轻中度，具有可逆性，但也有少数可导致致命性后果。早期发现、识别和治疗对其预后十分重要。因此，一旦感觉身体有异常，请及时报告医师。

免疫检查点抑制剂的不良反应可出现在治疗开始后的任何时间，甚至治疗停止后，但大多数在用药后的数周至 6 个月内发生。如果可早期识别并及时处理，大部分不良反应是轻微且可逆的。因此，当出现不适症状时,及时与医师沟通很重要。

▐▶ 输液过程中的不良反应

免疫检查点抑制剂的输液反应发生率较低,大多数是轻至中度。输液反应大多出现在输入过程中或输入后 1~2h 内,在此期间可能出现皮肤潮红、畏寒发热、出汗、头痛、头晕、胸闷、呼吸困难和低血压等症状。

输液过程中应注意以下几点:①治疗前应如实告知医护人员是否有药物过敏史。②输入过程中不可随意调节输液速度。输液结束后,建议患者休息 1~2h,无不适方可离院。③当出现身体不适时,立即告知医护人员。

▐▶ 皮肤不良反应

常见症状:皮疹、瘙痒、水疱。

●保持皮肤的清洁和湿润。清洁皮肤时使用温水,避免水温过高损伤皮肤。使用无刺激的皂液或浴液。每天可使用不含乙醇的无刺激保湿润肤霜,顺着毛发生长方向涂抹,直至完全吸收,避免使用湿纸巾来回擦拭皮肤。

●穿着质地柔软、宽松的纯棉衣服,不要穿化纤和材质较硬的衣服,防止因衣服材质粗糙或摩擦使皮肤破损。

●勤剪指甲,以免指甲过长抓破皮肤。瘙痒时避免用手抓挠皮肤,可以轻拍局部缓解不适。

●睡眠时保持空气凉爽。

●外出时避免阳光照射,采取防晒措施,如戴遮阳帽、打遮阳伞、穿防护衣等,尽量不要在日照强烈时出门。

●一旦出现瘙痒或红斑,可局部使用含清凉剂(如薄荷)的外用药物,或冷敷或轻拍局部皮肤。

●出现严重皮肤反应时,应遵照医师处方正确使用口服或外用药物。

▐▶ 口腔黏膜不良反应

常见症状:口腔溃疡、疼痛、口干、口渴。

保持口腔卫生,养成餐后 30min 内清洁口腔的习惯,使用软毛牙刷或牙线,选用非刺激性牙膏,如含氟牙膏,避免使用硬毛牙刷和含增白剂的牙膏,禁用含乙醇类漱口液。

- 口腔发炎时,要遵照医师指导,使用漱口溶液。
- 有义齿者,需要到口腔科检查义齿是否合适。
- 少食多餐,宜清淡饮食,避免辛辣、酸性、过热、过冷、过硬或粗糙的食物。可鼓励患者小口喝冷水或冰水,减轻口腔疼痛。
- 每天饮水 2000~3000mL,少量分次饮用,减轻口干。口干时,建议食用促进唾液分泌的食物,如无糖口香糖、柠檬、山楂及话梅类食物等。口唇干裂时可用凡士林涂抹。

▐▶ 消化道不良反应

常见症状:腹泻、大便带血、腹痛。

- 注意保持肛周皮肤清洁,每次便后用柔软的卫生纸清洁,用温水清洗肛周,避免肛周皮肤破损。
- 适当增加饮水量,每天约 3000mL。
- 每天排便 4 次及以上或大便带血时,需到医院就诊。
- 应减少高纤维、高脂肪饮食以及生食、酒、咖啡和糖的食用。

▐▶ 肝脏不良反应

常见症状:恶心、呕吐、疲惫、皮肤和眼睛变黄(黄疸)、尿液变黄。

- 定期监测肝功能。
- 多进食富含维生素的食物,如水果、蔬菜,避免高脂肪食物摄入,如红肉(猪、牛、羊)、黄油等。

- 出现以上症状或检查结果异常时,需及时与医师联系。

▶ 肺部不良反应

常见症状:咳嗽、咳痰、气短、胸痛。

- 当出现上述肺部症状或原有症状加重时,应及时到医院就诊。
- 老年人、哮喘、慢性阻塞性肺病或其他有心肺疾病症状的患者应特别注意。

▶ 内分泌系统不良反应

常见症状:甲状腺功能亢进(多汗、怕热、心悸、食欲亢进、性情急躁)、甲状腺功能低下(怕冷、嗜睡、体重增加、水肿);垂体炎(复视、口渴、头痛、尿量增加)。

- 定期检测促肾上腺皮质激素和甲状腺激素,密切关注激素水平变化。
- 如检查结果异常或感觉不适时,及时告知医护人员,必要时到医院就诊。

▶ 关节痛和关节炎

常见症状:关节疼痛、行走困难、关节肿胀、红斑。

- 每天可进行适当活动,每次 30min,有助于增强体力并改善睡眠,减轻疼痛。
- 亦可选择中等强度的锻炼方式,如瑜伽、太极拳、游泳和散步等有氧运动。
- 活动前做好热身,活动时注意关节保护,防止跌倒发生,尤其在变换体位时,如起床、久坐站立等,动作要缓慢。
- 如关节出现不适感觉时,及时报告医护人员,必要时到医院就诊。

▐▶ 罕见不良反应

(1)肾脏不良反应症状:尿量减少、血尿、脚踝水肿。

(2)神经系统不良反应症状:肌无力、麻木、呼吸困难。

(3)心脏不良反应症状:胸痛、心悸、外周水肿、呼吸困难、疲劳。

▐▶ 免疫治疗联合放疗、化疗和手术治疗能增效吗?

免疫治疗联合放疗、化疗和手术治疗可提高某些肿瘤的治疗效果(如恶性黑色素瘤、肾癌、血液及淋巴系统肿瘤、胃癌、肝癌、肺癌、乳腺癌等)。然而,临床选择单纯免疫治疗还是联合治疗,应结合肿瘤种类、病理分型、基因特征、病情和经济状况等诸多因素综合考虑。因此,患者及家属应与主管医师及时沟通,共同制订最符合患者的个体化治疗方案。

第六章

胶质瘤

▐▶ 胶质瘤的概念及发病因素

脑胶质瘤是发生于神经外胚层的肿瘤，故亦被称为神经外胚层肿瘤或神经上皮肿瘤。脑胶质瘤是最常见的颅内原发性肿瘤，发病高峰在30~40岁或50~70岁。临床上根据恶性程度，将胶质瘤分为低级别胶质瘤（LGG）和高级别胶质瘤（HGG）。低级别胶质瘤包括Ⅰ~Ⅱ级星形细胞瘤、神经节胶质瘤、少枝胶质瘤及混合性少枝星形细胞瘤等，高级别胶质瘤包括Ⅲ~Ⅳ级星形细胞瘤、间变少枝胶质细胞瘤及多形胶质母细胞瘤等。

该病的病因尚不明确，可能与肿瘤起源、遗传变异因素、生化环境、电离辐射、亚硝基化合物、污染的空气、不良的生活习惯和感染等因素有关。

▐▶ 胶质瘤的临床表现有哪些？

脑胶质瘤在发病早期通常无典型症状，随着肿瘤的不断增大，会表现出颅内压增高和其他症状，如头痛、呕吐、视力减退、复视、癫痫发作和精神症状等。此外，脑组织受肿瘤的压迫、浸润所产生的局部症状也会造成神经功能缺失。

（1）头痛。大多由颅内压增高所致。随着肿瘤增大，颅内压逐渐增高，压迫牵扯颅内敏感结构，如血管、硬膜和脑神经而产生头痛。初期常为间歇性搏动性钝痛或胀痛，部位多在额颞部或枕部。随着肿瘤增大，头痛加剧，时间延长可以变成持续性。一侧大脑半球浅在的肿瘤，头痛可主要在患侧。头痛可以是局限性或全头痛，常发生于清晨或起床后空腹时，白天逐渐缓解，严重时可伴有恶心、呕吐，呕吐后头痛可减轻。

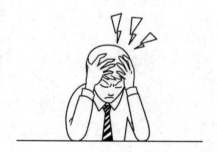

（2）呕吐。经常是胶质瘤的首发症状,系延髓呕吐中枢或迷走神经受刺激所致,多发生在清晨空腹时。呕吐前可有或无恶心,且常伴有剧烈的头痛和头晕,有时呈喷射性。在儿童,可由于颅缝分离,头痛不显著。后颅窝肿瘤出现呕吐较早且频繁,常为唯一的早期症状,易被误诊为胃肠道疾病。

（3）视盘水肿。是颅内压增高的重要客观体征,幕上肿瘤一般患侧较重,幕下肿瘤两侧大致相同。额叶底部肿瘤直接压迫同侧视神经引起原发性萎缩,对侧因颅压增高引起视盘水肿。视盘水肿在较长时间内可不影响视力,随着视盘水肿的加重,会出现生理盲点扩大、视野向心性缩小及视盘继发性萎缩。

（4）癫痫发作。多由肿瘤的直接刺激或压迫引起,发生率约为30%。一般生长缓慢的低级别胶质瘤,如星形细胞瘤和少突胶质瘤,以癫痫为首发或主要症状。生长快的恶性胶质母细胞瘤癫痫发生率低。

（5）精神症状。有些肿瘤,特别是位于额叶者可逐渐出现精神症状,如性格改变、淡漠、言语及活动减少、注意力不集中、记忆力减退、对事物不关心和不知整洁等。

（6）由肿瘤刺激、压迫或周围脑组织或脑神经破坏引起的神经系统定位症状。如额叶胶质瘤可引起运动区损害、书写及运动语言中枢损害等。顶叶胶质瘤引起皮质感觉障碍、失用症、失读症和计算力障碍等。颞叶胶质瘤可引起耳鸣和幻听、感觉性或命名性失语、眩晕等。

▐▶ 如何预防胶质瘤?

改变不良生活习惯、倡导科学的生活方式、加强工农业生产中的自我保护,如避免暴露于有害物质中,远离放射线、致病微生物及有害的化学物质。

▐▶ 胶质瘤检查与诊断包括哪几种方式？

诊断主要依靠 CT 及 MRI 等影像学诊断方法。正电子发射计算机断层显像(PET)和单光子发射计算机断层成像术(SPECT)对于鉴别肿瘤复发与放射性坏死有一定帮助。但最终诊断还需要通过肿瘤切除术或活检术获取标本进行病理学诊断加以明确，医师会根据具体情况选择检查项目。

▐▶ 胶质瘤的治疗方法有哪些？

目前胶质瘤治疗以手术切除肿瘤为主,结合放疗、化疗、电场治疗等综合治疗方法。临床上初诊高级别胶质瘤的治疗方案是手术＋术后替莫唑胺同步放、化疗＋替莫唑胺单药化疗(6~12 个周期)。对于复发性胶质瘤,缺乏有效的治疗方法。具体治疗要综合考虑患者的功能状态、对治疗的预期结果以及肿瘤所处的部位、恶性程度和级别,分子基因检测等多种因素,进行综合考虑、判断,从而制订个体化治疗方案。

▐▶ 口服替莫唑胺的注意事项有哪些？

(1)患者及其家属在服药前应了解用药注意事项,包括单次药品剂量、服药频率、服药天数、每天服药时间等。

(2)若当次忘记服药则略过一次,依原定时间遵循医师指示正确服药,绝不可一次服用两倍剂量,且要于复诊时告知医师。

(3)若同时有其他疾病,如高血压或糖尿病等,或正在服用相应的治疗药物或营养食品时,请务必事先告知医师,避免药品之间及药品与食物的交互作用而影响治疗效果或造成健康危害。

(4)遵医嘱复诊,定期做血液或尿液等检查,并于复诊时详细告知医师身体状况,供医师评估治疗效果、药品毒性或副作用等。

（5）先服用止吐药,再服用替莫唑胺。如服药 2h 内发生呕吐,则当天不再服药,原方案结束后追加一天服药。

（6）口服化疗药品为一种生物危害性物质,请勿咀嚼,亦不可压碎锭剂或打开胶囊。拿取时,请使用手套或将药品倒入小药杯服用,以避免皮肤接触。服药后请洗手,若不小心接触到皮肤,应立即用肥皂水清洗。

（7）化疗药品应有清晰的标志,依照指示存放于适当且幼童无法取得之处,并与其他药品有所分隔以减少污染。未服用完之药品应拿回医院回收处理,切勿随意丢弃。

（8）在服用化疗药品期间直到停药后的 5~7 天，患者如厕或呕吐后，都应盖上马桶盖两次按压冲水，以彻底冲净患者的排泄物或呕吐物,避免影响其他共用家人及居家环境。

▌▶ 术前准备有哪些?

（1）术前建议患者保持平和的心态,多与家人沟通,最大限度地放松自己的身心。有的手术会对患者外貌造成一定影响,希望患者能提前做好心理准备。

（2）术前根据护士指导进行呼吸功能锻炼,包括深呼吸及有效咳嗽,必要时行雾化吸入,保持呼吸道通畅。

（3）手术前一天,护士会根据需要为患者取血、进行皮肤准备,护士也会为患者的手术区域皮肤做特殊清洁。

（4）术前一天午餐常规进餐,食用易消化食物,晚餐进流质食物,如稀饭、面汤或藕粉,可食用蔬菜、水果,忌食用油腻或过量食物,以免食物不能及时排泄。麻醉前 6h 禁食,麻醉前 2h 口服碳水化合物 400mL。

（5）手术时请务必携带各种检查头部的 MRI 或 CT 等影像学资料。

▮▶ 术后应该如何躺卧？

术后若患者尚未完全清醒,宜去枕平卧位,头偏向未手术一侧,保持呼吸道通畅,避免误吸,危及生命。待患者完全清醒后,抬高床头 15°~30°,以利于头部血液回流,减轻脑水肿。体积较大的肿瘤切除后,24h 内应保持健侧卧位,以免脑组织和脑干突然移位,引起大脑上静脉的断裂出血和脑功能衰竭。术后第 1~3 天以半卧位为主,适当增加床上运动,减少术后并发症的发生。

▮▶ 进食时有哪些注意事项？

(1)饮食要选用高蛋白、高热量、高维生素、低脂肪、易消化食物。术后无恶心或呕吐症状应尽早进食。术后第 1 天,可逐步进流质食物,因胃肠功能未完全恢复,不宜进豆浆等产气食物,以免引起肠胀气。术后第 2 天,进半流质食物,逐步过渡到软食、普食,建议增加高钾食物(如香蕉、橙汁等)。

(2)术后有意识障碍和吞咽功能障碍(吞咽困难、饮水呛咳)的患者,护士会采用洼田饮水试验对其进行吞咽功能的评定,为患者制订个体化营养计划,必要时留置胃管以辅助进食。

(3)患者术后应定期监测血电解质,根据监测结果动态调整饮食计划。

▮▶ 术后为什么要吸氧？

术后吸氧是为了降低低氧血症的发生率,减轻术后肺感染,改善脑部缺氧症状,减轻术后乏力、疲倦及不适感,同时利于麻醉药物经肺代谢排出。

▐▶ 术后为什么需要进行床上活动？

术后若患者尚不适合下床活动，也应在护士的指导下进行床上活动，如踝泵运动、桥式运动和抱膝运动等。若患者意识尚未完全恢复，护士及家属也可实施被动的肢体功能锻炼，目的是防止肺部感染、避免肠麻痹、预防肠粘连、避免下肢静脉栓塞、防止发生压疮。

▐▶ 如何降低颅内压？

当胶质瘤患者出现高颅压的症状，如头痛、呕吐、视盘水肿等时，抬高床头 45°，可有效降低颅内压，同时输入降颅压的脱水药物，如 20% 甘露醇、甘油果糖及呋塞米等。

▐▶ 为什么要做腰椎穿刺？

腰椎穿刺常用于检查脑脊液的成分和性质，以协助中枢神经系统疾病的病因诊断，有时也用于鞘内注射药物、腰穿置管持续引流以及测定脑脊液压力、检查椎管有无阻塞等。

▐▶ 腰椎穿刺时患者如何配合？

穿刺前，患者应排净小便，侧卧于硬板床上，背部齐床沿，头向前弯曲，双手抱膝，双膝向腹部弯曲，腰背尽量向后弓起，以增加椎间隙。穿刺过程中患者应避免移动，若要咳嗽时，先通知医师暂停操作，避免损伤组织和移动穿刺位置。若有不适感，随时向医师报告。

▐▶ 腰椎穿刺后需要注意哪些事项？

（1）穿刺后，患者去枕平卧 4~6h，保持穿刺部位的纱布干燥，观察有无渗液及渗血，以避免脑脊液从蛛网膜下隙针眼处漏出，造成脑脊液压力降低，引起头痛和头晕。如患者有头晕或血压高者，应平卧 24h。

（2）观察有无头痛和腰痛，有无脑疝及感染等穿刺后并发症。对于意识清醒者，鼓励其检查后多饮水。

（3）腰椎穿刺后患者出现头痛、头晕、恶心或呕吐症状，直立或行走后加重，提示有低颅压的表现，可适当延长卧床时间。严重者可给予静脉点滴5%葡萄糖或生理盐水500~1000mL。

▕▶ 癫痫的概念和诱发因素

癫痫是神经元异常放电所致的以暂时性脑功能失常为特征的慢性临床综合征，最常见表现为惊厥及意识障碍，也可表现为局限性抽搐、感觉异常、知觉障碍，以及行为、精神、情感及内脏功能紊乱。

其诱发因素为睡眠不足、疲劳、饥饿、饮酒、惊讶、发热、受凉、情感冲动以及各种一过性代谢紊乱或过敏反应等。

▕▶ 癫痫发作时家属应如何应对？

（1）有条件及时间时，可将患者扶至床上。条件不允许时，可顺势使其躺倒，防止意识突然丧失而跌伤，并迅速移开周围硬物和锐器，减少发作时对身体的伤害。

（2）迅速松开患者衣领，使其头转向一侧，以利于分泌物及呕吐物从口腔排出，防止流入气管引起呛咳而窒息。不要向患者口中塞任何物品，不要灌药，防止窒息。

（3）不要去按压患者的人中，这样对患者毫无益处。

（4）不要在患者抽搐期间强制性按压患者四肢，过分用力可造成骨折和肌肉拉伤，增加患者的痛苦。

（5）癫痫发作一般在5min之内都可以自行缓解。如果连续发作或频繁发作，应迅速将患者送往医院。

（6）建立癫痫发作记录本，记录发病与治疗内容，详细记录何日、何时发病，历时多久、24h发作次数，何日、何时开始服药，患者反应如何，以便告知医师。

▶ 癫痫发作患者的饮食与生活注意事项

（1）进食营养丰富、易消化的食物,多食鱼、瘦肉、豆制品、海带及新鲜水果和蔬菜。

（2）避免辛辣等刺激性强的食物,戒烟酒。

（3）饮食要节制、有规律,忌暴饮、暴食和饥饿,要少食多餐,定时、定量。

（4）夏季不宜饮用大量冷开水及饮料,防止血液中药物浓度下降,从而降低治疗效果。

（5）频繁发作者应尽量在室内活动,必要时可卧床休息,防止跌伤。

（6）生活要有规律,保证充足睡眠,避免过度劳累。

（7）患者不宜单独外出、登高、游泳,随身携带疾病卡(注明姓名和诊断)。

▶ 癫痫患者如何服药?

（1）要掌握正确的服药方法,缓释片应整片吞服,可以对半掰开服用,但不能研碎或咀嚼。

（2）要按时服用抗癫痫药,复查时由医师根据患者病情酌情调整剂量,不能私自停药、换药、减量,以有效预防癫痫。如有漏服,两次剂量不能同时服用,应按剂量顺延。服用抗癫痫药应每月监测血药浓度和肝、肾功能。

（3）经长期服药观察,在连续两年服药过程中无任何癫痫发作征象时,才可将药物缓慢减量,再经 3~6 个月,逐渐减量观察,仍无癫痫发作才停药。

▮▶ 脑积水有哪些症状？脑积水应如何处理？

位于后颅窝、脑干、基底节和间脑的胶质瘤会阻塞脑脊液通道引起脑积水，患者可出现头痛和呕吐，CT 检查显示脑室扩大。若因手术创伤造成严重脑水肿导致脑积水，可行脑室外穿刺引流术，待症状缓解后拔除引流管。若为梗阻性脑积水，可行脑室 – 腹腔分流术。

▮▶ 植入脑室腹腔-分流管的注意事项

脑室 – 腹腔分流术患者应指导家属坚持每天按压分流阀，保持引流通畅，注意保护切口及分流管行区，身体不可用力过猛，以免分流管损伤。采用可调压分流泵的患者通常术后禁行 MRI 检查。某些厂家的可调压分流管可以进行 MRI 检查，但 MRI 场强不能超过 3T，检查后需要再调压。

▮▶ 术后什么时候开始复查？间隔多长时间复查？

建议患者在术后 3 个月时做第 1 次复查，放疗后 2～6 周做 1 次复查。在前 3 年，患者应每 3 个月复查 1 次。3 年后，每 3～6 个月复查 1 次。

▮▶ 复查项目及复查前需要注意哪些事项？

检查项目包括全身基本情况和神经系统症状检查、体征检查、必要的辅助检查以及影像学复查，如 MRI。

复查前，患者应该做好充分的准备，确定复查日期，将治疗前、治疗后的影像学资料带全。患者可将在家遇到的不明白的问题记在本子上询问医师。此外，医师可能会问患者一些问题，患者在平常生活中要多注意一些，如头痛、头晕及持续的时间，有无癫痫发作及每次发作持续的时间，有无在院外长期服用的药物等。

▌▶ 如何进行康复训练？

术后病情平稳后 48~72h,需要根据不同的部位采取相应的认知、感知、偏瘫肢体和语言的康复训练。

(1)认知康复训练。颅脑手术,特别是额叶和颞叶手术,会引起大脑皮层及皮质下结构的改变,进而导致认知功能损害,所以患者应在术后进行认知功能训练。训练方法:①注意力集中训练。将 0~10 的数字做成卡片并按顺序排列好, 指导患者以最快的速度读出这些数字并指出相应的卡片,同时计时。②定向力康复训练。右侧大脑半球病变后,极易出现定向力障碍,情绪不稳定。可以用代偿方法进行训练,如提示卡、钟表、日历、辨认亲近的人等,要反复练习。③提高记忆力的训练。将日常生活中熟悉的物品做成图片让患者辨认,并背出所看到卡片中物品的名称,反复练习。

(2)感知康复训练。顶叶肿瘤患者术后会伴随感知功能缺陷,对此要进行感知康复训练。训练患者感知物体的颜色、形状、形态、性质和温度等。如把几种形状不同、颜色不同的物品摆放在一起,让患者将物品中圆形、绿色的物品拿出来,指出液状物体同时感受其温度,什么样的温度烫手、不能触碰等。指导患者反复练习,直到其熟练掌握为止。

(3)肢体功能障碍的训练。脑肿瘤(尤其是额叶肿瘤)患者术后出现中央前回损伤,表现为肢体功能障碍和肢体偏瘫,在不同程度上造成肌力减退,在瘫痪恢复期存在肢体无力和肌力不足的现象。为了帮助瘫痪肢体进行功能锻炼,可逐步进行主动运动、被动运动、助力运动、坐位训练、站立训练、行走训练和作业治疗等,从而达到日常生活自理,提高生活质量的目的。训练方法如下:①被动运动。由护士或患者本人用健侧肢体协助进行关节屈伸运动,尽可能达到最大幅度,然后稍加维持。根据疼痛感觉控制用力程度,每一动作重复 20~30 次,每天 2~4 次。②主动运动。由患者本人主动进行肌肉收缩运动和关节屈伸运动,动作宜平稳、缓慢,尽可能达到最大幅度,然后稍加维持,引起轻度疼痛感即停止。每一动作重复20~30次,每天2~4次。③助力运动。通常通过徒手、患者健侧肢体或使用电动踏步康复机等,对患者的主动运动施加对抗阻力训练,兼有主动运动和被动运动的特点。每次10min,每天2次。④坐位训练。患者从卧到坐需要一个锻炼和适应过程。应循序渐进,先让患者半坐位,每天2次,每次3~5min。3~5天后扶患者下床,使患者坐于靠背椅上,双足着地,双手紧握扶手,辅助者双手扶托患者肩部,每天坐立3~5次,每次20~30min。随着患者支撑力增加,辅助者可渐渐撤离双手,使其维持平衡,然后鼓励患者撤离扶手,完全靠身体平衡坐立。⑤站立训练。开始进行站立训练时必须有护士帮助。护士与患者相对而立,先让患者背部倚靠站立,护士双手托患者腋下,双膝顶住患者膝关节,每次站立3~5min,每天数次。而后患者逐渐倚墙独自站立、扶床档站立、不靠辅助自行站立,为行走训练做准备。⑥行走训练。患者用健侧手扶住护士肩部,护士以手扶住患者腰部,缓慢小步行走。随后患者逐渐摆脱护士的帮助,改为扶拐行走、弃拐行走训练。⑦作业疗法处方。根据患者的性别、年龄、职业、诊断、身心功能评定结果、专长、兴趣及生活条件,明确作业疗法的目标,选择作业训练的项目和重点。如改善手部的精细功能,包括捡拾珠子、打字、拧螺丝等,增强上、下肢肌力,包括打锤、擦拭桌面、拧铁丝、骑固定自行车,以及床与轮椅之间的转移训练等。

(4)语言康复训练。额颞部、顶叶角回主要影响患者的语言功能。上述部位受损后,患者多存在语言功能障碍,应加强语言康复训练。首先,治疗训练开始前要评估患者语言障碍的类型和程度,确定语言治疗的方法,要有针对性。在术后病情平稳后即应开始语言的治疗训练,每天至少30min,训练方法如下。

1)语音训练。训练目标是患者能够正确地发出字词的读音。①发音训练:指导患者模仿护士的发音,从汉语拼音开始到简单的字词,如"啊""喔""吃""喝""护士""医师"和"再见"等。②图形示意:对于理解力较好的患者,可以画口型简图,通过图形示意舌的位置、气流的方向和大小。

2)理解训练。训练目标是患者能够正确地理解与执行指令。①认人训练:说出患者亲属的姓名让患者指认,再指定一人让患者说出姓名。②认物训练:准备 2~3 个常用物品的图片或实物,护士先说出一个物品的名称,让患者指出相应的图片或实物。③指令训练:护士发出指令让患者复述并执行,如"现在吃饭""上床休息"等。

3)口语表达训练。训练目标是使患者尽可能发挥残存的语言功能,以便与他人进行交流。①"三字令"表达训练:从最简单的"二字令"和"三字令"开始,如教患者说"你好""我好""大家好"。在患者进行肢体功能锻炼时说"一二三、三二一""我锻炼、最积极"等。②"接口令"表达训练:护士先反复说一个短句让患者跟着说,如果患者说不出,护士就先说前半句,让患者接下半句,目标是让患者能完整地复述句子。③实用性表达训练:将练习的短句用于实际生活,如提问患者:"你想做什么?""你早餐吃的什么?""你现在感觉怎么样?"等,要求患者用短句来回答并注意纠正错误的发音。

第七章 ◀Ⅱ

喉 癌

▌▶ 喉癌的概念及发病因素

喉癌分原发性和继发性两种。原发性喉癌指原发部位在喉部的恶性肿瘤,来源于喉黏膜上皮组织,最常见的为喉鳞状细胞癌。继发性喉癌指来自其他部位的恶性肿瘤转移至喉部。

近年来,喉癌的发病率有日益增高的趋势,以东北、华北和华东地区的发病率最高,发病人群男性多于女性,发病以 50~70 岁的中老年男性居多。喉癌的发生与吸烟、酗酒、长期吸入有害物质、HPV 感染、慢性炎症刺激(如慢性喉炎或慢性呼吸道炎症)、长期暴露于放射线及性激素分泌失调等因素有关。

▌▶ 喉癌的临床表现有哪些?

喉癌的临床表现一般为声音嘶哑、咽喉部异物感、喉痛、呼吸困难、吞咽困难、咳嗽、咯血和颈部肿块等。

▌▶ 如何预防喉癌?

戒烟,戒酒;及早治愈慢性喉部疾病,如慢性喉炎或呼吸道炎症;远离 HPV 病毒感染;避免长期接触放射线;警惕癌前病变,做到早发现、早诊断、早治疗。

▌▶ 喉癌检查与诊断包括哪几种方式?

(1)临床检查:检查喉外形及颈部淋巴结。

(2)X 线检查:侧位平片、正位体层摄影、喉造影检查。

(3)喉镜或间接喉镜检查:最直接的检查方法,也是确诊喉癌最为准确的方法,如疑为肿瘤,可在光导纤维镜或纤维喉镜下取活组织送病理检查(组织活检)。

医师会根据患者的具体情况选择检查项目。

▸ 组织活检的注意事项

组织活检前,患者应在检查前一天夜间 12 点后禁食、禁水,检查时,需携带一块干毛巾。

患者应于检查前告知医师其药物过敏史及有无高血压和青光眼病史,以保证用药安全。活检前,医师会为患者在肿物局部喷麻醉剂,以减轻不适。患者在喷药后应尽量配合医师,以保证能顺利咬检。检查时患者应放松,以免引起血压升高,造成局部出血。在有不适感觉时,应深吸气,并告知医师。

检查结束 2h 后,患者可以食用一些温凉的流质食物。

▸ 喉癌的治疗方法有哪些?

手术治疗、化学治疗、放射治疗及免疫治疗等均为喉癌的治疗方法,可单独使用,也可联合使用。外科手术是最为常见的治疗方法。医师需根据患者的具体情况,为患者提供个体化治疗建议。

▸ 术前需要做哪些准备?

患者应在术前 3 天应用含氯己定等有抑菌、杀菌作用的漱口液,每 2h 漱口一次,以保证口腔清洁。

▸ 术前下胃管需要注意什么?

下胃管前,患者应清洁鼻腔,保持坐位或半坐卧位,并告知护士呼吸较通畅的一侧鼻腔。当胃管下至一定长度时,护士会提醒患者进行吞咽动作。胃管成功下好后,患者应注意不要自行拔出,咳嗽、咳痰时应注意保护胃管。

▐▶ 术后饮食需要注意哪些事项？

微创手术(支撑喉镜下的喉肿物切除术)及喉裂开肿物切除手术，患者术后可以经口进食、饮水。食物要以流质及半流质食物为主，进食后要加强漱口，保证口腔清洁。部分喉及全喉切除手术患者，术后严禁经口进食、饮水，而应通过胃管采用鼻饲饮食。护士会为患者经胃管注入需要的均衡营养。

▐▶ 气管套管应如何维护？

(1)保持室内清洁，空气清新，室温维持在 20～24℃，相对湿度维持在 60%～70%，并减少家属探视，定时通风，每天 2 次，每次不少于20min，减少空气污染。

(2)患者应采取半卧位，保持呼吸道通畅，及时吸出或咳出套管内分泌物。

(3)保持伤口敷料清洁，保持套管外纱布清洁、湿润。发现纱布被痰液污染后，及时请护士帮助更换。

(4)护士每天会为患者清洁内套管两次。套管系带不能过紧，感觉不舒服时应及时请护士帮助，但也不能过松，以防套管脱出。

▐▶ 术后如何进行发音训练？

部分喉切除术后，在佩戴气管套管期间暂时不能进行语言交流，患者可借助写字或简单的手语进行沟通(如果不会写字，护士会在术前对患者进行简单的手语训练)。术后恢复期，护士会指导患者进行发音练习。方法:深吸一口气，用拇指将气管套管堵严，使之不漏气，然后数简单的数字，如 3、9、1，再逐渐练习词组、短语及句子。水肿完全消退，护士会对患者进行堵气管套管练习。堵管练习成功后(堵管后无憋气、胸闷、能正常活动、平卧入睡累计达到 72 小时)，医师会拔出气管套管，拔出套管后,拔管处加压包扎,大约一周后,患者就可以正常进行语言交流了。

全喉切除术后,发音功能丧失,患者不能正常发音说话,需要等伤口愈合,全身状况尚可,术后拔除鼻饲管后,才能开始进行语言康复训练。康复训练方法包括手术发音(功能性气管食管造瘘术)、佩戴电子人工喉、佩戴气动人工喉和食管发音等。护士会根据患者的不同特点及要求,为其选择不同的发音方式。

▮▶ 术后什么时候开始复查?间隔多长时间复查?

建议患者在术后 6 个月内每月复查 1 次,半年之后每 3 个月复查 1 次。术后第 2 年,每 6 个月复查 1 次。从术后第 3 年起,每年复查 1 次,直至术后 5 年。

▮▶ 复查时的检查项目及注意事项

复查时需进行喉镜及颈部 CT 检查,查看局部伤口的恢复情况及颈部淋巴结情况。

复查时,请确认主治医师的门诊时间,在医院互联网医院上预约挂号。患者应携带上次出院时复印的病历,以方便医师了解病情。如果精神和体力不佳,请务必有家属陪伴,以保证安全。复查时请放松心情,不要过度紧张。在复查前应将居家期间遇到的问题整理好,以便向医护人员询问。

此外,医师可能会在复查时询问患者一些问题,患者平时应多加注意这些问题。例如,您的发音有没有受到影响?最近的饮食情况如何?是否在手术部位有新的肿物出现?

▮▶ 出院后短期内居家饮食需要注意什么?

如患者可以经口正常饮食,食物宜清淡,以高蛋白、高热量、高维生素的食物为主,禁食辛辣刺激性食物。如患者出院后携带胃管,期间应定时用漱口液漱口及擦拭口唇,涂以甘油等润唇剂,以减轻口渴和口唇干燥症状。

▶ 出院后如何行吞咽功能训练?

喉部分切除术后,由于喉切除术后解剖结构的改变,喉的生理功能被破坏,影响吞咽功能,术后易出现误吸,吞咽功能的恢复是长期持续的过程。以下是喉切除术后吞咽功能的练习。

(1)第一阶段:术后 3~6 天,指导患者有效咳嗽、咳痰。

具体方法:深呼吸 2 次,第 3 次吸气后屏气 2~3s 后深咳 3 次,每天10 次。

(2)第二阶段:术后 7~9 天,进行与吞咽相关的肌群协调能力训练。空咽训练、鼓腮和吸吮训练,以及屏气发声训练的具体方法如下。

1)空咽训练:口腔内鼓气,做吞咽动作,每次吞咽 10 次为一组,一天 6 组。

注意空咽运动前先清洁口腔,含漱氯己定漱口液,保持口腔清洁、干燥,尽量不要将唾液咽下。

2)鼓腮和吸吮训练:指导患者做鼓腮 10 次,吸吮 10 次,深呼吸 5次,为一组,一天练习 6 组。

3)屏气发声训练:患者坐位,双手用力前伸,手掌背曲,掌心向前,掌跟用力前推同时屏气 5s,然后放松,放下双手,呼气发声,以增强喉肌功能。该训练一天 2 次,一次 5~10min,以患者不感到疲惫为宜。

(3)第三阶段:术后 10 天起,试进食阶段。

1)食物的选择:团块状食物,如馒头、香蕉等。

2)进食速度:由慢到快。

3)进食体位:对于水平喉切除术患者,应指导其低头下咽。对于垂直喉切除患者,应指导其头部偏向健侧,低头下咽。

◗▶ 如何正确地经胃管注入食物？

每次鼻饲前,应帮助患者吸尽或咳出套管内的痰液,使其取半卧位或坐位。用注射器抽吸胃液,以判断胃管是否在胃中,然后先用注射器注入 20～30mL 温开水, 再缓慢注入鼻饲饮食一份, 食物温度为 38～40℃,以不烫手背为宜,最后用温水冲净管腔,以防止食物滞留在胃管引起管腔堵塞及细菌繁殖造成感染。鼻饲后,保持进食体位 20～30min,防止胃肠逆蠕动引起呕吐。每天可鼻饲 6～7 次,间隔时间不少于 2 h,白天 5～6 次。首次鼻饲量为 100～200mL。根据患者的消化吸收功能恢复情况,每次鼻饲量可增至 250～300mL。消化功能较强者,可在两次鼻饲之间进食高蛋白、高碳水化合物食物,如奶粉、果汁、豆奶粉等。添加食物以无渣流质最佳。

◗▶ 何时可以拔出胃管？

一般情况下术后 10～14 天,如果患者伤口恢复良好,医师可为其拔除胃管。拔除胃管后,患者应先以流质食物为主,如果汁、米汤,逐渐适应进食,在没有呛咳的情况下,再逐渐过渡到半流质,如稀粥、食糜等,最后再过渡到正常饮食,少食多餐,细嚼慢咽,以免发生呛咳。

◗▶ 出院后提示患者及时就医的情况有哪些？

手术部位有新的肿物长出、外套管从气管内脱出、觉得呼吸困难,并且发现气管套管口无气流通过,有以上情况应及时就医,以免发生危险。

◗▶ 居家生活需要注意的事项有哪些？

(1)戒烟至关重要。

(2)可以佩戴胸巾或围巾,用以保护气管套管口,防止异物或冷空气进入气管。

（3）居室内每天应注意通风，以利于保持室内清洁。居室内适宜温度为 22~24℃，适宜相对湿度为 60%~70%，必要时可用水浸湿胸巾或围巾。患者应多饮水，多活动，多排痰。

（4）寒冷天气患者应注意保暖，外出时用衣领遮住造瘘口，以防冷空气进入，但不要过紧，以免呼吸不畅。

（5）患者独自外出散步时，应将住址、电话号码、亲友姓名、自身所患疾病写在纸条上保存好，以便必要时求助他人。

（6）佩戴气管套管后，应避免到人员密集的地方，如商业区、闹市等繁华的公共场所，但可进行除游泳外的任何体育活动。

（7）淋浴或盆浴时也应注意防止吸入水。若小量吸入也不要紧张，立即咳出即可。

（8）流感、病毒性感冒多发季节，应注意自我保护，减少感冒发生。

▮▶ 失语后，短期内如何与他人交流？

手术后，患者可根据自身的生活习惯，与家人制作一块日常用语的写字板，在每个日常用语上标好数字，交流时通过数字来表达自己的意思。或者也可通过画画的形式表达自己，如感觉冷时可以画雪花、感觉热时可以画蒸汽、想吃饭时则画饭碗、需要找医师则画听诊器等。

此外，护士在术前会教患者和家属一些简单的动作，用于术后表达自己的需求。

▮▶ 气管套管需要终身佩戴吗？

如果只是喉的部分被切除，那么原则上出院时即可摘除气管套管。如果术后需要进行放疗，则应更换为塑料气管套管。放疗后的 1~2 个月，如果没有呼吸困难，可由主治医师摘除气管套管。如果患者接受的是喉全切除术，其将会有一个终身携带的造瘘口，通过此造瘘口维持正常呼吸。建议患者在出院半年内佩戴气管套管,以防气管造瘘口挛缩。

▮▶ 鼻饲饮食是否可以提供足够的营养?

可以。肠内营养液含有人体所必需的各种营养素,方便人体吸收。应保证每天的摄入量,通过每周的体重测量,患者可以了解自己的体重是否有变化。研究表明,鼻饲肠内营养液患者术前、术后体重无明显变化。

居家期间要保证碳水化合物、蛋白质及脂肪三大营养素的摄入,尤其是蛋白质。保证蛋白质摄入量不少于 $1g/(kg·d)$,如多摄入肉、蛋、奶及豆制品。患者家属可准备一个搅拌机,按照饮食要求,将需要的食物搅拌成糊状,经胃管注入患者胃内,以保证营养摄入。

第八章

口腔癌

▶ 口腔癌的概念及发病因素

口腔癌是发生于口腔内的恶性肿瘤,主要以舌癌、颊黏膜癌、牙龈癌及腭癌较为常见。

口腔癌的发病因素有很多,如对口腔黏膜的长期不良刺激、残根或错位牙、锐利的牙尖刺激,以及吸烟、酗酒、长期吸入有害物质、某些饮食等。

▶ 哪些人容易患口腔癌?

生活在口腔癌高发区(如亚洲南部与东南部)的人群易患口腔癌。性别方面,男性口腔癌患者比女性较多见。年龄方面,国内资料统计显示以40~60岁为发病的高峰期。在我国,口腔癌的发病率占全身恶性肿瘤发病率的1.5%~5.6%。

▶ 口腔癌的临床表现有哪些?

口腔癌的发病部位一般比较表浅,且口腔黏膜感觉比较灵敏,病变容易被发现。这些肿块一般不会引起疼痛,但也有些患者会有痛感,还可能出血。如果病变发生在舌尖,会造成发音不清楚。如果病变发生在口腔或喉部,会造成吞咽困难。如果累及颈部淋巴结,可出现颈部淋巴结肿大。

▶ 如何预防口腔癌?

(1)保持健康的饮食习惯,不吃过热和刺激性强及槟榔等有害食物。

(2)戒烟并控制饮酒。

(3)了解早期口腔癌症状的特点,有异常感觉时要及时就医。

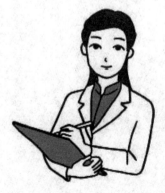

（4）消除或减少各种致癌因素，如及时处理残根、错位牙，以及磨平锐利的牙尖，去除不适假体，以免口腔黏膜经常受到损伤和刺激。

（5）在接触并在有害物质环境下工作时，要注意加强防护。

（6）早期发现并治疗各种癌前病变，如口腔黏膜白斑和经久不愈的口腔溃疡等。

（7）定期进行口腔检查。定期口腔检查对中老年人或存在家族病史的患者来说尤为重要。

▶ 口腔癌检查与诊断包括哪几种方式？

（1）临床检查：医师会详细询问病情经过，然后详细检查口腔和可见肿物。

（2）活组织检查（组织活检）：是确诊的必要手段，即手术期间或手术前通过咬剪钳取下一小块肿物样本，送至病理科进行检查，以做明确诊断。

（3）影像学检查：包括 X 线及 CT 检查，以判断病变是否累及上颌骨、下颌骨及鼻腔、鼻旁窦。

医师会根据患者的具体情况选择检查项目。

▶ 组织活检后的注意事项有哪些？

检查后注意活检部位的出血情况。检查结束 2h 以后，患者可以食用一些温凉的流质食物，定时用专用漱口液漱口，以保证口腔清洁。一般活检后伤口会有少量渗血，应加强漱口液漱口，保持口腔清洁，密切观察，如出血量多及时就医。

▶ 口腔癌的治疗方法有哪些？

手术治疗、化学治疗、放射治疗及免疫治疗等均为口腔癌的治疗方法，可单独使用，也可联合使用。医师可根据患者的具体情况，提供个体化治疗建议。

▐▶ 术前需要做哪些准备？

有的手术会对患者的容貌造成一定影响，希望患者提前做好心理准备。患者在术前 3 天应用含氯、氯己定等抑菌、杀菌漱口液每2h漱口一次，以保证口腔清洁。

▐▶ 术后如何保持口腔清洁？

术后，护士会为患者做口腔护理。口腔内局部创面血性分泌物较多时，可使用 1%～3% 的过氧化氢溶液冲洗口腔，再用生理盐水清洗干净，保持口腔清洁、无异味。口内行皮瓣修复者进行口腔护理时，需观察皮瓣颜色及缝线部位渗出情况。口腔护理动作要轻柔，避免误伤皮瓣。佩戴赝复体者由口腔进食后，需摘下赝复体彻底清洗并漱口，再重新戴好赝复体，以清除食物残渣，保持口腔清洁、湿润，预防口腔感染。

▐▶ 术后患者应采取哪种体位？

麻醉清醒后，患者应采取半卧位。若患者接受了皮瓣组织修复手术，则应采取头固定于正中位 3～5 天，头两侧用沙袋固定。在此期间，医师会根据患者的病情恢复情况来调整其体位，逐渐抬高床头，使患者呈半卧位。3～7 天后，如果没有特殊情况，患者可以在护士的协助下，在床周围活动，根据自身情况，每天逐渐增加活动量。活动中仍须保持头正中，避免扭转头部压迫手术皮瓣，造成皮瓣的血液供应减少而导致皮瓣缺血坏死。

▐▶ 术后饮食需要注意哪些事项？

为预防感染而不能经口进食，患者所需要的营养物会通过胃管注入胃内。因此，术后护士会为患者留置胃管，并经胃管注入其需要的均衡营养。

▚▶ 为什么要做气管插管或切开？

口腔癌手术通常需要将口底肌肉与下颌骨分离，由于缺损修复组织体积较大，容易引起舌体水肿、舌根后坠而阻塞气道。此外，创面的肿胀渗血、颌下区敷料包扎、口内分泌物增多等都是发生上呼吸道急性梗阻的潜在危险因素。这种水肿不是一两天就能消退的，所以医师会为患者做气管插管或切开，使其通过气管套管维持呼吸通畅。待水肿消退、病情稳定后，便可以拔出气管套管。

▚▶ 术后患者需要进行怎样的功能锻炼？

舌肿物切除术后，在切除肿瘤的同时，切除一部分舌体，甚至是全舌切除（组织瓣替代舌体），改变了舌头的长度和宽度。所以舌癌术后的功能锻炼尤为重要。其功能锻炼主要是增加舌的活动度和灵活性，使舌尽量前伸起到延展作用。可让舌左右活动，在讲话、进食、吞咽时可对功能有一定的代偿作用，提高术后讲话的清晰度。功能锻炼方法如下。

术后 3 周开始练习，建议每天早、中、晚各练习 1 次，每次 4 个动作，循环练习 30min。

伸舌运动：将舌向前伸出口腔，用舌尖舔下唇后转舔上唇，舌左右运动摆向口角。

缩舌运动：用吸管吸饮料，将舌缩至口腔后部，舌在口腔内卷起，舌在口腔内上下左右运动。

顶舌运动：舌尖交替顶上下牙的内侧（增加舌尖的感觉和力度）。

弹舌运动：用舌尖顶住硬腭并弹舌，发出"嘚儿嘚儿"的声音（增加舌尖肌肉强度）。在锻炼的过程中，可能会分泌许多唾液，应将唾液咽下，因为唾液含有的消化酶有助于消化。

如果行颈部淋巴结清扫术,术后为缓解颈部牵拉感、疼痛及颈肩部僵硬等不适症状,应行颈肩部功能锻炼。具体方法:完全放松肩部和颈部,向下看,将面部转向右侧,将面部转向左侧,将头偏向右侧,将头偏向左侧,旋转肩关节,缓慢将手向上完全举起,然后慢慢放下。以上动作应缓慢,尽量拉伸,如果感到疼痛、牵拉感或其他不适,则停止锻炼。锻炼应循序渐进,术后根据护士的指导早期进行,每天至少3次缓慢、完全地练习,可练习至术后3~6个月。

▮▶ 转移或复发时如何治疗?

根据情况,医师会进行相应的姑息治疗;如化学疗法或放射疗法,或根据复发症状,做相关的手术治疗。

▮▶ 术后什么时候开始复查?间隔多长时间复查?

建议患者在术后6个月内每月复查1次,半年之后每3个月复查1次。第2年每6个月复查1次。从术后第3年起,每年复查1次,直至术后5年。在此期间,如果患者发现任何口腔异常,应及时复查。此后根据病情及主治医师的建议,安排复查时间。有些患者需要复查的时间较长,甚至需要终身定期复查。

▮▶ 复查前患者需要注意哪些事项?

复查前,患者应做好充分的准备,确定复查日期,确认主治医师的门诊时间,在医院互联网医院上预约挂号。尤其是路途遥远者,应提前预订好来回的车票,避免不必要的麻烦。患者可将在家遇到的不明白的问题记在本子上,然后询问医师。此外,医师可能会问患者一些问题,患者在平常生活中要多注意一些,如发音是否受到影响、最近都吃了些什么、舌功能恢复得如何、面部伤口对生活有什么影响、肿物有没有再复发、是否发生口腔溃疡、口内伤口是否有渗血或渗液等。

▮▶ 复查时患者需要检查哪些项目？

复查时,患者需要进行口腔检查及 B 超、CT 等检查,查看局部伤口恢复情况及颈部淋巴结情况。

▮▶ 在家中,患者应如何护理口腔？

患者要勤漱口,尤其是晨起、饭前、饭后、睡前一定要注意口腔清洁。当口腔伤口恢复良好后正常刷牙即可。

▮▶ 何时可以拔出胃管？

根据患者手术方式的不同,拔出胃管的时间也不同。一般情况下,单纯口腔肿物切除术后 7 天左右可拔除胃管。如果是皮瓣组织修复术,根据患者伤口的恢复情况,10～14 天可拔除胃管。拔除胃管后,患者应先以流质饮食为主,如果汁、米汤,逐渐适应进食,在没有呛咳的情况下,再逐渐过渡到半流质,如稀粥、食糜等,最后过渡到正常饮食,少食多餐,细嚼慢咽,以免发生呛咳。

▮▶ 出院后提示患者及时就医的情况有哪些？

（1）肿瘤复发,也就是手术部位有新的肿物长出。

（2）皮瓣或缝合处出现渗血、渗液。

（3）皮瓣异常,如皮瓣的颜色、质地、温度、皮纹异常。

▮▶ 为什么会疼痛得受不了？

疼痛是口腔癌患者中晚期的明显症状,随着肿物的产生,疼痛随之而来。早期疼痛可能是由肿物本身引起的,或是由肿物压迫附近神经引起的,还有可能是由肿物侵犯周围淋巴管引起的。疼痛也可能是由手术创伤引起的,除使患者痛苦外,疼痛还可引起血压和心率的变化。所以,出现疼痛时,患者要及时与医护人员沟通,医护人员经过评估,会为患者提供合理的止痛方法。

▮▶ 口腔癌会遗传吗?

目前的理论认为口腔癌不会遗传,但不良的饮食和生活习惯是患口腔癌的危险因素。生活在同一家庭中,家庭成员的生活方式或习惯会相互影响,可能导致所有家庭成员面临相似的危险因素,这会提高口腔癌的发病率。

第九章 ◀▥

甲状腺癌

▮▶ 什么是甲状腺癌?

甲状腺癌是发生于甲状腺的恶性肿瘤,是内分泌系统最常见的恶性肿瘤,约占全部恶性肿瘤的 5%。除甲状腺髓样癌外,绝大部分甲状腺癌起源于滤泡上皮细胞。

▮▶ 甲状腺癌的发病因素有哪些?

(1)电离辐射:是目前甲状腺癌仅已明确的致病因素。甲状腺癌的发病率与辐射剂量相关,辐射时间越长,患者年龄越小,发病率越高。

(2)碘:甲状腺癌不仅在缺碘地区较多发,沿海高碘地区亦常发生。

(3)性别与女性激素:女性激素可以影响甲状腺的生长,女性激素过高也可能是致癌因素之一,故女性发病率明显高于男性。

(4)有些良性甲状腺瘤长期未得到治疗而发生癌变。

(5)家族因素:甲状腺髓样癌家族性发病较多见。

▮▶ 甲状腺癌的好发人群及临床表现

甲状腺癌女性发病率高于男性,好发年龄为 30~55 岁。

在甲状腺部位可触及肿块物,质地硬,表面不平,腺体在吞咽时上下移动性小。合并甲状腺功能异常时,会出现相应的临床表现。部分患者由于肿物压迫周围组织,会出现声音嘶哑、呼吸困难和吞咽困难等症状。有些患者会出现颈部淋巴结肿大。

▮▶ 如何预防甲状腺癌?

(1)X 线是导致甲状腺癌的重要因素,在日常生活中,要注意避免X 线照射,特别是儿童。

(2)针对水土因素,注意饮食调节,可经常食用海带、海蛤、紫菜,使用碘化食盐。但过多地摄入碘也有危害,因为碘也可能是某些类型甲状腺癌的另一种诱发因素。

日常生活中,特别是女性,要注意避免使用女性激素,因为某些女性激素对甲状腺癌的发生起促进作用。

(3)预防甲状腺癌还要注意日常饮食,多食用富有营养的食物及新鲜蔬菜、水果,避免油腻、辛辣食物。

(4)保持心情愉快对预防甲状腺癌至关重要。

(5)对甲状腺增生性疾病及良性肿瘤,应积极治疗。

▮▶ 甲状腺癌检查与诊断包括哪几种方式?

包括 B 超、CT、增强 CT、纤维喉镜、鼻咽镜、甲状腺扫描以及肿瘤组织检查等。医师会根据患者的具体情况选择检查项目。

▮▶ 纤维喉镜检查前患者需要做哪些准备?

(1)检查前一天夜间 12 点至检查时禁食、禁水,以保证空腹接受检查。

(2)最好请患者家属陪同,并携带干毛巾。

(3)因检查时要进行咽部表面麻醉,患者应提前告知医师有无药物过敏史及青光眼病史,以保证用药安全。

▮▶ 纤维喉镜检查过程中需要患者做哪些配合?

咽部表面麻醉可减轻检查时的不适,喷药后,请勿咽下,以免影响药效。检查过程中,患者应放松身心,如有不适感,应深吸气并向医师示意。

▮▶ 纤维喉镜检查后患者需要注意什么?

检查结束 2h 后,患者方可进食、饮水,以防咽部麻醉未恢复造成食物误入气管引起呛咳、窒息而危及生命。

▌▶ 甲状腺癌的治疗方法有哪些？

以手术治疗为主,联合放疗、化疗、内分泌治疗、分子靶向治疗的综合治疗方法。医师会根据患者的具体情况,为其提供个体化治疗建议。

▌▶ 术前患者需要做哪些准备？

(1)建议患者保持平和的心态,多与家人沟通,最大限度地放松自己的身心。有的手术会对患者容貌造成一定影响(如手术切口瘢痕),希望患者提前做好心理准备。

(2)患者在术前应用漱口液每2h漱口一次,以保证口腔清洁。

(3)术前患者应洗澡、修剪指(趾)甲等。女性患者应将指甲油清除干净。护士会为患者手术区域的皮肤做特殊清洁。

(4)术前一日中午,患者可以正常进餐,食用易消化食物。晚餐适量进食,避免进食油腻或过量食物,以免食物不能及时排空。临近手术前,根据具体情况禁食、禁水。

(5)既往存在便秘情况的患者术前可以口服润肠药物或采用甘油栓等助便药物,以帮助术前排便,防止全麻引起的大小便失禁污染手术台。

(6)护士会根据需要为患者进行药物过敏试验及取血做相应的检测分析。

▌▶ 术后患者需要注意哪些事项？

(1)术后为防止伤口出血,需要加压包扎伤口,若有压迫感及卧位不适感,护士会帮助患者根据具体情况进行适当调整。

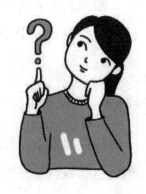

(2)术后2~3天,患者的体温可能升高。保证充足的水分摄入可有效降低体温,因此,患者

应多饮水,并可适量进食新鲜水果。若体温过高,患者会得到相应的降温处理。

(3)术后进餐出现呛咳时,患者不应紧张。尽量放慢进餐速度,可选择一些流质、半流质、半固体类的食物,如藕粉、米糊、香蕉等。患者应坐起进食,避免平卧引起呛咳。正确的吞咽方法:低头,小口慢咽,尽量将下颌贴近胸骨以利吞咽,吞咽前应屏住一口气,待完全咽下后再呼吸。

(4)若术后出现手足麻木及抽搐,请患者不要紧张,这种情况一般是暂时性的,当甲状旁腺功能逐渐恢复后,此症状会逐渐减轻。出现上述症状时,建议患者使用钙剂,适当限制食用蛋类、肉类、乳品类等含磷量较高的食物,以免加重低血钙症状。同时,患者还应多晒太阳,以促进钙的吸收。

(5)若术后患侧手臂抬举困难,请患者不要担心,应在医务人员的指导下,进行腕关节-肘关节-肩关节的渐进式功能锻炼,或辅助使用营养神经类药物。

(6)为了引流伤口内的积血、积液,预防伤口感染,促进伤口愈合,术后需要在伤口处放置引流管。在带有引流管期间,卧位应以患侧或半卧位最佳,以利于引出引流液。引流管应妥善固定,勿打折、受压、扭曲而造成引流不畅,也不要将引流瓶放置过高,以防引流液逆流引起伤口感染。活动时不要用力牵拉,以防引流管脱出,下床前应将引流瓶存放在衣袋内并固定。

▌▶ 术后饮食需要注意哪些事项?

术后从流质饮食开始,随后可食用高蛋白、高维生素的温凉半流质食物或软食,再逐渐过渡到普通饮食。根据病情,医师可能要求患者术后食用低蛋白、低脂食物。此时,请不要食用高蛋白、高脂肪食物,如牛奶、鸡蛋、豆浆、鸡汤、鱼汤、排骨汤等。

▮▶ 术后患者需要怎样的功能锻炼？

术后患侧肢体应及早进行功能锻炼，术后第 1 天握拳、屈肘，第 2 天可适当上举，每天视身体恢复情况，逐渐增加锻炼时间和次数。如果按要求坚持锻炼，至出院时，患者患侧手可绕过头颈，摸到对侧耳郭。

▮▶ 放射性碘–131 治疗前患者需要做哪些准备？

服用碘 –131 前 2～4 周，患者要避免食用含碘的食物或药物，还要做血、尿等常规检查，以了解主要脏器功能，此外还要做甲状腺扫描或甲状腺摄碘率检查，以便计算给药剂量。

▮▶ 甲状腺摄碘率检查前患者需要做哪些准备？

患者在放射科接受甲状腺摄碘率检查前须进行碘过敏试验，试验结果为阴性时方可进行甲状腺摄碘率检查。

▮▶ 放射性碘–131 治疗后患者需要注意哪些事项？

（1）空腹服碘 –131 后 2h 方可进食，以免影响碘的吸收。

（2）服用碘 –131 后，一般从第 4 周才开始出现疗效。在临床症状尚未开始好转之前的一个阶段，不宜任意使用碘剂、溴剂和抗甲状腺药物，以免影响碘 –131 的重吸收，降低疗效。治疗后的 1 个月内，应采用低碘饮食，不吃海带、紫菜等海生植物。

（3）服药后两周内，患者应注意休息，避免剧烈活动和精神刺激，预防感染。

（4）由于接受碘 –131 治疗早期可见颈部瘙痒、疼痛等放射性甲状腺炎症状，故在治疗后的第 1 周，应避免叩击或挤压甲状腺。

（5）碘 –131 的代谢物会从患者的尿液中排出，因此在治疗期间，患者应在指定的卫生间排便，使用马桶后，冲洗两遍，冲洗时应盖上马桶盖,防止排泄物溅出。如有可能,最好使用单独的洗手间。患者在此期间应多饮水。

▶ 术后什么时候开始复查？间隔多长时间复查？

建议患者在术后 1 个月时做第 1 次复查,随后为术后 3 个月时重复 1 次,术后半年时重复 1 次,术后 1 年时重复 1 次,之后每年定期复查。

▶ 复查时患者需要检查哪些项目？

检查项目包括常规体检、颈腹部 B 超、胸部 X 线检查、甲状腺放射性核素检查以及甲状腺结合球蛋白(TBG)测定。肿瘤标志物有促甲状腺素(TSH)、甲状腺球蛋白(Tg)和降钙素(CT,甲状腺髓样癌患者需要检查此项)。

▶ 出院后近期内居家饮食需要注意什么？

营养应搭配合理,平衡饮食,多吃新鲜蔬菜和水果,少食刺激性及腌、熏、烤、炸等食物。甲状腺癌术后对碘摄入的要求无须特别严格,但要注意避免食用海带及紫菜等含碘较高的食物。如果患者后续需要进行核素扫描或治疗,应在治疗前 2~4 周严格无碘饮食。

▶ 术后应该进行什么锻炼？

术后应做"米字操",即以头为"笔头",用颈作为"笔杆",反复书写"米"字,每次书写 5～10 个,以预防颈部伤口周围组织粘连及肌肉挛缩。

▶ 出院后提示患者及时就医的情况有哪些？

伤口周围突然肿胀,或有渗血、渗液;吞咽时有异物感或吞咽困难;呼吸时有憋气感。如有以上症状出现时,应立即就医,以免延误病情。

▌▶ 术后多久可以洗澡？

出院后 1 ~ 2 周，患者可自行观察伤口情况，如无红肿、疼痛或周围无渗液，便可以洗澡，但不可搓揉伤口周围皮肤。

▌▶ 术后多久可以工作？

一般术后 3 个月可以恢复工作，但应避免重体力劳动，注意劳逸结合。

▌▶ 服用甲状腺素片有何注意事项？

应每天晨时空腹服用，并按要求定期监测甲状腺激素水平，不可自行增量或减量。

▌▶ 甲状腺素片是激素药吗？ 其和糖皮质激素有差别吗？

患者心目中的"激素"一般是指糖皮质激素，如果使用不当会致一定副作用。如果长期、大量使用，会导致体重增加、血压升高、骨质疏松、股骨头坏死和抵抗力下降等。而甲状腺素片这类药物和患者心目中的"激素"完全不同，不存在依赖性和成瘾性，但长期服用会有心血管及骨代谢方面的副作用，因此要在专科医师的指导下正确遵医嘱服用。

▌▶ 女性甲状腺癌患者术后还能生育吗？

可以生育，但前提条件是必须维持正常的甲状腺功能。

▌▶ 有没有减少颈部瘢痕的方法？

伤口愈合后，可使用瘢痕贴，以减少颈部瘢痕。

Ⅲ▶ 术后甲状腺激素水平的改变对机体有影响吗？如何应对？

术后甲状腺激素水平的改变对机体有影响。

（1）甲状腺功能低下：表现为疲劳、嗜睡、记忆力差、智力减退、反应迟钝、表情淡漠、轻度贫血、厌食、体重增加和心率缓慢等。若出现上述情况，医师会为患者调整甲状腺素片的服用剂量。

（2）甲状腺功能亢进：表现为心悸、心动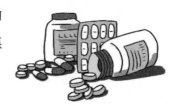过速、失眠、对周围事物敏感、情绪波动或焦虑、进食增多、体重减轻等。若出现上述情况，医师会为患者调整甲状腺素片的服用剂量。

第十章 ◀Ⅱ

腮腺癌

▮▮▶ 腮腺癌的概念及发病因素

腮腺癌是发生于腮腺的恶性肿瘤,属于涎腺恶性肿瘤中的一种。

目前,现代医学对本病的病因尚未明确。有学者认为患腮腺癌的危险因素为病毒感染。

▮▮▶ 腮腺癌的临床表现有哪些?

腮腺恶性肿瘤生长较快,病期较短,患者可有自发性疼痛,约有20%的患者出现程度不等的面瘫症状。肿块大多形态不规则,质地较硬,界限不清,与周围组织粘连而不活动。侵及皮肤时,可致皮肤破溃,侵犯咬肌时常致张口受限,转移至颈部淋巴结时,淋巴结会肿大。

▮▮▶ 如何预防腮腺癌?

除建立健康的生活方式外,还应做好相关自我检查,以取得早发现、早治疗的效果。

(1)视诊:面对镜子,观察颌面部及颈部有无异样、双侧颌面部及颈部是否对称、有无肿块等。

(2)触诊:五指并拢触摸颈部,顺序为耳后、耳前、颌下、颈部、气管前、锁骨上、腋下、腹股沟等处,检查有无肿大淋巴结。

▮▮▶ 腮腺癌检查与诊断包括哪几种方式?

B超、CT、增强CT以及肿瘤组织检查等。医师会根据患者的具体情况选择检查项目。

▮▮▶ B超检查前患者需要做哪些准备?

(1)颈部B超检查前,患者无须做任何准备。

(2)腹部(胃、肠、肝、胆、胰、脾、肾、腹膜后)B超检查前,请患者于检查前一天夜间 12 点后禁食、禁水,以保证空腹接受检查。

▌▶ 腮腺癌的治疗方法有哪些?

主要治疗方法包括外科手术切除和(或)放射治疗。术前患者需要做哪些准备,术后如何保持口腔清洁、如何锻炼,请参见甲状腺癌相关部分。

▌▶ 术后饮食需要注意哪些事项?

术后患者反复咀嚼食物和进食辛辣等刺激性食物,特别是酸性食物时,会刺激腺体分泌活跃,造成唾液积聚在伤口处,影响伤口愈合。因此,术后应严格控制食物种类,禁食酸辣等刺激性食物,尽量减少张口咀嚼,以软食为主,不宜嚼口香糖。

▌▶ 术后什么时候开始复查?间隔多长时间复查?

建议患者在术后 1 个月时做第 1 次复查,随后为术后 3 个月时复查 1 次,术后半年时复查 1 次,术后 1 年时复查 1 次,之后每年定期复查。术后复查要做颈部 B 超检查。复查前注意事项请参见甲状腺癌相关部分。

▌▶ 出院后近期内居家饮食需要注意什么?

营养应搭配合理,平衡饮食,多吃新鲜蔬菜和水果,禁食酸辣等刺激性食物,少食腌、熏、烤、炸等食物,以软食为主,少量多餐。

▌▶ 出院后提示患者及时就医的情况有哪些?

伤口周围突然肿胀,或有渗血、渗液,应立即就医。

▌▶ 腮腺癌手术对面神经有损伤吗?

损伤程度与肿物侵及范围有关。面神经受累轻者,可有面部表情肌力减弱症状,重者可呈瘫痪性表现。

▌▶ 术后若出现口歪、眼斜症状还能恢复吗?

由于肿瘤生长在腮腺内与面神经粘连,手术时,医师会尽量保留此神经,大多数患者在 3 个月左右即可恢复。在恢复期,可用营养神经的维生素 B_1 和维生素 B_{12},同时可采用按摩、针刺或电针疗法。若面神经与肿物完全粘连,手术无法剥离而使面神经被切断时,会出现不可逆的口歪、眼斜症状。

▌▶ 术后多久可以洗澡? 多久可以工作?

出院后 1~2 周,如伤口无红肿、疼痛、渗液,可以洗澡,但不可揉搓伤口周围皮肤。

一般术后 3 个月可以恢复工作,但应避免重体力劳动,注意劳逸结合。

第十一章

乳腺癌

▐▶ 乳腺癌的概念及发病因素

乳腺癌是发生在乳腺上皮组织的危害女性健康的主要恶性肿瘤。近年来,我国乳腺癌的发病率越来越高。其发病年龄呈年轻化趋势,发病高峰年龄在 45~54 岁, 以后呈相对平稳趋势, 绝经后发病率继续上升,到 70 岁左右达到第二次高峰。女性乳腺癌占全部乳腺癌的大多数,男性乳腺癌一般多见于老年人,仅占全部乳腺癌的不足 1%。

乳腺癌的主要发病因素如下。

（1）遗传因素。

（2）有乳腺疾病既往史。乳头溢液有异常细胞学表现的女性发生乳腺癌的危险性明显高于没有溢液和溢液有正常细胞学表现的女性。若针吸获得非典型细胞,则患浸润性乳腺癌的风险升高 5 倍。乳腺非典型增生和乳腺癌的发生呈正相关。

（3）内源性激素水平:月经初潮早于 12 岁,绝经迟于 50 岁,40 岁以上未妊娠或初次足月产迟于 35 岁。

（4）生育因素:生育不哺乳或哺乳时间短会增加患乳腺癌的风险。初潮年龄较早和绝经年龄较晚都可增加患乳腺癌的危险度。绝经前卵巢切除术可降低乳腺癌发病的危险度。首次妊娠年龄较晚、最后一次妊娠年龄较大都可增加患乳腺癌的危险度。人工流产会增加患乳腺癌的风险,生育次数增加和母乳喂养则可降低乳腺癌发生的危险度。

（5）肥胖:长期高脂饮食导致营养过剩而引起肥胖,会增加绝经后乳腺癌的发病风险。

（6）电离辐射:电离辐射暴露剂量和照射持续时间增加可导致乳腺癌发病率升高。同时,有良性乳腺疾病史或乳腺癌家族史的女性即使电离辐射暴露剂量低,也会增加患乳腺癌的风险。

（7）口服避孕药和激素替代疗法:乳腺癌发病危险度增加与使用口服避孕药无关联或仅有轻微关联。但一级亲属患有乳腺癌的女性使用口服避孕药会增加乳腺癌的发生危险。

某些化疗药物在治疗的同时也会有致癌的作用，如烷化剂可诱导多种实体瘤的发生，利血平、甲基多巴和三环类药物等会促进催乳素的分泌，因而会增加乳腺癌的发病率。

（8）职业因素：从事美容和药物制造等行业的女性患乳腺癌的风险较高。

（9）不良生活习惯：吸烟、过量饮酒、熬夜、多次人工流产、穿紧身内衣、精神刺激以及为了延迟更年期服用激素类药品等不良生活方式都会增加患乳腺癌的风险。

（10）子宫内膜异位症会增加乳腺癌的发病风险。

▌▶ 乳腺癌的临床表现有哪些？

早期乳腺癌主要表现为乳腺肿块，60%的肿块在乳房外上方，可移动，大多数人表现为无痛性肿块，只有不足 1/3 的患者感觉有刺痛和钝痛。非哺乳期女性会出现单侧乳头溢液，有乳样、血样或水样液体溢出。乳腺皮肤出现一个小凹陷，像小酒窝一样，乳头、乳晕异常，腋窝淋巴结肿大。

中晚期乳腺癌主要表现为以下 3 点。

（1）乳房外形改变：①酒窝征。②橘皮样变。③乳头位置改变。④乳房发育较差或萎缩时，乳腺肿块较大，局部明显凸出。

（2）局部晚期表现：①癌块固定。②卫星结节。③皮肤溃疡。

（3）远处转移：如骨、肺、肝、脑等转移。

其他症状：患者还可有消瘦、疲倦、乏力、低热、食欲差等表现。

▌▶ 乳腺癌的普查项目有哪些？

（1）乳腺临床体检：乳腺视诊和触诊是临床检查中的正规体格检查，可以通过视诊，观察乳房外形、皮肤、乳头、乳晕的情况，可以通过触诊,判断有无肿块、有无淋巴结肿大并了解肿块的情况、乳房的移动度、有无乳头溢液及溢液性质等问题。

（2）乳腺 X 线（钼靶）检查：是目前诊断乳腺癌最主要、最有效的检查方法之一,能准确反映乳房内各种疾病的变化,能做到早发现,鉴别良性和恶性肿块的准确率＞90%。

乳腺 X 线检查对降低 40 岁以上女性乳腺癌死亡率的作用已经得到国内外大多数学者的认可。

乳腺 X 线筛查对 50 岁以上亚洲女性准确性高,但对 40 岁以下及致密型乳腺诊断准确性欠佳。不建议对 40 岁以下、无明确乳腺癌高危因素或临床体检未发现异常的女性进行乳腺 X 线检查。

常规乳腺 X 线检查的射线剂量低,不会危害女性健康,但正常女性无须短期内反复进行乳腺 X 线检查。

（3）乳腺 B 超：是一种有价值的乳腺影像检查方法,尤其适用于年轻、哺乳期、妊娠期的女性。

目前已经有较多证据提示在乳腺 X 线检查基础上联合乳腺超声检查较之单独应用乳腺 X 线检查有更高的筛查敏感性,尤其是针对乳腺 X 线筛查提示致密型乳腺的患者或高风险人群。乳腺超声检查可推荐作为乳腺 X 线筛查的有效补充。

（4）乳腺 MRI 检查：当乳腺 X 线检查或超声检查发现病变,但不能确定其性质时,可以考虑采用 MRI 进一步检查。MRI 检查可作为乳腺 X 线检查、乳腺临床体检或乳腺超声检查发现的疑似病例的补充检查措施,其可与乳腺 X 线联合用于 BRCA1/2、TP53 基因突变或高家族风险人群的乳腺癌筛查。

▶ 如何预防乳腺癌?

乳腺癌的病因尚不完全清楚, 所以还没有确切的预防乳腺癌的方法。从流行病学的调查分析来看,乳腺癌的预防可以考虑以下几个方面。

（1）建立良好的生活方式，调整好生活节奏和饮食习惯，保持心情舒畅。适当补充高维生素、高蛋白食物，避免摄入高热量、高脂食物，同时避免长期熬夜。

（2）积极治疗乳腺疾病。对于使乳腺癌发病风险升高的疾病，应密切关注、积极治疗。

（3）减少外源性雌激素的摄入，如化妆品、保健品及外用精油等。

（4）每月进行 1 次乳腺自我检查，建议绝经前女性选择月经来潮后 7~14 天进行。

（5）不擅自进行乳房推拿、按摩，以免加重病情。

乳腺癌检查与诊断包括哪几种方式？

乳腺癌的检查与诊断包括以下几种方式：体格检查、乳腺 X 线（钼靶）检查、乳腺 B 超检查、乳腺导管内镜检查、乳腺导管造影检查、乳腺病变针吸细胞学检查、CT 和 MRI 检查、PET–CT 检查、乳腺肿瘤病理检查等。医师会根据患者的具体情况选择检查项目。

做乳腺 X 线（钼靶）检查应该注意什么？

拍片过程以及拍片时，夹板压迫乳房会引起不适，患者不必担心，请放松，配合好检查人员。

（1）检查前：切记不要在月经期间和哺乳期检查。成年女性应在月经期后 3~7 天和停止哺乳半年后进行检查，在此时间段检查的诊断准确性明显提高。绝经期女性没有时间限定。患者应去除身上所有金属类异物，保持乳房皮肤清洁，避免有粘膏痕迹。

（2）检查中：加压时，压力逐渐增强会引起轻微不适和疼痛。对于乳房较大且组织致密的患者而言，压力过大时，若疼痛无法忍受，请及时通知医师。检查时，注意保持体位，避免身体移动。

（3）检查后：获得检查结果后，应及时找就诊医师，以免延误病情。

▐▶ 做乳腺 B 超检查应该注意什么？

乳腺 B 超检查前,患者无须特殊准备,如有腺体增生时,检查时间以月经结束后 1 周为宜。合理安排检查项目的时间,检查前避免乳腺导管造影和针吸活检,防止显像剂和瘀血斑滞留影响图像分析。有乳头溢液者最好不要将液体挤出。根据需要,取仰卧或侧卧位。如果自觉特殊体位有肿块的感觉, 可以采取特殊体位进行超声检查, 如直立或坐位等。检查时患侧手臂应尽量上抬外展,充分暴露乳房及腋下。探头直接放在乳房表面,以便对乳头、乳晕及乳房外上、外下、内上、内下 4 个象限进行全面扫查。

▐▶ 做乳腺导管内镜检查应该注意什么？

乳腺导管内镜检查是利用纤维导管镜进入乳腺导管内, 观察导管内是否存在病变、病变部位情况,以及各级乳腺导管情况的检查。此检查无特殊注意事项,但患者要保持良好的心情,积极配合检查。检查结束后,应在乳头表面涂抹抗生素软膏,敷以无菌纱布,24h 内禁浴。

▐▶ 做乳腺 MRI 检查应该注意什么？

由于正常乳腺组织强化在月经周期的分泌期最为显著,绝经前女性最佳检查时间是在月经周期第 2 周(第 7~14 天)。

▐▶ 做穿刺活组织检查应该注意什么？

穿刺活组织检查是将粗针穿刺至肿瘤内, 吸出少量肿瘤组织进行病理检查,适用于术前需明确诊断或晚期不能手术的患者。

患者应避免在月经期间接受此项检查。有麻药过敏史或服用阿司匹林等抗凝药物,凝血功能障碍的患者,穿刺前应提前告知医生。在接受穿刺检查时应放松心情,穿刺结束后,穿刺部位应有无菌敷料覆盖,需要保持敷料干燥,穿刺部位需加压0.5h以止血。穿刺后一天,患者方可正常活动,如出现伤口出血、腹痛、胸闷、恶心、头晕、心慌和胸部疼痛等症状,应及时通知医师进行处理。

▍▶ 乳腺癌的治疗方法有哪些?

综合治疗是治疗恶性肿瘤的正确治疗模式。乳腺癌的综合治疗主要以手术为主,还包括化学治疗、放射治疗、内分泌治疗和靶向治疗等。医师会根据患者的具体情况,提供个体化治疗建议。

▍▶ 术前需要做什么准备?

(1)术前一天晚餐食用清淡易消化食物。

(2)准备术后个人用品。

(3)做好个人卫生,包括备皮、清洁头发、皮肤,剪指甲,取下首饰、义齿交给家属妥善保管。

(4)配合做好术前各项检查,签署手术知情同意书,和医师共同商定手术方案。

(5)重点做好心理调节,可听一些轻音乐或阅览一些刊物,以缓解术前紧张和焦虑情绪。

(6)保证充足的睡眠。

(7)家属应配合医务人员做好患者的心理疏导工作。

▍▶ 为什么月经期、妊娠期、哺乳期患者不能进行手术?

月经来潮期间血液激活物增加,血液不易凝固,手术时易发生大出血。乳腺癌手术后所用药物可导致妊娠早期流产、胎儿畸形或妊娠晚期早产。哺乳期进行乳腺手术,乳汁分泌易造成感染。

▎▶ 术后留置负压引流管期间有何注意事项？

（1）负压引流装置要保持密闭、无菌，避免污染。

（2）保持引流管通畅，避免打折、扭曲、受压，防止血块堵塞。

（3）妥善固定引流装置。平卧位时将引流瓶固定在床边，尽量采用半坐位，以利于引流。活动时应将引流瓶固定在胸部伤口最低处，以防止引流液反流，造成逆行感染。

（4）若引流量突然增多，呈鲜红色或有灼热感，考虑有活动性出血的可能，应及时通知医师给予有效处理。

▎▶ 术后为什么要保持患肢功能位？

术后要将患肢制动。于平卧位时，用三角巾固定患肢，并于肩肘下垫软枕。坐位或站立时，用三角巾固定，并向躯体靠拢、内收屈曲呈90°，原因是：①防止患肢下垂引起水肿。②肩关节制动，防止患肢外展，造成腋下积血、积液，不利于伤口愈合。

▎▶ 术后早期活动应该注意什么？

（1）术后初次活动前，需要评估自身情况，如是否出现头晕、乏力和血压不稳定等表现。如出现上述情况，可暂缓下地活动，待评估症状好转后，方可下床活动。

（2）初次下床时要遵循"正确起身姿势三部曲"，即：平躺30s，坐起30s，站立30s。

（3）活动强度要根据患者的耐受能力适当选择，以不出现胸闷、心悸、憋气或乏力症状为宜。早期活动时间建议控制在15~30min，由专人陪伴。

（4）术后携带引流管下床活动前，应先将引流瓶置于伤口最低处（建议置于上衣口袋内），并妥善固定，防止牵拉导管，避免引流管脱出。

（5）患者术后身体较虚弱，活动（特别是户外活动）时应注意保暖，以防感冒，防止诱发肺部感染。

术后功能康复应该注意什么？

（1）按照制订的康复计划，从简单到复杂，动作准确到位，避免动作过激引起皮下积液、积气等并发症，或因动作不到位而影响训练结果。

（2）循序渐进地按阶段运动，逐步加强训练强度和适应程度。早期应注意保护伤口，避免患侧肩部外展，以免影响皮瓣愈合。随时观察引流液的情况，当液量增加或颜色加深时，应减少训练次数。严重皮瓣坏死者，术后2周内应避免大幅度运动。植皮及行背阔肌皮瓣乳房重建术后要推迟肩关节活动时间。

（3）术后或化疗期间患者身体虚弱，初期训练可能会引起低血糖，轻者表现为头晕、出汗、心跳加速、心慌、面色苍白、虚弱和手足震颤等，重者全身抽搐似癫痫发作。当出现不适时，应暂停康复训练，配合医务人员的处理。

术后为什么会发生患肢淋巴水肿？

（1）乳腺癌根治术中的腋窝淋巴结清扫术可使患肢淋巴回流发生障碍，出现患肢继发性淋巴水肿。

（2）腋窝创面积血、积液及腋窝创面愈合过程中造成的组织挛缩及瘢痕增生压迫腋静脉可引起淋巴回流障碍。

（3）术后未按计划进行上肢功能康复训练，导致淋巴管再生延迟，水肿持续时间延长。

（4）术前或术后放疗造成放射野内静脉闭塞、淋巴管破坏及局部肌肉纤维化压迫静脉和淋巴管，影响上肢回流及上肢功能。

（5）术后锁骨上、下及腋窝部的淋巴结转移，造成静脉及淋巴管的压迫性回流障碍，形成进行性加重、不可逆的水肿。

▌▶ 如何预防患肢淋巴水肿？

患肢淋巴水肿是一个缓慢、持续的过程，短则数周，长则数年。

以下方法可有效预防和控制患肢淋巴水肿。

（1）预防感染：保持患侧皮肤清洁。不宜在患肢手臂进行有创性操作，如抽血、输液等。洗涤时戴宽松手套，避免长时间接触有刺激性的洗涤液。避免蚊虫叮咬。穿衣、佩戴首饰或手表时一定要宽松。

（2）避免高温环境：避免烫伤。患侧手臂不要热敷，沐浴时水温不要过高，避免强光照射等高温环境。

（3）避免负重：术后2～4周内避免上肢负重，负重一般不超过500g。4周后，需缓慢、逐渐增加肌肉及肌耐力活动，但仍需避免提、拉、推过重的物品，避免从事重体力劳动或较剧烈的体育活动。

（4）避免上肢近端受压：避免紧身衣、测量血压、患侧卧位。

（5）注意睡姿，保证睡眠质量：平卧位患侧肢体垫高，手臂呈一直线，手掌高度要超过心脏平面。健侧卧位，患肢放于体侧或枕头垫高超过心脏水平。良好的睡眠有助于放松心情，兴奋迷走神经，激活淋巴系统，预防并改善淋巴水肿。

（6）其他：尽快恢复手臂功能，不要忽视轻微的手指、手背和上肢肿胀。患肢出现任何感染或过敏症状，如皮疹、瘙痒、溃烂、发红、疼痛、皮温升高，应立即就医。乘坐飞机或长途旅行时，戴弹力袖套。在医师指导下进行适当的体育锻炼，避免过度疲劳。

▌▶ 怎样判断患肢淋巴水肿？

采用患侧上肢多节段周径测量方法比对，方法如下。

轻度水肿 <3cm。

中度水肿 3~5cm。

重度水肿 >5cm。

▌▶ 如何应对术后患肢淋巴水肿？

出现患肢淋巴水肿时,可采用手术或非手术治疗方法。对轻度水肿采用上举悬吊方法,取平卧位,患肢抬高 60°~90°,同时做向心性交替式按压,每次 20min,每天 2 次,手法轻柔,不造成局部皮肤发红。对于中重度水肿者,可采取功能锻炼＋皮肤保护＋手法淋巴引流＋压力治疗的综合消肿治疗方法或手术治疗。

▌▶ 拆线后应该怎样护理皮肤？

拆线并待结痂自然脱落后,方可淋浴,勿选用粗糙的浴球,术区皮肤勿用力揉搓。穿棉质内、外衣,避免摩擦伤口。勤换内衣,保持伤口处皮肤清洁、干燥。

▌▶ 术后饮食应该注意什么？

术后当天待完全清醒 6~8h 后,患者可在医护人员的指导下少量饮水。如患者未出现恶心、呕吐等麻药反应,可在医护人员的指导下进食流质食物,如藕粉。术后第一天开始即可进普通食物,注意荤素搭配得当,适当增加蛋白质,如瘦肉、鸡蛋、奶等,以促进伤口愈合。

▌▶ 术后如何预防便秘？

术后麻醉药抑制肠蠕动、全身代谢降低、肠蠕动减慢及活动减少等因素易造成便秘。可采取以下方法来预防便秘。

(1)以清淡、易消化饮食为主,多食新鲜蔬菜、水果等高纤维素食物。术后除了适当增加食入玉米、红薯等杂粮外,也可适当增加食入含植物油脂的食物,如芝麻、核桃仁、松子仁。晚上睡前还可以用开水冲服少量麻油服用。每天清晨空腹服用一杯蜂蜜水,晚间喝一瓶酸奶,有利于胃肠功能的恢复。

（2）进行腹部按摩，刺激肠蠕动。按摩方法为用示指、中指和无名指在腹部以顺时针方向依次由升结肠、横结肠、降结肠至乙状结肠做环形重叠按摩。

（3）可适当增加活动量，也可在医师的指导下适当使用缓泻药。

（4）养成定时排便的习惯。

▮▶ 术后患肢功能锻炼的方法是什么？

功能锻炼对于恢复患者肩关节功能和预防及减轻水肿至关重要，但必须严格遵守循序渐进的原则，不可随意提前，以免影响伤口愈合。

循序渐进的方法：① 术后 1~2 天，练习握拳、伸指、屈腕。② 术后 3~4 天，前臂伸屈运动。③术后 5~7 天，患侧的手摸对侧肩和同侧耳（可用健肢托患肢）。④ 术后 8~10 天，练习肩关节抬高、伸直、屈曲至 90°。⑤ 术后 10 天后，肩关节进行爬墙及器械锻炼。一般应在 1~2 个月内使患侧肩关节功能达到术前或和对侧同样的状态。

▮▶ 术后胸壁负压引流液呈白色的原因是什么？

胸壁负压引流液的颜色如果呈现乳白色，可能是发生了乳糜漏。乳糜液即胸导管中的淋巴液，除蛋白质外，淋巴液的成分与血浆相似。淋巴液中的蛋白质以小分子居多，也含纤维蛋白原，故淋巴液在体外能凝固。它的成分与组织液相同，因是由血液经微血管渗出来的，不含红细胞，故呈乳白色。

▮▶ 乳腺癌术后患者出现乳糜漏为何要低脂饮食？

高脂饮食中含有大量长链甘油三酯，经肠道吸收后进入淋巴系统，会增加乳糜液的形成，且高脂肪类饮食还会影响淋巴管的愈合，进而加重乳糜漏。

▌▶ 术后什么时候开始复查？间隔多长时间复查？

(1)术后 2 年内,一般每 3 个月复查 1 次。

(2)术后 3~5 年,每 6 个月复查 1 次。

(3)术后 5 年以上,每年复查 1 次,直至终身。

如有异常情况,应及时就诊而不拘泥于固定时间。

▌▶ 术后复查常规要做哪些检查项目？

(1)B 超:对侧乳腺、双侧腋窝、术侧胸壁、双侧锁骨上淋巴结,以及腹部脏器(肾、肾上腺、肝胆胰脾)和妇科(子宫、卵巢)检查。如服用他莫昔芬,子宫、卵巢未手术切除,每 3~6 个月检查 1 次。

(2)乳腺 X 线和胸片:每年 1 次,必要时行胸部 CT 和 MRI 检查。

(3)骨密度检测:如果绝经后或服用第三代芳香化酶抑制剂,每年 1 次。

(4)骨扫描:如出现相关提示症状需排除骨转移时,酌情选择。

(5)乳腺 MRI:接受保乳手术者可选,或作为其他影像学检查的补充。

(6)血液检查:血常规、肝肾功能、血脂等实验室检查。

▌▶ 出院后还需要进行康复训练吗？

患者应尽早开始居家康复训练。循序渐进地进行患肢康复训练有利于术后上肢静脉回流和上肢水肿的消退,减少瘢痕挛缩的发生,预防粘连,增强肌力,提高患肢的功能恢复,预防手臂功能障碍,增强自我护理能力,提高生活质量。

如果没有专门的器械,患者可在医师或康复师的指导下在家中选择一些简单有效的方法进行训练,如洗漱、梳头等自理活动或做一些轻体力家务劳动,如清洗小件物品等。此外,可以通过一些游戏进行训练,如使用小皮球来做手部抓握及抛球训练,也可用手将旧报纸弄皱,以加强前臂及手的肌肉力量。患者平时也可以面对镜子观察两边肩膀是否平衡、高度是否对称,以随时提醒自己调整姿态。

▮▶ 在康复期适宜参加哪些活动?

在康复期应积极参加一些文体活动及社交活动。除日常功能锻炼外,应积极进行有氧运动,如快走、慢跑、太极拳、健身操、瑜伽等,还可进行短途旅游。至于社交活动,原则上没有禁忌,只要在患者自身能力和精力允许范围内即可。

▮▶ 居家时如何提高身体功能?

提高身体功能并保持理想体重可使患者恢复并提高心肺功能、提高身体素质,使患者走出疾病的阴影,以健康的体质和心态重返社会生活,达到身心康复的目的。提高身体功能最好的方法是运动,运动能增强心肌舒缩功能、增加肺活量、降低血压、增强体质,还能减少脂肪、控制体重。运动的最佳方法为有氧运动。此外,还要在维持机体正常生理功能的基础上合理安排膳食,保证营养均衡,不要盲目、过度补充营养,以免引起肥胖。

▮▶ 如何预防患肢感染?

(1)避免患肢注射、抽血或静脉输液等。

(2)每天使用 pH 值为中性或弱酸性的洗液或润肤露保持皮肤清洁、柔软,避免太阳灼伤,应使用防晒霜。

(3)使用剪刀时要防止划伤,缝东西时要戴顶针,避免被针刺伤。

(4)做修剪花草或使用刺激性去污剂做清洗等工作时要戴保护性手套。

(5)使用驱蚊剂以防蚊虫叮咬,如果被蜜蜂蜇到,要联系医师并由医师判断是否感染。

（6）使用电剃刀脱毛，不要使用直刀片或脱毛膏，以免造成皮肤损伤。

（7）避免煎炸食物时被油溅伤，避免用微波炉加热食物或热水造成的蒸汽伤。

（8）避免热刺激，如洗热水澡和蒸桑拿浴，因为热会促使液体积聚。

▶ 患肢功能锻炼的注意事项

（1）功能锻炼以自主锻炼为主，坚持锻炼的时间不少于半年。

（2）功能锻炼要循序渐进，适当即可，特别是术后早期锻炼要适度，避免患肢过度劳累和下垂过久，以免引起肢体肿胀。肩部活动以不产生明显疼痛为限。

（3）要了解病情，在病情稳定、无并发症的情况下进行锻炼。皮下积液较多及进行重建术的患者应适当推迟开始锻炼的时间。

（4）根据季节和环境调整运动，在过热和严寒的气候条件下要适当降低运动强度，饭后和空腹下不要剧烈运动。注意保护皮肤，运动时穿宽松、舒适、透气的衣服，运动后避免立即洗水浴。

（5）锻炼可与按摩相结合。按摩时的皮肤刺激可使毛细血管扩张，促进血液循环，帮助消除肢体肿胀，促进瘀血的吸收。同时按摩对神经系统有镇静或刺激作用，有利于皮肤愈合，减少瘢痕增生，有利于肌肉和神经功能的恢复。

▶ 淋巴水肿的自我护理方法

（1）轻度或中度淋巴水肿：皮肤护理，抬高手臂，沿淋巴走向从远心端向近心端向心性按摩，做手臂功能恢复训练，戴弹力袖套。

（2）重度淋巴水肿：戴弹力袖套，行综合消肿治疗。

（3）如手臂出现变红或变硬等症状，抑或水肿严重时，应考虑有感染发生,应采取抗感染治疗,及时对症处理。

▐▶ 出院后提示患者及时就医的情况有哪些?

(1) 术后康复期

1) 伤口局部出现红、肿、热、痛等异常情况。

2) 患侧肢体出现明显水肿或皮疹、瘙痒、溃烂、发红、疼痛、皮温升高等任何感染。

(2) 化疗间歇期:出现不明原因的发热、腹泻、胃肠功能紊乱等异常情况。

(3) 出现胸痛、不明原因的腰背部疼痛、久治不愈的咳嗽等症状。

每次复查时,患者要详细叙述自己的不适症状及治疗情况,使医师能有重点地检查。这样即使肿瘤发生复发和转移,也能做到早诊断并及时治疗。

▐▶ 术后什么时候能参加工作?

一般认为,手术后恢复6个月至1年后,若病情基本稳定且身体健康状况良好,就可以恢复工作。但应注意,工作时不要勉强,要做力所能及的工作,患肢避免负重,避免过度疲劳导致机体抵抗力降低。可以先从半天工作开始,逐渐适应,直至恢复正常工作。要根据自身病情、体力、精神及工作性质来适当安排工作。

▐▶ 如何选择合适的义乳?

在伤口愈合后(一般是手术后4～6周),就可佩戴有重量的硅胶义乳。义乳的选择、佩戴必须由专业人员来指导,女性哺乳前后外形不同,应根据手术部位,对侧乳房的外形、大小来选择合适、对称的义乳佩戴。

▐▶ 年轻女性患乳腺癌后还可以妊娠吗?

乳腺癌治疗后越长时间不复发,则复发的可能性就越小。近期研究证明,妊娠不会令乳腺癌复发的概率增大。但有些针对乳腺癌的治疗,如内分泌治疗,因容易引起绝经,会影响到以后的妊娠,同样接受卵巢放射治疗也可能会对妊娠有所影响。乳腺癌育龄女性在妊娠前应向其主管医师咨询,以评估妊娠给机体带来的风险及影响,并获得医学上的建议。

目前无证据显示生育会影响乳腺癌患者的预后, 但在选择是否生育,以及何时生育时, 必须充分考虑疾病的复发风险和治疗对后代的影响。以下情况可考虑生育。

(1)乳腺原位癌患者手术和放疗结束后。

(2)淋巴结阴性的浸润性乳腺癌患者手术后 2 年。

(3)淋巴结阳性的浸润性乳腺癌患者手术后 5 年。

(4)需要辅助内分泌治疗的患者,在妊娠前 3 个月停止内分泌治疗(如戈舍瑞林、亮丙瑞林、他莫昔芬等),直至生育后哺乳结束,再继续内分泌治疗。

▐▶ 男性会患乳腺癌吗?

男性也会患乳腺癌,其发病与年龄和种族、雌激素水平绝对或相对增高、雄激素水平低或缺失、乳腺疾病史、癌症家族史、遗传学因素、职业和环境因素, 以及生活方式有关。男性乳腺癌的发病年龄以 50～70 岁居多。

▐▶ 何谓乳腺癌手术后乳房重建?

乳房重建可以在全乳切除或部分乳房切除的同时进行, 也可以延迟到全乳切除后一段时间或完成辅助治疗之后进行。前者称为即刻乳房重建,后者称为延期乳房重建。乳房重建的主要方式为植入物乳房重建和自体组织乳房重建,以及联合两种材料的重建。

▐▶ 适宜及不适宜进行乳房重建的人群

乳房重建适合于因各种原因准备或已经接受乳房切除的女性,或由保乳手术导致乳房明显变形的患者。

自己不愿意手术或全身一般状况差、不能耐受常规手术者,以及有进行性或严重的全身疾病(如心肺疾病)及严重瘢痕体质的患者不宜进行乳房重建。癌症局部复发或远处转移是乳房重建的禁忌。有长期吸烟史、肥胖的患者发生植入物和自体组织重建并发症的风险增加,因此,建议将有长期吸烟史和超重视为乳房重建手术的相对禁忌。

▐▶ 乳房重建术是否会影响癌症的治疗?

乳房重建术不会限制乳腺癌的手术类型。如果重建的乳房源于自体组织,则不会影响放疗、化疗或内分泌治疗,不影响术后复查,通过定期的体格检查及乳腺 X 线检查、B 超检查或 MRI 检查等辅助手段,可及时发现复发的肿瘤。但如果选择硅胶假体,假体有可能因放疗而变形。因此,一般对预计需要术后放疗的患者,应选择自体组织移植或延期假体乳房重建。

▐▶ 重建后的乳房会发生变化吗?

使用自体组织重建的乳房,最初包含有部分肌肉组织,较健侧稍微大一些,2～3 个月后肌肉萎缩,形态逐渐稳定、对称。重建乳房随着肥胖或消瘦等体型变化而变化。在临床实践中,手术后体重增加 6kg 以上的患者,重建乳房会有所增大。

▶ 乳房重建后为什么要进行二次手术？

　　乳房重建的最终目的是制作出左右对称、形态完美的乳房。二次手术的目的是进行乳头、乳晕重建。如果此时重建的乳房不对称，还应做一些小的调整，如瘢痕修整、局部脂肪抽吸或经原切口切除一部分过多的脂肪等，一般可在门诊手术室进行。二次手术对乳房重建来说也很重要。

第十二章

肺　癌

▐▶ 肺癌的概念及发病因素

肺癌是指肺部原发的恶性肿瘤,多发生于支气管黏膜或腺体,亦称为支气管肺癌。随着肺癌患者人数的增多,肺癌防治已成为我国癌症防治的重中之重。

肺癌的病因至今不完全明确,目前主要有以下几个方面。

(1)吸烟。吸烟是肺癌的主要风险因素。香烟在点燃过程中会形成多种明确的致癌物质(如亚硝胺、苯并芘二醇环氧化物等)。大量国内外研究表明,长期大量吸烟者发生肺癌的风险较高,开始吸烟的年龄越小,每天吸烟量越大,患肺癌的风险越高。戒烟可以大幅降低肺癌风险,同时随着戒烟年限的延长,发生肺癌的风险逐渐降低。

此外,吸烟不仅直接影响本人的身体健康,还会对周围人群的健康产生不良影响,导致被动吸烟者发生肺癌的风险明显增加。

(2)大气污染。随着中国工业化和城市化进程的加快,大气污染程度也显著增加。人体呼吸系统和外界大气直接相通,大气污染物中的致癌物质可直接进入呼吸系统损害呼吸道上皮细胞,进而导致呼吸系统多种疾病的发生,甚至致癌。目前已有大量流行病学研究证实,大气污染细颗粒物和肺癌有较强关联性。世界卫生组织(WHO)下属的国际癌症研究机构已认定 PM2.5 致癌。

(3)室内空气污染。除大气污染外,室内空气污染也与肺癌的发病有重要关系。长期处于使用通风不良的煤炉及烹调过程中的厨房油烟所造成的室内空气污染环境中也会增加肺癌发病率。

(4)职业暴露。国际癌症研究机构列出了已知的增加肺癌发生率的几种物质,包括砷、铬化合物、石棉、镍、镉、铍、氧化硅和柴油烟尘。长期暴露于致肺癌物质的工人肺癌发病率明显增高。

(5)其他因素。其他增加肺癌风险的因素还包括肺癌家族史、慢性呼吸系统疾病[如慢性阻塞性肺疾病(COPD)、肺气肿、慢性支气管炎、特发性肺纤维化、肺结核等]和精神心理因素(如焦虑、抑郁等负面情绪)等。

▶ 肺癌的高危人群有哪些?

肺癌高危人群定义为年龄≥40岁且具有以下任一危险因素者:①吸烟指数≥400,或曾经吸烟指数≥400,戒烟时间<15年。②有环境或高危职业暴露史(如石棉、镉、铍、铀、氡等接触者)。③合并COPD、弥漫性肺纤维化或既往有肺结核病史者。④既往罹患恶性肿瘤或有肺癌家族史者,尤其是一级亲属家族史。⑤此外,还需考虑被动吸烟、烹饪油烟以及空气污染等因素。

▶ 肺癌的筛查项目有哪些?

筛查是早期发现肺癌和癌前病变的重要途径,以下为肺癌常见的筛查项目。

(1)低剂量胸部CT(LDCT):胸部CT能发现X线片所不能发现的肺内隐匿部位的病灶,检出极小病变,提供肿瘤的三维影像,并明确肿瘤是否扩散至周围淋巴结,在肺癌的诊断与分期方面,有非常重要的意义。LDCT筛查技术具有简便、易行、价廉、损伤少、灵敏度高、易普及等优点,是肺癌早期筛查的重要手段。

(2)X线片检查:简便易行,放射损伤少,可提高肺癌检出率,但很难发现直径<5mm的病变,常用于肺癌术后复查。

(3)PET-CT检查:对于胸部CT筛查中发现的可疑肺结节病灶,PET-CT检查是良好的补充,能协助鉴别诊断。但由于具有该设备的医疗单位较少且设备价格昂贵,不建议作为常规肺癌初筛手段,仅在胸部CT结果异常及有特殊要求的患者中应用。

(4)肿瘤标志物:肿瘤标志物是存在于肿瘤细胞内或细胞膜表面,或由肿瘤细胞表达分泌入血液、体液及组织中,能表示肿瘤存在并反映其一定生物特性的指标。与肺癌相关的血清肿瘤标志物包括 pro-GRP、CEA、CA125、Cyfra21-1、CA153 和 SCC 等,这些肿瘤标志物在协助肺癌诊断、疗效监测和预后评估等方面发挥着重要作用。

(5)痰液细胞学检查:该方法便捷、经济,适用于高危人群。其结果能对肺癌诊断起提示作用,可与其他方法联合使用,提高阳性诊断率,但不能作为主要筛查手段。

▌▶ 哪些人需要做肺癌筛查?

这里需要明确的是,并不是所有人都需要做肺癌筛查。对于上述肺癌的高危人群,有必要每年做一次 LDCT,可保证在辐射安全的前提下,将肺癌早期发现率提高约 20%。

如发现慢性咳嗽、痰中带血或痰隐血阳性者,特别是有刺激性干咳、胸痛、低热及反复肺部感染者,经积极抗感染治疗迁延不愈的,一定要进行相关检查,排除肺癌可能。

▌▶ 每年进行 LDCT 是否安全?

LDCT 的辐射剂量低于普通胸部 CT。标准低剂量 CT 筛查的有效剂量(ED)约 1mSv(为常规胸部 CT 检查剂量的 1/6 ~ 1/5),远低于世界平均自然本底辐射(自然本底辐射指来自大自然的辐射,约 3mSv),因此每年进行 LDCT 筛查是安全的。

▌▶ 肺癌的临床表现是什么?

肺癌的临床表现主要与肿瘤大小、类型、发展阶段、发生部位、有无转移等密切相关。肺癌早期无典型表现,可表现为咳嗽、咳痰、咯血、胸闷、气急、喘鸣、体重下降和发热等。5% ~ 15% 的患者在常规体检时发现,发现时并无任何症状。当肺癌侵犯了邻近的器官组织时,可表现为相应症状,如胸部不规则隐痛(咳嗽时加重)、痰中带血或咯血、呼吸困难、声音嘶哑等。

▐▶ 肺癌相关的检查包括哪几种方式？

与肺癌相关的检查包括以下几种方式：胸部 X 线检查、CT（平扫／增强）检查、肺功能检查、内镜（气管镜、纵隔镜）检查、ECT 检查、PET–CT 检查、MRI 检查、淋巴结切检、肺穿刺等。医师会根据患者的具体情况选择检查项目。

临床上有多种检查手段可以辅助医师诊断肺癌，但患者无须接受每种检查。目前确诊肺癌的诊断只有一个标准，就是在显微镜下找到肿瘤细胞，即病理学诊断。

▐▶ 留痰化验时需要注意些什么？

早晨用清水漱口、刷牙后，深呼吸并用力咳出气管深处的痰液置于痰杯内，注意勿将唾液混入，加盖及时送检（1～2h 内），连测 3 天。如不能及时送检，应将标本暂存于 4℃以下环境，但放置时间不可超过 24h。

▐▶ 肺功能检查时需要注意些什么？

肺功能检查是用于了解肺部功能的（如肺气肿情况或是否有慢性支气管炎等）。如果手术可能是治疗的一个选择时，肺功能检查尤为重要。为了避免任何影响肺功能的因素，获得准确的结果，在检查前及检查过程中，患者需要注意以下内容。

（1）检查前：请停止吸烟至少 24h。停止饮酒至少 4h。检查当天无须空腹，患者可以正常进食，禁止饮用可乐、浓茶、咖啡等。检查前 2h 禁止饱餐。检查前 1h 禁止做剧烈运动。检查前安静休息 15min。吸氧的患者，在情况许可的范围内建议检查前至少停止吸氧 10min。

（2）检查过程中：肺功能检查时，正确的姿势有利于取得最大程度的呼吸量。坐位、直立位均可进行。一般多取坐位，坐直挺胸不靠背，双足平放在地,头部保持自然直立或者稍微上仰,切勿低头弯腰俯身。保持嘴唇紧闭,尽量保证在检查过程中不漏气。根据医师的指示深吸气,再用力呼气。值得注意的是,肥胖者可采取直立位,这样更加利于深呼吸。每次复查时均需采用相同的体位。

▐▶ 气管镜检查时需要注意些什么?

通过支气管镜可直接窥查支气管内膜及管腔的病变情况,可以取肿瘤组织做病理检查,或吸取支气管分泌物做细胞学检查,以判定组织学类型,明确诊断,检查注意事项包括以下几点。

（1）检查前

1）如服用阿司匹林、华法林、波立维等抗凝药物,患者需停药 1 周以上方可行此项检查。

2）如需服用降压药,早上可以用少量水送服。

3）如需服用降糖药,或应用胰岛素,早上空腹需要暂停一次,防止出现低血糖,等检查后进食时再继续服用。

4）检查前应禁食 4～6h,放松精神,有活动性义齿者应取下义齿。

5）检查需由家属陪同,并携带干毛巾、心电图及肺功能报告单。

（2）检查后:检查后 2h 内,因局部麻醉药效未退,应避免进食、饮水,以免造成误吸。如果 2h 后饮水不引起呛咳才可进食。接受切检者,检查后可能有短暂、少量的血痰或咯血,属于正常现象。如有持续大量咯血、剧烈疼痛、呼吸困难、持续发热等症状,请及时与医师联系。

▐▶ 胸部 CT(平扫、强化)时需要注意些什么?

（1）胸部平扫 CT 检查的注意事项

1）如患者安装心脏起搏器,或者体内有金属物,禁止做此项检查。

2）检查前,请患者去除金属物品,如义齿、饰品、金属纽扣、内衣挂钩、拉链等。

3）检查前，患者无须空腹，无须口服造影剂。

（2）胸部强化 CT 检查的注意事项

1）如患者安装心脏起搏器，或者体内有金属物，禁止做此项检查。

2）如患者服用二甲双胍，请停药 48h 后方可进行此项检查。检查后，患者需要继续停药 48h 后方可服用二甲双胍。

3）如患者既往有甲状腺疾病，请于检查前化验甲状腺功能全项，不正常者请勿进行此项检查。

4）请避免与内镜检查、上消化道造影、PET-CT、动态心电图同天检查。

5）如患者 48h 内做过 ECT 检查，禁止做此项检查。

6）检查前，患者需空腹，检查前 4h 开始饮水，100mL/h，无须憋尿。

7）检查前，请按预约时间由家属陪同到检查室进行碘过敏试验。

8）检查前，请患者去除金属物品，如义齿、饰品、金属纽扣、内衣挂钩、拉链等。

9）检查后 30min，请患者回到检查室拔除留置针。

10）检查后，请患者大量饮水，以促进药物代谢。

▋▶ ECT 骨显像时需要注意些什么？

ECT 骨显像可以较早地发现是否存在骨转移灶，主要注意事项有以下几点。

（1）全身骨显像检查前 30min 停止饮水，患者检查前排空尿液，并摘去身上的腰带、手表、项链、钥匙等金属物品，以提高图像质量。

（2）注射药物至少 3h 后才能开始依次检查。

（3）等待期间，请远离妊娠期女性和儿童，不要乘坐公共交通工具，不要到人口密集的地方去，不要进行其他检查。

（4）等待检查期间，患者应多饮水（至少 1000mL 水），多排尿（目的是把体内多余药液排出体外）。

（5）一般注射药物后第 2 天体内无放射性残留。

▐▶ PET-CT 检查时需要注意些什么？

（1）请患者在检查前 24h 不要饮酒，避免剧烈、长时间运动，清淡饮食。检查前 6h 禁食、禁含糖饮料并禁静脉滴注葡萄糖液。

（2）如患者有糖尿病，请正常用降糖药，以免因血糖过高而影响检查时间及效果。

（3）请患者除去身上所戴金属物品和手机等。

（4）检查后请患者尽量多饮水，以利于药物代谢，检查后 10h 内请不要接触妊娠期女性或儿童。

▐▶ 肺癌手术的术前准备有哪些？

（1）术前戒烟：吸烟会刺激呼吸道分泌物增多，直接导致术后痰液增多而黏稠。同时术后由于伤口疼痛，咳痰无力，大量痰液在呼吸道积聚会导致机体缺氧，也增加了肺感染的机会，因此术前应戒烟。

（2）加强口腔卫生：手术前请及时处理口腔慢性感染和溃疡。吸烟指数超过 400 者（吸烟指数 = 吸烟年数 × 每天吸烟支数），应每天正确有效刷牙 5 次（早晚及三餐后），通过机械性刷牙，达到清除部分口腔内细菌的目的。

（3）腹式缩唇呼吸及有效咳嗽训练：术后肺处于非膨胀状态，腹式缩唇呼吸及有效咳嗽有利于手术后肺膨胀的恢复，预防肺不张等并发症的发生。同时，医师会在术后留置引流管，用来引流体内的积血和积气。腹式缩唇呼吸及有效咳嗽训练能促进积血和积气的排出，达到早日拔管的目的。

（4）皮肤准备：在保护皮肤屏障的基础上彻底清洁皮肤，是减少术后切口感染的主要措施。患者在手术前一天沐浴时使用沐浴液进行全身洗浴，重点加强手术部位皮肤的清洗。如不能进行全身洗浴的患者，应先用毛巾蘸沐浴液擦洗手术区域皮肤，再用温水擦洗干净，反复两遍。沐浴后请修剪指甲，男性患者要酌情剪发、刮胡须。

（5）饮食准备：手术前一天请患者将晚餐安排在 6 点以前，进食小米粥或面汤等半流质食物。若患者患有糖尿病，请咨询主管医师或责任护士，合理控制血糖。晚上 8 点到 12 点之间若口渴，可以适量喝水、牛奶或藕粉等流质食物。晚上 12 点之后需要禁食、禁水。手术当天早晨，患者应遵医嘱按时口服 5% 葡萄糖或生理盐水。

（6）手术当天准备：患者需做好个人准备（更换清洁病号服、摘除义齿、刮胡须、梳理头发），护士会为其检查术前指标、输入抗生素、留置导尿管等。如果有活动义齿，请取下后用清水浸泡于带盖的容器内，交给家属妥善保存。

▮▶ 术前为何要戒烟？

目前认为吸烟是肺癌的重要高危因素。烟草产生的烟雾中含有多种有害物质，如焦油、尼古丁等，对呼吸道免疫功能、肺部结构和肺功能均会造成损害。吸烟对呼吸道最大的危害是损伤纤毛，可使纤毛麻痹甚至变短，无法进行有效的运动，无法有效排出痰液。同时，吸烟还会刺激呼吸道分泌更多的黏液。随着烟草中有害物质对纤毛的损害，以及黏液的不断增加，会导致有害物质在肺部持续沉积，从而大大增加了肺部感染的风险。同时科学研究显示，吸烟者的口腔内能够明显观察到 150 多种细菌呈急速增长趋势，手术过程中，需要经口气管插管，这时口腔内的细菌有可能通过气管插管进入下呼吸道，从而增加术后肺部感染的概率。此外，吸烟对心血管系统、神经系统和伤口愈合均有影响，会增加术后各种并发症的发生，延长患者术后康复时间。吸烟量越多，吸烟时间越长，术后发生并发症的危险越高，因此术前必须戒烟。

▋▶ 术前需要戒烟多长时间？

关于戒烟时间,有研究表明,肺癌患者戒烟20min后,心率和血压会下降。戒烟12h后,血液中的尼古丁水平回归正常。戒烟5天后,大部分尼古丁代谢产物排尽,嗅觉和味觉有所改善。戒烟2~8周后,术后伤口感染及呼吸道并发症风险下降。戒烟2~12周后,血液循环得到改善,肺功能提高,纤毛开始修复,精力和免疫功能也有所提高。戒烟1~9个月后,呼吸道症状,如咳嗽、气喘、呼吸困难减少,生活质量提高。患者术前开始戒烟可以稳定肺功能,提高抗肿瘤治疗的疗效。患者术前戒烟时间越长,术后禁烟的状态就越好,常规要求患者术前绝对戒烟2周。

▋▶ 术前为什么要保持口腔卫生？

口腔是人体微生物种类最复杂、数目最多的部位之一。当微生物群落与宿主处于平衡稳态时,在外源性致病菌入侵时,可起到生理性屏障作用,关系失衡时,可诱发多种感染性疾病。更为重要的是,口腔微生物可作病灶,与全身系统性疾病关系密切。正常状态下,呼吸道为无菌状态,而咳嗽反射、下呼吸道纤毛运载系统、肺部的防御等,均可防止细菌繁殖,维持人体健康。但肺癌手术患者大部分为全麻下气管插管,此时肺部防御机制被破坏,若未能清除口腔病原菌,极易引发肺部感染。加之术后患者抵抗力进一步减弱,此时口腔内的细菌乘虚而入,滋生繁衍,经呼吸道、血液或淋巴结循环到达身体各部位,易引起肺部感染和吻合口瘘等,因此术前口腔卫生不容忽视。

▋▶ 术前如何进行呼吸功能锻炼？

(1)腹式、缩唇呼吸:一只手轻捂胸部,另一只手轻捂腹部,用鼻深吸气,吸气时使腹部尽量鼓起。然后用口呼气,呼气时口唇收拢,做吹口哨样,缓慢将气体呼出,呼气时使腹部尽量内收。吸气与呼气之比为1:2

或 1 : 3。每天 2 ~ 3 次,每次 10 ~ 15 min。

（2）咳嗽、咳痰训练:方法一,深吸气并屏住呼吸,然后用力咳嗽。咳嗽时会引起胸腔震动,将气管内的痰液排出,应避免只使喉头震动。若只使喉头震动,则仅能将咽喉部的痰咳出,对清理气管内的痰液是无效的。方法二,先进行深呼吸 5 ~ 6 次,深吸气后浅咳一下将痰咳至咽部,再迅速将痰咳出。

（3）全身锻炼:术前患者应进行心肺功能扩充训练,如爬楼梯、原地做蹲起运动和吹气锻炼（如吹气球）。这些锻炼可增加患者的肺活量和最大通气量,从而改善肺功能,利于术后肺复张。吹气锻炼时,需要强调的是,吹气不在于吹得快、吹得多,而是要尽量把气吹出。患者可术前每天练习,以身体能耐受为宜。

（4）呼吸锻炼操:在腹式、缩唇呼吸的基础上,上肢可做吸气时前伸、上举、双臂外展扩胸,呼气时双臂自然下垂训练。

▥▶ 术前饮食有哪些注意事项?

肺癌切除术对患者机体是较大的创伤,因此手术前需给予患者良好的饮食,使患者有较好的体质,以保证手术顺利进行,这也是促进患者康复的必要条件。所以,患者应在术前一段时间内采取一些具体措施增加营养。如较瘦的患者要采取高热量、高蛋白质、高维生素饮食,使患者能在短期内增加体重。对较肥胖的患者要给予高蛋白、低脂肪饮食,以储存部分蛋白质并消耗体内脂肪,因为体脂过多会影响伤口愈合。

▥▶ 深静脉血栓的形成及预防

深静脉血栓形成主要有三大原因:血管壁损伤、血液流速缓慢、血液黏稠度增高。

手术、外伤、骨折后需要卧床的患者,静脉曲张患者,感染患者,恶性肿瘤及接受肿瘤治疗（激素、化疗或放疗）的患者,高血压、高血脂、高血糖患者,长时间久坐、久站(长途旅行或长期坐在电脑前面)的人,妊娠期、产后、长期服用避孕药物、长期吸烟的人等都是静脉血栓的高危人群。

我们的血管内壁本身是很光滑的,当由外伤、骨折等原因导致血管壁损伤,加上长期卧床、病情需要制动导致血流变慢,同时应激、肿瘤、炎症反应等会引起血液黏稠度增高,血液中的很多物质会沉积到血管壁损伤部位,越积越多,形成了血栓。这就如同烧了一壶矿物质含量较多的水,并把壶静置在那里,随着时间的延长,壶底肯定有大量水垢形成一样。术后下肢深静脉血栓起病隐匿,临床症状可表现为一侧肢体突然肿胀、压痛或局部疼痛等。

手术前,患者需学会在床上进行预防血栓的下肢运动操,以便术后进行练习。

▥▶ 术后体位需要注意什么?

肺部手术后体位很重要。肺叶切除术后,若允许完全侧卧,可以面向任何一侧。若呼吸功能较差,应避免取非手术侧在下的侧卧位,以免限制肺通气。一侧全肺切除术后可取平卧位或1/4侧卧位,可在背部、臀部和腿部垫软枕。应避免过度侧卧位,以免引起纵隔移位,诱发心肺功能异常改变。应同时避免取健侧卧位,以免造成健侧肺受压,使肺部通气功能受限以及手术侧胸腔内渗液,侵及支气管残端而影响伤口愈合。

待患者病情平稳后可取半卧位,头部及上身垫高30°~ 45°,利于胸腔内渗液的引流。同时半卧位可使膈肌下降在正常位置,增加胸腔容量,有利于肺通气。

▥▶ 手术后疼痛是忍着还是镇痛?

手术后疼痛是手术后即刻发生的急性疼痛,通常持续不超过7天,是术后最难以忍受的问题之一,主要与留置引流管、伤口、手术过程中器械牵拉有关。

如果由于忍受疼痛而不敢深呼吸，不敢咳嗽、咳痰，会导致痰液难以排出，从而增加肺不张和肺部感染等并发症的风险。

如果由于忍受疼痛而不敢早期下床活动，长期卧床会增加深静脉血栓的风险。

如果由于忍受疼痛而难以入睡，会导致夜晚睡眠质量差，白天打瞌睡，精神差，无力进行呼吸功能锻炼和下床活动等，长此以往会形成恶性循环。睡眠不足会增加人体对疼痛的敏感性，也就是说对疼痛更加敏感。而身体需要在休息时自我修复，睡眠不足会影响伤口组织的愈合。

同时如果术后疼痛在开始时未得到充分控制，可能会发展为难治性慢性疼痛（持续 3 个月以上），处理起来会更加棘手，患者也会更加痛苦！

而有效镇痛可帮助患者进行深呼吸运动，帮助患者进行咳嗽、咳痰训练和术后早期下床活动，从而可减少肺不张、肺部感染和深静脉血栓的发生。有效的镇痛有利于睡眠，增强身体抵抗力，促进伤口愈合，从而促进术后康复。因此，肺部手术后不能忍痛。

▶ 手术后有哪些镇痛方式？

目前的术后镇痛方式包括以下几种。

（1）局部给药：在伤口周围或支配伤口区域的神经周围使用局部麻醉药。

（2）全身给药：包括口服药物、皮下注射药物（止痛针）以及静脉输入镇痛药物等。

（3）患者自控镇痛泵（PCA）：这是目前最常用的方式。麻醉医师会根据患者的身体情况和创伤大小配制镇痛泵。该泵可以自动持续给药，速度为 1mL/h，使用时间达 48～72h。当患者稍感疼痛时、活动前，咳嗽、咳痰前，可按下自控按钮（每次按住 5s，至少间隔 15min），就会有 1mL

镇痛药液进入体内,达到快速并且超前镇痛的作用。

(4)多模式镇痛:是指联合应用几种不同作用机制的镇痛药物,以达到药物之间作用互补,减少用药剂量,降低药物副作用,最大程度控制疼痛的方法。主要有口服、注射、输液、镇痛泵、止痛贴等多种方式。

▌▶ 应用镇痛药物有什么副作用吗?

应用镇痛药物期间,可能会出现恶心、呕吐、头晕、便秘、乏力等症状。这些副作用在停药后都能够很快消失。

▌▶ 出现这些不适症状应该怎么办?

可采用以下几种方式来缓解不适症状。

(1)少量多次饮水,以促进药物代谢。

(2)多吃蔬菜、水果,以预防便秘。

(3)遵医嘱适当应用止吐药物。

(4)合理安排休息时间。

▌▶ 应用吗啡类药物会成瘾吗,会影响伤口愈合吗?

短期使用镇痛药既不会成瘾,也不会影响伤口愈合。有研究显示,部分止痛药在减轻中枢敏感化、减少炎症因子和良好镇痛的同时可促使伤口更快、更好愈合。

▌▶ 除应用镇痛药物外,还有其他缓解疼痛的方法吗?

患者在咳嗽时可以将身体前倾,双手环抱胸部按压伤口,以减轻疼痛。还可以通过听音乐、读报纸等转移注意力的方法缓解疼痛。此外,家属给予有效的心理支持也可以缓解患者疼痛。病友间的相互鼓励也可以减轻患者术后的心理压力。

▌▌▶ 如何做才能达到有效镇痛？

要想达到有效镇痛,还需要患者及家属了解术后疼痛的相关知识,并做到密切配合,需要做到以下几点。

(1)做好心理准备:认识到肺部术后疼痛是不可避免的,而忍痛是万万不能的。做好充分的心理准备可以达到事半功倍的效果。

(2)学会正确的表达疼痛:临床上常将疼痛分为 11 个等级,可以用评分来表达,0 分为一点儿都不痛,10 分为无法忍受的疼痛。一般情况下,术后疼痛控制在 3 分以下,有轻微的疼痛,又不影响休息,即为达到了有效镇痛。

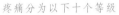

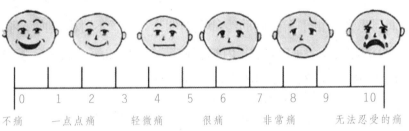

疼痛分为以下十个等级

| 0 | 1 | 2 | 3 | 4 | 5 | 6 | 7 | 8 | 9 | 10 |
| 不痛 | 一点点痛 | | 轻微痛 | | 很痛 | | 非常痛 | | 无法忍受的痛 | |

(3)及时与医师和护士沟通:如果患者感觉疼痛在 4 分以上,请将疼痛感觉及时告知医师和护士。医师会根据情况及时调整镇痛药物用量,或更换不同的镇痛药物,以达到更加有效镇痛的目的。

▌▌▶ 肺部手术后为什么应主动咳嗽？

肺部切除术后,胸腔内的渗血和渗液使肺组织不能完全复张,再加上术后长时间卧床,活动量减少,大量痰液积聚在肺内阻碍气体交换,容易造成脓胸和肺部感染等并发症,所以术后主动咳嗽非常有必要。咳嗽时取坐位或侧卧位,身体稍前倾,两侧手臂在胸前交叉平放于胸壁下部,内收稍加压(或双手环抱一个软枕),深呼吸后屏气 3 ~ 5s,再用力咳嗽,最后呼气,痰液可随气体呼出。该方法在保护伤口的同时能够有效减轻疼痛。

▮▶ 肺部手术后要拍背排痰的原因及方法

肺部手术后,气道受到创伤,或多或少会分泌黏液,也就是痰液。尤其是术前长期吸烟的患者,术后痰液会增多且黏稠,不易咳出。痰液若在肺部不及时排出,可能会造成肺不张和肺部感染等严重并发症。这时除应用化痰药物外,有效拍背可帮助震动附着在气道壁上的痰液,使痰液脱落,从而容易咳出。拍背排痰的方法如下。

(1)拍背方法:患者取坐位,身体稍前倾(无法坐位时也可取侧卧位),两侧手臂在胸前交叉放于胸壁下部。家属手呈中空状,自下向上,由外向内,由肋缘向颈部,依次重叠反复叩击(速度要快,密度要大,力度请询问患者),再重新回到肋缘部重新叩击。注意不可由上向下叩击。

(2)拍背时间:每 0.5 ~ 1h 内拍背咳痰 5 ~ 10min,每次做完雾化后必须拍背咳痰 5 ~ 10min。患者咳嗽时随时拍背。

▮▶ 术后留置引流管应注意什么?

肺癌手术后需留置胸腔闭式引流,以排出胸腔内的积液和积气,使余肺扩张。患者在带管期间,应保持床头抬高至少 30°,可取半卧位,以利于引流。在翻身活动或更换衣物时要小心,防止牵拉引流管导致脱出。在下地活动时,引流瓶的位置应低于膝盖,防止逆流,并且保持平稳,不要让引流瓶倾斜,以防止气胸的发生。注意尽量不要使引流管打折、扭曲、阻塞,以免造成引流不畅。当引流管与接口处出现脱落时,请不要自行插回,应及时通知医护人员。当引流管周围出现渗漏时,请及时通知医护人员。

▌▶ 手术后如何进行呼吸功能锻炼？

术后进行呼吸功能锻炼的目的是促进余肺复张，排出痰液，防止肺不张和肺感染。具体方法包括腹式缩唇呼吸(同术前)、有效咳嗽训练(同术前)和呼吸锻炼操(同术前)。

▌▶ 手术后如何进行肢体功能锻炼？

手术回到病房6h后，患者完全清醒，生命体征平稳后，可开始在护士的指导下进行床上活动，包括手部握拳、肘部屈伸、双下肢踝泵运动、旋转脚踝、股四头肌运动、髋膝运动和直腿抬高运动等，每2~3h一次，每次5~10min。次日晨用手术侧的手刷牙、洗脸、梳头，就餐时用手术侧的手持杯碗，根据患者的情况而定，循序渐进地增加运动量。

▌▶ 术后如何下床活动？

术后早期下床活动是促进肺康复和预防深静脉血栓的有力措施。手术后，患者身体较为虚弱，应用麻醉药物及镇痛药物可能会引起头晕。手术应激、卧床期间活动量少导致血液呈现高凝状态，可能会出现深静脉血栓。种种原因，导致患者突然间下床或活动过猛，可能会出现晕倒和血栓脱落等问题，因此，初次下床活动一定要经主管医师同意，由护士指导并协助患者下床活动，不要自行下地。下床活动要根据患者的耐受能力适当进行，以不劳累、不心慌、不气喘为度，时间不宜过长，循序渐进增加活动量，如感觉不适，应立即卧床休息，并通知责任护士或主管医师。

初次下床活动需分5步走：第一步，将两腿垂于床边前后摆动；第二步，两腿着地站于床边做踩踏动作；第三步，手扶床档在床边活动；第四步，自行站立，围绕床边活动；第五步，室内活动，可以如厕。

▮▶ 手术后如何缓解肩部酸痛感？

缓解肩部酸痛感的主要方法就是循序渐进地进行肩功能锻炼，主要包括上肢上举与外展锻炼。卧床期间进行肩关节向前、向后旋转锻炼，上举术侧手臂，可循序渐进。下床活动后，可进行爬墙锻炼，臂外展平伸于体侧，站立于与墙一臂距离处，手指沿墙上爬，保持手臂伸直并同时随手指上移，脚向墙移动，手指继续上爬高过头，身体靠墙后手指按相反方向缓慢下爬，直至身体回到原位。

▮▶ 手术后出现恶心、呕吐的原因及处理办法

恶心、呕吐是手术过程中应用麻醉药物及镇痛药物后的常见不良反应，主要发生于手术后 6～24h。女性、非吸烟、曾有术后恶心和呕吐反应或晕动病史（即晕车、晕船、晕机等）的患者发生率高。

患者出现恶心、呕吐后，应放松情绪，深呼吸，及时漱口，少量多次饮水，以促进体内麻醉药物或镇痛药物的代谢，必要时护士会遵医嘱给予止吐药物。

若患者进食后出现呕吐，陪同人员应立刻为患者调整为坐位，轻拍患者背部帮助患者吐出食物。如果患者不能坐起，那么应协助患者把头偏向一侧，避免发生误吸，并及时告知医护人员进行相应处理。

▮▶ 术后饮食应注意什么？

患者手术当日全麻后 6h 内应禁食、禁水，以防止呛咳引起吸入性肺炎。术后 6h 患者意识恢复，无恶心、呕吐等不适，可少量饮水。术后第一天进流质、半流质食物，如小米粥、鸡蛋羹和面汤等，之后根据患者情况，逐渐过渡到正常饮食。糖尿病患者需根据医嘱进食，合理控制血糖。

食物应尽量做到多样化，多补充富含优质蛋白的食物，如酱牛肉、鸡胸肉、鱼、虾、鸡蛋、豆腐等。多吃富含维生素、清淡、易消化的食物及

新鲜水果、蔬菜,以保证营养平衡,促进伤口愈合,预防便秘。需要注意的是,手术后不能一味进补,进补高脂类食物会明显增加患者胸腔引流量,甚至会延误患者拔管出院。

如无特殊情况,从术后第一天开始,患者应多饮水,每天饮水1500～2000mL可帮助稀释痰液,利于咳痰,有利于加快血液循环,预防深静脉血栓,还有利于加快麻醉药物代谢,减轻恶心和呕吐等不良反应。

▮▶ 术后便秘怎么办?

术后卧床导致活动减少,麻醉及镇痛药物致使肠蠕动缓慢,因此,患者术后容易发生便秘。便秘可引起食欲减退、腹胀、呕吐和营养失调现象,不利于伤口愈合,同时用力排便过程可加重伤口疼痛,增加患肺栓塞的风险。因此,术后应预防便秘。

(1)应尽早进行床上排气操,促进患者胃肠道功能恢复。具体为5节,第1节脚腕活动:绷足,趾尖及踝部向内外旋转,反复20次。第2节双腿摇摆:患者平卧,取屈膝位,双腿在床上左右摇摆,并带动髋关节活动,反复20次。第3节缩肛运动:患者平卧位深呼吸,带动肛门括约肌收缩,然后缓慢呼吸,反复20次。第4节双腿屈伸:患者平卧,双腿交替做踏车运动,反复20次。第5节弓背运动:患者平卧屈膝,双手扶托腰部做抬起放下运动,反复20次。

(2)每天至少饮水1500mL。

(3)宜食用高纤维食物,如糙米、玉米、麦麸等粗加工的谷类,菠菜、油菜、白菜、马铃薯、萝卜、西红柿、黄瓜等新鲜蔬菜,苹果、火龙果、梨、桃、杏、枣、柑、橙、香蕉、山楂、杨梅、李子、葡萄、西瓜、无花果等水果。

(4)尽量减少牛奶和豆类等易产气食物的摄取,患者进食时宜细嚼慢吞,避免吞咽过快致较多空气进入胃肠道引起腹胀。

(5)每日就餐30min后,以大小鱼际部位按摩胃肠部,顺结肠走行方向做环形按摩,促进肠蠕动。

（6）必要时可口服乳果糖、番泻叶，应用开塞露等药物辅助通便治疗。

▶▶ 术后出现下胸壁麻木或有沉重感是正常的吗？

肺部手术后患者出现下胸壁麻木或有沉重感，这是暂时的。经过半年，该症状大多会消失。术侧胸壁发紧、有压缩感是切口愈合、瘢痕挛缩的结果，无须特殊处理。

▶▶ 手术后如何预防深静脉血栓？

手术后 1～2 天卧床期间是深静脉血栓的最高发时期，因此在麻醉清醒后，患者就应该开始做下肢运动操。早期运动有助于促进下肢静脉血流通畅，从而预防血栓的发生。具体方法与术前相同。根据患者自身体力，每天可以练习 3～5 组，每组 10～15 次。

在术后卧床期间，应提供间歇性充气压力泵治疗，通过连接于气压泵的捆绑于双下肢（或者双足）的气囊反复充气、放气，从而由远心端到近心端对肢体进行均匀有序的挤压，加速静脉及淋巴回流，从而改善微循环，有助于预防血栓的形成。

严重的主动脉瓣关闭不全、主动脉瘤及夹层动脉瘤、出血性疾病、各种心瓣膜病、先天心脏病或有心脏功能不全倾向、肢体有血栓性静脉炎或感染病灶患者以及严重的高血压患者（收缩压≥180 mmHg 或舒张压≥110 mmHg）（1 mmHg≈0.133 kPa），待药物治疗稳定后，方可进行间歇性充气压力泵治疗。

患者还可以应用逐级递减弹力袜，袜子的压力由足部向上逐渐递减，具有一定的压力梯度，利于促进静脉回流，从而预防血栓的形成。弹力袜因其压力梯度的不同分为各种型号，请一定在医师的指导下应用。同时，主管医师也会根据患者的具体情况应用注射或口服抗凝药物，请患者一定在医师指导下应用。

此外,还需要注意以下几点。

(1)请尽量不要在床上盘腿坐、跷二郎腿,以防血液在下肢积聚,影响血液回流。

(2)手术后,请家属一定不要给患者按摩胳膊或腿部,以防静脉壁上的小栓子脱落,随血液流动而堵塞至肺部、脑部和心脏等部位的血管,造成肺栓塞、脑梗死和心肌梗死等危及生命的并发症。

(3)卧床期间,患者在床上大小便时,请一定避免"跪、蹲"的方式。术后可以下床活动的患者在如厕时,也要避免双下肢用力,这同样可能会造成上述问题。

(4)早期下床活动是促进血液循环,预防静脉血栓的有力措施。

(5)多次少量饮水,每天1500~2000mL,可帮助稀释血液,促进血液循环。

(6)每天可以用温水泡脚,促进下肢血液回流,请注意避免烫伤!这里需要注意的是,如果患者有静脉曲张或已经有腿肿、疼痛等血栓表现,请禁止泡脚,以免引起血栓脱落。

▮▶ 出院后多长时间复查?一般复查哪些项目?

患者出院后还应定期复查,一般根据医嘱,在出院后的1个月、3个月、6个月分别复查1次,之后每3个月或半年复查1次,5年后每年复查1次,其间如有异常应及时来院检查。

一般复查项目主要有验血(肿瘤标志物)、胸部CT和上腹B超,其他项目遵医嘱。

▮▶ 出院后可能会出现哪些症状?

无论是开胸手术还是微创肺部手术,出院后或多或少会有一些不适症状,包括慢性疼痛、慢性咳嗽、胸闷气短、便秘、手术侧肩膀和手臂酸痛,以及深静脉血栓等,需要一定的时间恢复。清楚地认识这些症状可帮助减少不必要的焦虑和紧张情绪，从而正确地对待和处理这些不适症状。

▮▶ 出院后有慢性疼痛和慢性咳嗽怎么办？

肺部术后疼痛主要不是伤口肌肉的疼痛，而是肋间神经感觉异常导致的疼痛。疼痛可从手术侧背部延伸到胸前，部分患者穿衣服时衣物摩擦胸部皮肤或乳头也会有刺痛感或麻木感。部分患者的疼痛可能会长期存在，持续数月甚至数年，但会慢慢缓解。

出院前，医师会根据患者情况开具镇痛药。患者应保证按时服用，切忌疼痛时用药，不痛时不用药。服用镇痛药期间可能会出现恶心、呕吐、头晕、便秘等不良反应，多数患者均可耐受。若疼痛难忍，或出现难以耐受的不良反应时，请及时联系主管医师或到疼痛门诊就诊。

术后咳嗽多是由于手术改变了原来的气道结构，切除的肺叶会残留一个断端，这个断端在吸入或呼出气体时受到刺激，每一次气流冲击都会反射到大脑的咳嗽中枢，导致无法克制的咳嗽。咳嗽一般在术后5～7天才出现，并且逐渐加重，主要与不同的体位（站姿、坐姿、转身等）或刺激性气味有关，如吸入冷空气或说话多、说话急时，会发生嗓子"痒"的情况，进而出现无法克制的咳嗽，多为干咳，无痰或白痰。

因此在日常生活中需要避免吸入刺激性气体，如抽烟或二手烟产生的烟雾、炒菜油烟、花粉、香水等。天气寒冷时应戴棉质口罩，降低冷空气对气道的刺激。注意用嗓，减少说话引起的刺激性咳嗽等。若咳嗽严重，可服用含有川贝、枇杷的中药，以降低肺支气管的敏感性，同时搭配使用其他药物，如止咳糖浆、可待因片和鲜竹沥液等。需要注意的是以上药物不建议长期服用，并且一定要到正规医院就诊开药。若咳嗽频繁且严重影响睡眠，请及时就医！

▐▶ 出院后胸闷气短怎么办？

肺部手术后，剩余的肺组织需要一定的时间，通过锻炼逐渐膨胀，恢复到手术前的肺功能。在恢复到手术前的肺功能前，患者会有胸闷气短的感觉。

那么如何缓解胸闷气短的症状呢？首先必须绝对戒烟，并且远离二手烟。同时在手术后应尽早开始并长期坚持进行肺功能锻炼，如腹式缩唇呼吸（每天 2～3 次，每次 10～15 组）、快步走、打太极拳等。这些锻炼可显著改善患者长期的肺功能，具体锻炼方法同术前。需要注意的是，一定要根据患者的体力逐渐增加活动量，若有头晕、心慌、腿部无力等不适，请立即停止，并酌情减量。

▐▶ 出院后手术侧肩膀和手臂酸痛怎么办？

肺部手术本身不会损伤手臂和肩膀，但患者在手术时，需要侧卧位固定在手术床上，术侧手臂固定在手架上，会产生疲劳感。因此，术后要主动做举起术侧手臂的动作，促进患侧肢体功能恢复。如果长期不活动，会导致这侧肩膀和手臂活动受限，甚至有发生肩周炎的可能。因此，请半年内坚持手术侧肢体功能锻炼，每天坚持上举、外展、爬墙、举起术侧上肢去触摸对侧耳朵的锻炼，具体方法同术后。

▐▶ 居家活动的注意事项有哪些？

切口可拆线指切口初步愈合，可进行轻度活动，如步行等不影响切口的活动，但仍不能进行大幅度和激烈的运动，避免导致切口裂开。术后 3～6 个月内应注意休息，适当进行一些轻体力活动，以不感到疲劳为宜，如散步、打太极拳等。

▐▶ 出院后伤口如何护理？

一般出院后 10~14 天拆线,刚拆线的切口仍有针眼,查看伤口时请注意手的清洁。拆线 24h 后即可移除敷料并淋浴,洗完后擦干皮肤。切口愈合部位的皮肤娇嫩,对阳光较敏感,建议术后 3 个月内注意切口皮肤的防晒,同时勿在切口皮肤使用护肤品,避免感染或过敏。

在切口正常的愈合过程中,皮肤会出现轻微的发红、肿胀、瘙痒、不适和少量渗液等。一开始会感觉切口附近的皮肤变得稍硬, 随后 2～6 个月内,皮肤肿胀和不适感会逐渐消退,瘢痕也会变软并融入周围组织中。若切口附近出现明显的疼痛、发红,出血、渗液明显增多,有瘀斑,体温超过 38℃,请及时就医!

▐▶ 出院后饮食应注意什么？

经手术治疗出院后,患者在饮食方面与手术前基本相同。应及时加强营养,做到搭配合理,平衡饮食,注意粗细搭配,多吃新鲜水果和蔬菜,少食辛辣、刺激性及烟、熏、烤、炸等食物。

主食可选用易消化的米、面等制品。肉食宜选用能增强抵抗力、含优质蛋白的食物,如猪肉、鱼肉、牛肉、牡蛎、鹅肉、乌鸡等。蔬菜可选用萝卜、冬瓜、丝瓜、黄瓜、苦瓜、莴苣、芥菜、茄子、藕、菠菜等。水果宜选用梨(润肺、止咳、化痰)、银杏(敛肺、定喘)等。还宜食海带、柿饼(润肺)、甘蔗(甘蔗汁可润燥、止咳)、百合(镇静、止咳)。忌摄入过多的食盐,过多的食盐(钠盐)会抑制免疫系统。

▐▶ 如何预防和应对便秘？

(1)导致排便冲动的排便反射往往持续数分钟后消失,数小时内不再出现。未排出的大便会变硬,难以排出,因此应注意及时排便。

(2)肠蠕动在饭后 15min 是最强的,因此可设置固定时间排便,饭后 30min 左右是如厕的最佳时间。

（3）排便时在马桶前放置脚凳，身体前倾，该体位可有效促进排便。

（4）多摄入谷类、水果、蔬菜、豆类和坚果。

（5）保证每天液体摄入量在 2000mL（如：500mL 一瓶的矿泉水，每天需要 4 瓶）。

（6）必要时，可服用乳果糖或使用开塞露辅助通便。

▮▶ 哪种情况下需要及时就医？

（1）体温超过 38.5℃。

（2）切口附近出现明显的疼痛、发红、瘀斑，或出血、渗液明显增多。

（3）气促、憋气明显。

（4）咳大量黄色黏痰或咯血。

（5）进食困难或梗阻。

（6）其他持续存在的引起担忧的症状。

▮▶ 术后在外就医有什么需要注意的问题？

进行肺叶切除术的患者出院后，如在外院输液，应提醒相关医务人员有肺叶切除术病史，注意输液速度要 < 60 滴／分。左全肺切除患者输液速度要 < 30 滴／分，右全肺切除患者输液速度要 < 20 滴／分。

▮▶ 出院后能坐飞机吗？

医师建议患者在术后 6 周内不要驾车和乘坐飞机。在患者驾车前，身体状况必须恢复到能耐受紧急停车的冲击。

需要注意的是，因手术创伤较大，术后还会辅以放疗或化疗。术后放、化疗一般于术后 3～4 周开始，可能会带来胃肠反应、免疫力下降等副作用。待这些治疗结束后，再修养 2～3 个月，患者可视体质情况逐步恢复工作，一般可以胜任较重体力劳动以外的任何工作。此时，再对身体状况进行综合评估,评估是否耐受驾车、乘坐飞机等事务。

▮▶ **肺癌会遗传吗?**

肺癌的发生是非常缓慢,也是非常复杂的过程。肺癌的发生有多种因素,主要是自体因素和周围环境因素相互作用,整个发生发展的过程又会受到多种因素的调控。因此肺癌不能说是遗传病,只能说具有部分遗传倾向。如果家族内有某位亲人或直系亲属患癌症,应及早预防,避免不良的生活习惯,以达到防治肺癌的目的。

▮▶ **如何发现肺癌转移?**

为进一步确定肺癌是否转移时,可以辅助全身 CT 检查进行综合评估,来精准判断肺癌的转移情况。肺癌转移常见为淋巴结转移、肺内转移和肺外其他器官转移,所以确诊肺癌后,临床医师要对患者进行全身检查,以了解是否发生上述转移。一般来说,肺部增强 CT 检查能很好地判断是否存在肺内转移、肺门或纵隔淋巴结转移、胸膜转移和心包转移。腹部彩超有助于发现一些腹部脏器的转移,如肝转移和肾上腺转移等。头颅薄层 MRI 平扫加增强检查有助于发现颅内转移灶。全身核素扫描可以发现肺癌的骨转移。

(1)脑部转移:如发现有剧烈头痛、呕吐,且出现与饮食无关的喷射状呕吐、意识障碍或走路不稳等症状时,常怀疑是肺癌发生了脑转移,有时也有偏瘫、谵妄、复视等症状。若有上述现象,应高度重视,及时做颅脑检查,及早诊断,及早治疗。

(2)骨转移:骨也是肺癌最常见的转移部位。骨转移中最常见的是肋骨转移,尤以同侧肋骨转移多见,也可见于椎骨、颅骨、骶骨、锁骨和肩胛骨。骨转移的表现为局部压痛明显,常出现于骨折破坏前 1 ~ 2 个月,后期患者常出现无法耐受的局部剧烈的顽固性疼痛。

(3)胸膜转移:发生胸膜转移的患者多有血性胸腔积液。胸腔积液积聚于胸膜腔,使患者出现呼吸困难等症状。进行胸腔穿刺后可缓解症状,多数患者能在胸腔积液中检查到癌细胞。

（4）肝转移:如果患者出现食欲缺乏、恶心、消瘦、肝区疼痛,甚至有患者出现全身发黄等症状,体格检查可发现肝脏在短期内进行性增大、质地坚硬、可触及结节等,应视为肺癌肝转移,如全身情况尚可,可考虑进行放射治疗。

（5）全身转移:晚期肺癌患者常发生心包侵犯和膈神经麻痹,甚至出现上腔静脉综合征。有时,喉返神经也会被侵犯和压迫,继而产生声音嘶哑等症状,给患者带来极大的痛苦,应予以对症治疗。

第十三章

食管癌

▮▶ 什么是食管癌？

食管癌是发生于食管黏膜上皮细胞的一类恶性肿瘤，也是威胁我国居民健康的主要恶性肿瘤。

▮▶ 哪些人容易患食管癌？

生活在食管癌高发区，年龄在 40 岁以上，有直系亲属患食管癌或有消化道恶性肿瘤病史或其他恶性肿瘤病史，有食管癌的癌前疾病或癌前病变者，这类人群容易患食管癌。

▮▶ 食管癌的发病因素有哪些？

食管癌的发病因素有：①重度饮酒和吸烟。②不良饮食习惯，如腌制品摄入过多、喜食烫食、新鲜水果及蔬菜摄入过少、食物粗糙、高盐饮食和快食等。③硒、锌、铜、铁、钙等微量元素摄入不足。④生物学致癌因素（人乳头状瘤病毒中的 6 型、16 型、18 型）。⑤化学致癌因素（亚硝胺类化合物）。⑥不良心理状态。⑦遗传因素。⑧某些疾病影响（食管黏膜过短症、慢性食管炎、食管腐蚀性疾病等）。

▮▶ 食管癌的临床表现有哪些？

（1）早期症状一般不明显，常表现为反复吞咽食物时有异物感或哽噎感，胸骨后感觉闷胀不适或疼痛烧灼。

（2）一旦上述症状持续出现或吞咽食物有明显的吞咽哽噎感或困难时，往往提示食管癌已为中晚期。

（3）当患者出现胸痛、咳嗽、发热等，应考虑有食管穿孔的可能。

（4）当患者出现声音嘶哑、吞咽梗阻、明显消瘦、锁骨上淋巴结肿大或呼吸困难时，常提示为食管癌晚期。

▌▶ 如何预防食管癌?

食管癌的预防措施主要包括避免一些高危因素,如减少和避免亚硝胺类物质的摄入、避免食用发霉食物、不吸烟、少饮酒,补充营养、维生素及微量元素。另外对高发区高危人群进行食管癌筛查可以早期发现食管癌或癌前病变,起到早诊、早治和预防的作用,改善食管癌患者的生存质量并提高治疗效果。

▌▶ 食管癌的筛查项目有哪些?

(1)内镜检查:最可靠、最准确的方法,普查率较高,可获得病理诊断。

(2)食管黏膜染色:将各种染料散布或喷洒在食管黏膜表面后,使病灶与正常黏膜在颜色上形成鲜明对比,更清晰地显示病灶范围,并指导指示性活检,以提高早期食管癌诊出率。常用染料有碘液、甲苯胺蓝等,可单一染色,也可联合使用。特别注意对碘过敏及甲状腺功能亢进的患者不能使用碘染色。

(3)食管钡餐造影:中晚期食管癌的典型表现为食管管腔狭窄和病变段食管僵硬等。

▌▶ 哪些人群需要定期做胃镜检查?

直系亲属中有食管癌患者;来自食管癌高发区者;曾患有头颈部肿瘤者;食管癌手术后患者;有不良生活习惯,如长期吸烟、长期大量饮酒者;胃镜检查发现有食管轻度或中度不典型增生者。

▌▶ 食管癌检查与诊断包括哪几种方式?

食管癌检查与诊断的方式包括内镜(胃镜)检查、食管钡餐造影检查和胸部 CT(普通 / 增强)检查等。医师会根据患者的具体情况选择检查项目。

▶ 内镜检查的注意事项有哪些?

检查前一天进易消化食物,检查前应禁食≥6h,禁水>2h,有梗阻或不全梗阻症状的患者应延长禁食、禁水时间。有活动义齿者提前取下义齿。检查中患者取左侧卧位,下肢微曲。检查后2h可以喝一口水,如无呛咳可进软食。进行活组织检查后宜食用较凉流质食物,4h后进半流质食物。

▶ 食管钡餐造影检查的注意事项有哪些?

(1)检查前须禁食、禁水12h,并于检查前一天禁止服用能在胃肠道内显影或改变胃肠功能的药物(如铋、磷、钙、碘等)。

(2)备齐检查用物,如温开水、钡剂等。

(3)检查当天不要穿有金属的衣物,年迈体弱及语言不通者可留家属陪伴,以便取得更好的配合。

(4)检查结束后多饮水,食用高热量、高蛋白、高维生素、低脂食物并多吃蔬菜,以便于钡剂的排泄。

▶ 食管癌的治疗方法有哪些?

对于食管癌的治疗,主要依据食管癌的分期早晚给予不同的治疗方法。早期位于黏膜层内的肿瘤主要应用内镜下黏膜切除或黏膜剥离术治疗,而对于超出黏膜层侵及黏膜下层的早中期食管癌主要选择外科手术治疗,术后必要时可给予辅助化疗或放疗。对于中晚期食管癌,主要采用以手术为主的综合治疗。医师会根据患者的具体情况,为患者提供个体化治疗建议。

❚▶ 术前准备有哪些？

（1）患者必须提前戒烟、戒酒，根据护士指导掌握有效咳嗽、咳痰的方法，还可进行雾化吸入、氧气吸入、爬楼梯、吹气球等清理呼吸道、改善肺功能的活动。

（2）皮肤准备：术前患者应洗澡，尤其要清洁手术区域皮肤。

（3）饮食注意事项：术前一天午餐常规进餐，食用易消化食物，晚餐进流质食物，临近手术前禁食、禁水。

（4）肠道准备：术前一天按照医务人员指导口服甘露醇或使用甘油栓助便等方法清洁肠道。

（5）护士会遵医嘱为患者做药物过敏试验及取血做相应检测分析。

❚▶ 术后饮食的注意事项有哪些？

食管癌术后，患者须暂时禁食、禁水。在此期间，护士会给患者静脉补充营养及经鼻胃肠营养管/空肠造瘘管补充肠内营养。之后，由少量饮水开始，逐渐过渡到流质、半流质食物，少食多餐，每天 4 ~ 6 顿，切忌大量进食。

❚▶ 术后怎样进行锻炼？

术后顺利恢复依赖于患者的配合，建议早期下床活动，有助于胃肠蠕动的恢复，并可预防深静脉血栓形成，减少急性肺栓塞的发生。

做好深呼吸并主动咳嗽、排痰，有助于减少呼吸系统并发症的发生。对于颈部有吻合口的患者，咳嗽时用手掌按压颈部伤口，可以减轻咳嗽对吻合口造成的影响。

食管癌手术后的恢复过程可能较长，患者应树立信心，积极治疗。

▮▶ 术后吞咽困难怎么办？如何处理？

术后短期内吞咽困难属于正常现象，这是由术后吻合口水肿造成的食管狭窄所致。如果三个月内吞咽困难未缓解，建议进行内镜检查，酌情进行食管扩张术。

▮▶ 食管支架置入术术前和术后注意事项

术前须禁烟以减少呼吸道分泌物的产生。术日晨应禁食、禁水 4h 并避免吞咽唾液，以防液体进入食管，误入气道引起窒息和吸入性肺炎。取下活动的义齿，以免食管支架置入过程中义齿脱落而误入食管或气管。为减少呼吸道分泌物的产生，术前医师会开具相应的药物。

术后须禁食、禁水 4h 以上，以免引起误吸。可进食后，开始进少量流质食物，若无呛咳，酌情从流质食物过渡到半流质食物、软食或半固体食物。要少食多餐，进食时应细嚼慢咽。餐后喝 50 ~ 100mL 温开水，以冲洗食管中的食物残渣。宜进温热食品，因为支架在体温下膨胀，若喝冷饮，支架有可能会在食管中收缩、移位、滑脱，直接影响支架效果。需保证口腔清洁，注意饮食卫生。食管支架置入术后 10 ~ 14 天，食管黏膜会覆盖到支架表面，使支架固定。

▮▶ 食管支架置入术术后常见并发症有什么？如何应对？

(1)胸骨后烧灼样疼痛：主要是支架膨胀引起的局部黏膜炎性水肿，或支架刺激使食管蠕动亢进甚至痉挛所致。疼痛程度轻重不一，症状轻者 1 周后多可自行缓解，疼痛较重者需配合使用止痛药。

(2)食管出血或穿孔：主要是支架两端膨胀张力增大，压迫食管后局部缺血、坏死、溃疡所致，表现为呕血或口腔分泌物带血。此时须立即禁食、禁水，并通知医务人员，采取相关应对措施。

▶ 若不能做食管癌切除术，什么情况下可以做根治性放化疗？

对食管癌的治疗应在疾病分期后由外科、放射治疗科、化疗科和内镜科等多学科联合讨论会诊后，为患者提出个体化综合治疗方案。如果疾病所处分期不适宜手术治疗，或患者心肺功能差或不愿手术者，可选择根治性放化疗。治疗后，大部分患者进食状况可获得改善，生存期得以延长。

▶ 放疗后咳嗽、咳痰、憋气、发热怎么办？

出现这些症状，一是可能发生了放射性肺炎，应及时就医检查，若确诊，则应进行抗炎输液联合激素治疗。二是可能发生了气管食管瘘或食管纵隔瘘，导致食物进入气管或纵隔而引起相关症状，若确诊，须禁食、禁水，接受抗感染等治疗。

▶ 术后什么时候开始复查？间隔多长时间复查？

建议患者在术后1个月时做第1次复查。术后6个月内，每月复查1次；之后至术后1年，每3个月复查1次。术后第2~3年，每6个月复查1次，此后每年复查1~2次。出现特殊症状或不适，应及时就诊。

▶ 术后复查要做哪些检查项目？

（1）食管造影：主要观察食管–胃吻合口是否狭窄、钡剂通过是否顺畅、食管和胃是否有异常改变等。

（2）胸部CT检查：主要观察有无肿大淋巴结、吻合口局部食管壁是否增厚、肝和肾上腺是否有转移等。

（3）B超检查：主要检查肝、胆、胰、脾、肾、肾上腺有无异常，腹腔、颈部、双侧锁骨上区有无肿大淋巴结。

（4）血液化验：主要有血常规、肿瘤标志物、生化等检查，以了解身体营养以及肝肾等主要脏器功能状况。

（5）必要时还要进行胃镜、ECT、MRI 等检查。

▶ 复查时一定要做胃镜检查吗？

术后复查并不需要每次都做胃镜检查，但如果有以下情况，则有必要进行胃镜检查：术后新出现有进食不适或进食困难症状，可能是由于吻合口出现异常情况；复查时上消化道造影检查发现吻合口局部黏膜有异常情况，同时 CT 检查发现吻合口局部管壁增厚。

胃镜检查发现异常时可做活组织检查，通过活组织检查，明确异常部位病变的性质并做出诊断，使患者能够及时接受有针对性的治疗。

▶ 出院后提示患者及时就医的情况有哪些？

食管癌手术后最应关注进食情况，如进食是否顺利，有无梗阻、反流等，也应注意身体其他的不适感觉。如果出现异常的咳嗽、咳痰，且服用抗感冒药物、止咳药无效，或突然出现声音嘶哑，进食、饮水时呛咳等症状，应引起重视，也许会有增大的淋巴结压迫气管、支气管或神经的可能，患者应及时去医院做相应检查，以便及早发现异常，尽快诊治。

▶ 居家饮食的注意事项有哪些？

（1）食管癌手术后不能随意进食，但也不能只进流质食物。饮食要遵循"少食多餐、细嚼慢咽"的八字方针，注意营养均衡，忌食生、冷、硬及刺激性过强的食物。

（2）部分患者术后会有胃内容物反流的问题，为避免反流造成吸入性肺炎，建议患者进食后 1～2 h 再睡觉，须斜坡卧位睡觉。

（3）化疗导致的恶心、呕吐、食欲下降等不良反应在食管癌手术患者中尤其明显，因此化疗时务必注意营养支持。如果进食哽噎或食欲较差,可口服营养液或营养粉,或放置营养管进行营养支持。如果不能进食或进食极少,需要到医院内通过静脉供给营养物质。

▌▶ 空肠造瘘管应如何维护和使用?

食管手术后,患者常需携带空肠造瘘管回家,这是由于患者尚未恢复到正常饮食,每天经口摄入的营养还未能达到患者所需,因此仍需使用空肠造瘘管注入肠内营养液补充所需营养和能量。在家中经导管注入营养液,注意事项如下。

(1)输注营养液前后请用注射器抽一定量的温开水冲管,尤其是输注结束时,需要用较多的水以脉冲式方法冲管。

(2)根据医嘱,每天定量以注射器推注或输注器输注营养液,速度应匀速缓慢, 温度保持在38~40℃。肠内营养液开启后24h内如未使用,应直接丢弃。

(3)如推注自制营养液,请务必过滤,保证无残渣,以免堵塞导管。另外食物应新鲜,不可使用变质、腐坏的食物,以免造成腹泻。

(4)使用后的注射器及容器等用清水冲洗干净。

(5)患者居家输注营养液期间如感觉腹胀、腹痛或腹泻,请酌情减慢输注速度或减少推注量,检查输注的营养液是否过凉。如果未见缓解或情况加重,请立即停止输注,酌情就医。

(6)导管周围皮肤不可沾水,如需洗澡,请用干净纱布及干毛巾覆盖,并缠上保鲜膜,再进行淋浴,沐浴后检查纱布有无潮湿。若导管周围缝线脱落或管口有异常分泌物流出,请先固定好,然后来院就医。

▌▶ 术后去看中医,不做放、化疗行吗?

术后的下一步治疗方案取决于患者的术后病理结果以及患者的个人身体状况, 主管医师会与患者和患者家属共同制订接下来的治疗方案。中医药治疗有助于改善手术后并发症,减轻放、化疗的不良反应,可作为食管癌治疗的重要辅助手段,但不意味着可以代替放、化疗。

▮▶ 放疗能解决进食困难的问题吗?

对于大多数患者来说,放疗能使肿瘤明显缩小或完全消退,能够在一定程度上缓解进食困难的问题,使患者恢复半流质、软食甚至是正常饮食。但也有少数患者对放疗不敏感或治疗后出现食管瘘和食管穿孔等病症,进食状况无法得到改善,仍然需要靠营养管或静脉输液补充营养。

▮▶ 胃管让人很难受,它有什么作用?

胃管经过鼻腔、咽部进入食管,然后通过吻合口留置于胃内。在手术后的一段时间内,患者的胃肠由于麻醉和手术创伤而不再像正常胃肠一样收缩蠕动,胃酸就会积聚在胃内。胃酸有很强的消化腐蚀作用,会对吻合口的愈合产生不利影响。留置胃管、抽吸胃液的目的就是将这种不利影响降低。

▮▶ 睡觉时为什么会有食物和酸水反上来?

正常人食管和胃的连接处有一个生理结构——贲门,它就好像一个单向阀门,一般情况下,胃内的食物和胃酸不会反流进食管。但手术后,这个结构被破坏了,新的食管-胃吻合口失去了贲门的作用,就会出现反流。因此,进食后 2h 内不要平卧,临睡前 1~2h 内尽可能避免进食,睡眠时保持上半身抬高,使头颈部高于胸部,如果还是有明显症状,请及时就医。

▮▶ 机器人手术和胸、腹腔镜手术比一般手术有什么优点?

机器人手术和胸、腹腔镜手术属于微创手术,通过开孔打眼的方式进行,再配合局部小切口完成,手术切口较一般传统手术切口短,术后患者普遍恢复较快,疼痛感降低。但手术方式的选择要结合患者的实际病情,参考医师的建议。

▶ 三切口手术后为什么会出现声音嘶哑和饮水呛咳?

喉返神经周围也是食管癌非常容易转移的部位,医师在清扫喉返神经旁的淋巴结时,难以避免会造成不同程度的神经损伤。双侧喉返神经是控制声带的开关,因此手术后可能会出现声音嘶哑和饮水呛咳症状。这些症状一般出现在术后 6 个月内,随着声音逐渐恢复,饮水呛咳的问题也会逐渐好转。在此之前,水分的摄入可以依赖半流质食物或经营养管注入。也可以尝试小口低头饮水,务必在吞咽流质食物时集中精神。

第十四章◀‖

胃　癌

▮▶ 胃癌的概念及发病因素

胃癌是常见的消化系统肿瘤之一。在各种不良因素的刺激下,个别胃黏膜细胞变成癌细胞,癌细胞分裂增殖失控后长成恶性肿瘤,这就是胃癌。我们这里介绍的胃癌仅指来源于胃黏膜上皮组织的恶性肿瘤,不包括其他类型的胃部肿瘤,如胃淋巴瘤、胃间质瘤和神经内分泌肿瘤等。

胃癌的确切病因还不明确,目前认为胃癌是一个多因素、多步骤、多阶段的发生过程。其可能的危险因素包括以下几点。

(1)吸烟:吸烟者胃癌的发病率较不吸烟者高。

(2)不良的饮食习惯:如高盐饮食,酗酒,常吃腌制、霉变、烘、烤、煎、炸食品,以及进食速度过快等。

(3)癌前病变:如胃息肉、慢性萎缩性胃炎、胃溃疡及胃部分切除后的残胃,癌变率可高达 10% ~ 20%。

(4)幽门螺杆菌感染:幽门螺杆菌感染者多数可无症状或临床表现,但 15% ~ 20%可发展为消化性溃疡,1%可发展为胃恶性肿瘤。

(5)家族史:胃癌患者家属中胃癌的发病率比正常人群高 2 ~ 3 倍。

(6)长期心理状态不佳:长期有压抑、忧愁、思念、孤独、憎恨、厌恶、自卑、自责、罪恶感等不佳心理状态的人群,胃癌发病率明显升高。

(7)特殊职业风险:如长期暴露于硫酸尘雾、铅、石棉、除草剂等环境下的人及金属行业工人,胃癌发病率明显升高。

(8)地域因素:如土壤、水质含有害物质,当地居民胃癌发病率明显升高。

▮▶ 胃癌的临床表现有哪些?

胃癌早期,多数患者无明显症状,少数患者有恶心、呕吐或类似胃溃疡的上消化道症状,易被忽视,因此胃癌的早期诊断率较低。随着疾病的发展,患者通常会有较明显的上消化道症状,如上腹不适、进食后饱胀、上腹部疼痛、食欲下降和消瘦乏力等,部分伴有反酸、胃灼热、恶心、呕吐。

不同部位的肿瘤也有其特殊表现。食管胃结合部肿瘤可引起胸骨后疼痛和进行性吞咽困难等症状,幽门部肿瘤可引起食物滞留不下的幽门梗阻。肿瘤破坏血管后,患者可有呕血、黑便等消化道出血表现。晚期胃癌患者可有贫血、消瘦、营养不良甚至恶病质表现。

▋▶ 如何预防胃癌?

吸烟与多种癌症的发生密切相关。与食物不同,烟草不是一般生活必需品,因此强烈建议戒烟,尤其是亲属中肿瘤患者较多的人更应远离烟草。导致胃癌的另一个重要因素是饮食。一方面,部分食品中(腌制食品和烤焦的鱼或肉)含有致癌物;另一方面,快速吞入烫的食物也容易导致胃癌的发生。因此,改变不良的饮食习惯有助于癌症的预防。然而,也不是说生活中仅靠吃什么就能预防胃癌的发生,因此 40 岁以上者最好定期接受胃镜检查,做到早发现、早治疗。

▋▶ 如何开展胃癌普查?

在人群中,特别是高危人群中开展胃癌普查,可有效提高胃癌的早期发现率,提高治疗效果,降低死亡率。所谓的胃癌高危人群有:①某些有胃疾病的患者,如胃溃疡、胃息肉、胃不典型增生、萎缩性胃炎伴肠上皮化生患者,特别是结肠型化生患者。②血化验胃蛋白酶原异常者。③有胃癌家族史或遗传史者,特别是直系亲属患有胃癌者。④位于胃癌高发区的人群。⑤与胃癌危险因素密切相关者。⑥有持续或反复左上腹不适、隐痛、食欲下降等不适症状者。

胃癌普查方法多样,不同地区亦有所不同,总结起来,包括血清肿瘤标志物检查、血清胃蛋白酶原检查、胃液 pH 值检查、胃动力检查、大便隐血试验和 X 线钡餐检查等。胃镜及咬检病理是诊断胃癌的最有效手段,能达到确诊的目的。

▶ 胃癌检查与诊断包括哪几种方式?

除上述普查项目外,胃癌检查与诊断还包括超声、CT 和 MRI 等检查。医师会根据患者的具体情况选择检查项目。

▶ 胃镜检查有哪些注意事项?

(1)检查前一天晚,应吃容易消化的食物。检查前至少空腹 6h。检查当天不吃早饭,不饮水,不服用药物。因反复恶心、呕吐就诊者,应空腹 12h 以上。

(2)检查时,为消除紧张情绪、减少胃液分泌及胃蠕动,使图像更清晰,医师在检查前 20~30min 会给患者使用解痉药和祛泡剂(一种口服药物,可消除胃内黏稠的胃液和气泡,对观察病灶有较大帮助)。

(3)穿宽松的衣服,检查前松开领口及裤带,取下义齿及眼镜,在检查床上取侧卧位,面向操作医师。当感觉到胃镜进入口腔后尽量保持放松,胃镜头端进入咽部时会出现恶心感,此时可配合操作医师做吞咽动作,待胃镜进入食管后有节奏地做缓慢深呼吸动作。如有无法忍耐的不适感,可用手势向医师或护士示意。

(4)为了使胃镜能顺利通过咽部,做普通胃镜检查前,检查人员通常会将麻醉药物喷洒于患者咽部或让患者口服麻醉药物进行咽部局部麻醉,请患者予以配合。

(5)因麻醉药物的影响依然存在,故无痛胃镜检查后 8h 内不要骑自行车、摩托车,不要进行自己驾车等可能产生危险的活动,以防发生意外。

(6)一般检查结束 2h 后方可进少量食物,咬检留取病理检查或其他特殊情况者,医师会进行特殊交代,请予以配合。

▌▶ 无痛胃镜真的不痛吗？

无痛胃镜是由麻醉医师和胃镜操作医师将静脉麻醉技术和胃镜检查技术结合起来,免除患者在胃镜检查过程中不适感的一种检查方法。进行无痛胃镜检查时，患者不会有明显不适的感觉。对于部分高龄患者,医师会有意减少麻醉药物剂量(防止呼吸抑制),患者仍会有一定不适感,但较常规胃镜的不适明显减轻。检查结束后,停止输注麻醉药物,患者会在 10min 左右清醒。

▌▶ 上消化道钡餐检查有哪些注意事项？

(1)上消化道钡餐检查也称造影检查，该检查前 3 天不应服用铋、钙剂等高原子量药物,如枸橼酸铋钾、果胶铋和葡萄糖酸钙等药物,以免药物残留于肠道而影响对上消化道的观察。

(2)检查前一天的饮食应以半流质为主,晚 10 点以后不宜进食。

(3)检查一般持续时间较长,需要数小时,请耐心等待。患者未经医师同意不要吃任何食物,也不要离开。

(4)检查完毕后可能会排出白色粪便,属于正常情况,应大量饮水,便于尽快排出钡餐。

▌▶ 胃癌的治疗方法有哪些？

胃癌的治疗方法包括手术治疗、化疗、放疗、分子靶向治疗和免疫治疗等,其中手术治疗是最主要的治疗手段。胃癌的治疗需要有明确的诊断分期,分期不同,治疗方法也不同。医师会根据患者的具体情况,提供个体化治疗建议。

▌▶ 术前准备有哪些？

(1)呼吸道准备:术后患者可能因伤口疼痛而惧怕咳嗽,易发生肺部感染。因此术前应戒烟,并根据护士的指导,练习胸式呼吸以及咳嗽、排痰的方法。

(2)消化道准备:术前禁食易产气(牛奶、豆制品等)的食物,应进易消化的食物。依据自身情况不同,遵医嘱食用软食、半流质食物或流质食物,少食多餐,保证术前营养的摄入。必要时,遵医嘱服用特殊医学营养补充制剂。手术前一天通过口服药物或灌肠等方法清洁肠道,术前禁食、禁水一定时间。目前,随着快速康复外科的发展,患者可不常规进行清洁肠道准备,且可术前 6h 禁食,2h 禁饮,以减少饥饿、电解质紊乱等对机体造成的不利影响。对于梗阻及胃潴留的患者,应禁食,一般留置胃管,行胃肠减压,必要时医护人员会采用高渗性生理盐水洗胃,以减轻胃壁水肿。

(3)皮肤准备:随着快速康复领域研究的不断进展,目前对于手术区域的皮肤,包括两乳头以下,大腿上 1/3 的位置,不常规剃毛。对于长于 1cm 的毛发,可通过剪毛的方法去除。手术前一天及术日晨可采用肥皂和流动水进行清洗,做好手术区域的清洁工作。

(4)心理准备:建议患者保持积极、乐观的心态,多与家人沟通,最大限度地放松自己的身心。

(5)护士会遵医嘱为患者做药物过敏试验及取血做相应的检测分析。

▐▶ 术后饮食的注意事项有哪些?

术后饮食的相关事项应根据医嘱进行,由患者自身的恢复情况而定。正常情况下,术后饮食遵循禁食、禁水 – 饮水 – 流食 – 半流食 – 软食五个阶段循序渐进过渡。禁食、禁水期间,护理人员会给予患者口腔护理,协助其用温水漱口,保持口腔清洁、湿润。饮水阶段(术后 1 ~ 2 天),可每半小时饮水一次,目标饮水量约为 500mL/d,温度以 40℃为宜。进流食阶段(术后 3 ~ 5 天),应以稀藕粉、米汤 30 ~ 50mL 开始,逐渐增加进食的量、种类及浓度。可选择的食物还包括酸奶、鱼汤、鸡汤、排骨汤等不含块或粒的食物。进半流食及软食,通常需居家进行过渡,应做到少食多餐、细嚼慢咽,种类逐渐丰富,进食后保证不觉腹胀、腹痛、腹泻等不适。忌生冷、刺激性、黏性、不易消化等食物的摄入。

▮▶ 术后怎样进行锻炼?

术后身体的顺利恢复依赖于患者的积极配合。早期活动有助于胃肠蠕动的恢复,减轻肠粘连,并可预防深静脉血栓的形成。患者可在护理人员的指导下,在床上进行双下肢功能锻炼并早期下床活动。做好深呼吸并主动咳嗽,有助于减少呼吸系统并发症的发生。腹部有切口者,咳嗽时用手掌按压腹部伤口可防止咳嗽对切口造成影响。胃部手术的恢复过程可能较长,患者应树立信心,积极治疗。

▮▶ 术前留置胃管有什么作用?

进行手术治疗前通常会留置胃管,这样可在术后通过胃肠减压吸出胃肠内的气体和胃内容物,从而有效减轻腹胀,降低吻合口张力,改善胃肠壁血液循环,确保吻合口愈合。通过对胃内容物颜色、性质和量的观察,可在早期发现出血等并发症。若发生胃瘫、肠梗阻、肠粘连、吻合口瘘等并发症,胃肠减压亦是一项重要的治疗措施。一般情况下,医护人员会评估留置胃管的必要性,尽早为患者拔除胃管。

▮▶ 留置胃管的注意事项有哪些?

留置胃管后,由于禁食、禁水及导管对黏膜的刺激,可能会出现口唇干裂、口腔干渴、咽喉疼痛、排痰困难、声音嘶哑、口鼻咽喉部溃疡、恶心、呕吐等不适。因此,留置胃管期间应注意以下几点。

(1)保持平静的心态,接受胃管,减少抵触情绪。

(2)定时用温水漱口,保持口腔、咽喉部黏膜湿润,必要时可含润喉消肿的药物减轻咽部不适。

(3)定时配合进行雾化吸入,采用正确的咳痰方法,以排出呼吸道分泌物。

▣▶ 术后留置腹腔引流管有什么作用？有哪些注意事项？

术中医师会依据患者情况留置引流管,以引流腹腔内渗血、渗液。医务人员通过对引流液的观察,亦可尽早发现吻合口瘘及腹腔内出血等并发症。一般情况下,引流无异常,渗出液逐渐减少,医师会为患者早期拔除引流管。拔管两天后,引流管管口伤口即可粘连、结痂、愈合。置管期间,患者应注意以下几点。

(1)活动及翻身时避免引流管的牵拉、扭转及脱出,保持引流通畅。

(2)妥善固定引流袋,液面不得高于腹腔,以免引流液反流,增加腹腔感染的机会。

(3)医护人员应严密观察引流液的颜色、性质和量,定期消毒及更换引流袋。

(4)引流管管口渗出浅红色或淡黄色液体属正常现象,渗出较多时应及时通知医务人员更换敷料。

▣▶ 术后止痛的方法有哪些？

术后疼痛主要表现为切口疼痛,活动、咳嗽、咳痰后疼痛加剧,夜间为甚。多数患者术后由于自控镇痛泵等方法的使用,可较好地耐受疼痛。对于一些疼痛阈较低或撤除自控镇痛泵后仍无法耐受疼痛者,医务人员会为其肌内注射或静脉输注止痛药来缓解疼痛。此外,患者须注意采用半坐卧位,以减轻腹部张力。活动、咳嗽、咳痰时双手应在腹壁两侧挤压,以减轻切口部位的震动。

▣▶ 术后恶心、呕吐是怎么回事？发生呕吐该怎么办？

术后恶心、呕吐的常见原因是麻醉反应、使用吗啡等止痛药物以及胃管不耐受等。麻醉剂和止痛药物的作用消除后，恶心、呕吐即可停止。胃管不耐受者，应适当地做深呼吸，转移注意力。医护人员应为其做好评估，早日拔管。

呕吐时，头部应偏向一侧，防止呕吐物误入气管引起呛咳和窒息。

▌▶ 术后腹胀是怎么回事？应如何缓解？

术后腹胀多由腹部手术后肠蠕动受抑制，使得存留或咽下的空气滞留在胃肠道内引起。一般术后 24～48h，肠蠕动逐渐恢复，随着患者排气、排便，腹胀即可减轻。已排气、排便却仍腹胀者，通过增加活动量、腹部按摩、肛周热敷和温水足浴等方法，可促进肠蠕动的进一步恢复，有效缓解腹胀。严重腹胀除使患者感觉极度不适外，还会妨碍腹部切口愈合、限制呼吸运动、影响下肢静脉回流、诱发肺部并发症和下肢血栓的形成，因此应及时缓解。除上述方法外，医务人员还会通过胃肠减压或给患者使用甘油栓类缓泻剂刺激患者排气、排便，以缓解腹胀，请患者配合医务人员处理。

▌▶ 术后为什么会打嗝？该如何处理？

打嗝即呃逆，是一种复杂的神经反射动作，是膈肌的异常痉挛性收缩。一过性打嗝，多数患者可以耐受，无须处理。如果持续打嗝超过 48h 未停止，则称为顽固性呃逆。顽固性呃逆会严重影响患者的睡眠和正常呼吸功能，甚至会导致手术切口裂开和吻合口瘘。

呃逆常见的原因包括胃肠胀气、电解质紊乱、酸中毒、膈下感染，还包括手术过程中刺激迷走神经和膈神经、术后留置的胃管直接刺激胃壁、术后切口疼痛，以及焦虑等心理因素，这些因素均可诱发膈肌痉挛引起呃逆。患者术后应加强活动，刺激肠蠕动，有效地咳嗽、咳痰，均衡营养，限制牛奶、甜食等产气食物的摄入，同时保持心情愉悦，也可按压穴位或针灸。若经上述方法无法缓解打嗝症状，医师会为患者开具促进胃动力的药物或一些解痉药物,请患者不要紧张,积极配合相应处理。

▎▶ 为什么需要营养支持治疗?

肿瘤患者营养不良的发生率相当高,特别是患有消化道肿瘤的患者,如食管癌和胃癌患者。由于肿瘤消耗及术后消化道改变等因素,营养不良症状更易发生,甚至会出现恶病质征象,表现为厌食、进行性体重下降、贫血和低蛋白血症等。因此,合理有效地提供营养支持,对大部分患者有积极意义。目前,主要的营养支持治疗方法包括经静脉途径的肠外营养支持及经口、经肠内途径的肠内营养支持。

▎▶ 什么是肠外营养?输注时有什么注意事项?

肠外营养指为满足患者的营养需求,通过静脉途径给予适量的水、葡萄糖、氨基酸、脂肪乳、电解质、维生素和微量元素等人体必需的营养素。这些营养素直接经静脉吸收被人体利用,以供人体所需。术后给予肠外营养,可保证术后胃肠道的休息,减少胃肠道消化液的分泌,促进吻合口的愈合。

输注静脉营养液时,护士一般选择中心静脉导管途径输注。输注不宜过快,护士确定滴速后,请患者不要随意调节。输注过程中有任何不适应及时通知医务人员。

▎▶ 什么是肠内营养?输注时有什么注意事项?

肠内营养指将营养素,包括碳水化合物、脂肪、蛋白质、维生素和矿物质等经口、鼻饲管或空肠造瘘管等途径输入胃肠道的一种营养支持方式。相比肠外营养,肠内营养更经济、安全,更符合人体的正常生理要求,可发挥胃肠道的正常功能。所以,应积极提倡并创造条件进行肠内营养支持治疗。

开始输注肠内营养时，一些患者可能会出现腹胀、腹泻、恶心、呕吐、营养液反流等胃肠道症状。这些症状主要是由营养液高渗、高浓度，输注速度过快，患者消化不良和有肠道运动功能障碍等因素引起的。

输注过程中应严格按照护士调节的滴速输注，勿随意调节。此外，患者应采取半卧位，同时加强活动，如有腹胀、腹泻、便秘、疼痛等不适，应及时通知医护人员。

▶ 术后缝线何时拆除？有什么注意事项？

一般胃部手术后 2～3 天，会出现切口处水肿，缝线针眼也会稍有发红，这些都属于正常现象。10～14 天后，若伤口正常愈合，即可拆线。对于全身营养状况差、腹压较高或有切口感染者，经正确处理后可延长拆线时间。在此期间，医师应定期消毒，更换敷料。伤口愈合时，新生的神经纤维易受到刺激产生痒的感觉，这是正常现象，请不要搔抓。

影响术后切口愈合的因素有很多，如癌症自身消耗、高龄、贫血、低蛋白血症、免疫机制低下，以及抗感染和组织愈合能力差。有些患者有糖尿病和老年性呼吸系统疾病等合并疾病，这些疾病会影响术后切口愈合。活动时，应注意切口部位的保护，避免牵拉。腹带的包扎要注意松紧适宜，以能放入一个手指为宜。术后两个月内应避免可能导致腹内压增加的情况的出现，如腹胀、便秘、剧烈或频繁咳嗽等。

▶ 术后复查要做哪些检查？什么时候进行复查？

（1）一般检查：术后 1 年内进行体格检查、大便隐血试验、癌胚抗原（CEA）测定、胃癌相关抗原（CA19-9）测定、肝肾功能等检查，每 3 个月检查 1 次，如有异常应每月检查 1 次。术后 2～5 年，每 6 个月检查 1 次。5 年后，每年检查 1 次。

（2）影像学检查：建议 CT 检查，3 年内每半年检查 1 次。3～10 年，每年检查 1 次。腹部（肝、腹膜后、胰、胆以及肾脏）彩超，术后 3 个月时检查 1 次。此后 1 ～ 3 年,每半年检查 1 次。3 年以后至终身,每年检查 1 次。

(3)胸片、X 线钡餐、MRI 检查等酌情选用。

(4)胃镜检查:术后 3 年内,每 6 个月检查 1 次。3 年以后至终身,每年检查 1 次。

(5)骨扫描检查:术后 1 年内,每半年检查 1 次。术后 1 ～ 3 年,每年检查 1 次,以后酌情选用。

随访复查对跟踪肿瘤进展和及时确立治疗方案有重要意义。但全套检查费用较高,因此患者可以在复查前咨询主管医师,以便根据自身情况,选择最适合的检查项目。

▐▶ 出院后提示患者及时就医的情况有哪些?

患者术后最应关注饮食问题,如进食是否顺利,进食后有无梗阻、反流、消化不良、恶心、呕吐等。一旦有上述问题,甚至出现呕血、黑便、腹部胀满不适、持续发热,进行性体重下降等表现时,应及时就医。

▐▶ 居家饮食的注意事项有哪些?

术后进行的消化道重建将对机体的消化功能产生较大的影响,使消化功能在较长时间内难以恢复正常。饮食应注意逐渐过渡,由稀到稠,由少到多,从低热量到高热量。出院后进食应遵循少食多餐、循序渐进的原则。饮食应注意食物选择要新鲜、营养丰富、搭配均衡,避免一次性摄入大量甜食,以防倾倒综合征的发生。忌食生冷、油炸、酸辣等刺激性食物以及容易引起胀气的食物。应尽量减少食用油炸、坚硬、黏性等难以消化的食物,以减轻胃肠道负担。

▐▶ 术后生活中有哪些注意事项? 可以重新工作吗?

从某种意义上而言,调整生活方式的重要性不亚于药物治疗。肿瘤可能与生活方式、饮食习惯、情绪等诸多方面有关。因此,去除这些因素对肿瘤治疗与治愈性切除后预防复发具有重要意义。

（1）生活有规律:出院后应保持充足的睡眠,饮食定时、定量,定期监测体重,尽可能避免出现体重减轻的现象,保持情绪平稳,分阶段进行体育锻炼。

（2）回归工作:出院后早期可恢复轻度工作,需要体力劳动的工作至少要在 3 个月后恢复。此外,不同手术方式恢复程度不同,因此请与主管医师商谈后再开始工作,并且要从最初半天工作开始,慢慢增加为全天工作。

▶ 术后是否需要服用保健品?

保健品是食品的一种特殊类型,可以调节某些生理功能,改善生理状态,但不能纠正病理状态和治疗任何疾病。有些保健品可用于胃癌患者,起到一定的"扶正作用",提高生活质量,改善营养状态。但如果选择不当或使用过量,效果往往适得其反。因此,切不可盲目服用保健品。在挑选保健品时一定要注意,选择合适的保健品,并且根据说明书或咨询相关人员服用。

▶ 已有高危的遗传因素该怎么办?

如果已有胃癌家族史,或是怀疑有基因异常,就应到设有肿瘤中心或遗传学实验室的医院进行基因检测和遗传咨询。遗传因素无法改变,但高危人群可以定期检查,早期发现可疑的癌变征象,以实现早诊断、早治疗。

▶ 胃溃疡患者平时应注意什么?

（1）养成良好的饮食习惯,进食定时定量、少量多餐、细嚼慢咽,忌暴饮暴食。

（2）加强营养,选择易消化的高热量、高蛋白和高维生素食物,增强自身免疫力。

（3）生活规律,劳逸结合,注意气候变化,避免受凉。

（4）溃疡急性活动期间饮食勿过冷、过热,以 45℃为宜,以免刺激溃疡面。

（5）戒辛辣刺激性食物、酸性食物及产气食物。限制食用油炸、油煎等难消化食物及多渣食物。戒烟、戒酒,忌饮用含碳酸和含咖啡因的饮料。

（6）避免服用对胃肠有刺激性的药物,如阿司匹林、布洛芬、吲哚美辛以及类固醇皮质激素。胃溃疡患者有发生胃癌的危险性,因此应定期体检,若有不适及时就诊。胃镜和胃黏膜活组织检查是确诊胃溃疡的首选方法。若患者对胃镜存在禁忌证或不能耐受,可选择 X 线钡餐和粪便隐血试验等检查手段。

▮▶ 术后在家如何自查?

近来又发生消化不良、腹痛、呕吐、呕血、黑便者,近期健康状况明显减退者,术后消化道症状逐渐加重者,甚至发现腹部肿块或颈部肿块者,应及时到医院就诊,做进一步检查,以确定是否出现复发。

第十五章

肝　癌

▥▶ 什么是肝癌？

肝癌指发生于肝脏的恶性肿瘤,分为原发性肝癌和继发性肝癌。原发性肝癌指由肝细胞和肝内胆管上皮细胞的癌变引发的肿瘤。继发性肝癌指人体其他部位的恶性肿瘤转移至肝脏而发生的癌。人们日常说的肝癌多指原发性肝癌。

▥▶ 什么是转移性肝癌？

转移性肝癌可源于身体的任何部位,但肺、乳房、结肠、胰腺和胃是转移性肝癌最常见的原发性部位。肝大、变硬并可能有触痛是该病特有的表现。如出现严重的肝大并易触及包块,提示病情严重。

▥▶ 肝癌的临床表现有哪些？

肝癌的起病比较隐匿,早期一般无任何症状。当患者出现明显的临床症状时,往往已属于中晚期。因此,肝癌的早期筛查、早期发现尤为重要。

(1)肝区疼痛:绝大多数中晚期肝癌患者以肝区疼痛为首发症状,一般位于右肋部或剑突下,多为间歇性或持续性隐痛、胀痛或刺痛,夜间或劳累后疼痛加重。

(2)消化道症状:如食欲减退、腹胀、恶心、呕吐、腹泻等,由于这些症状缺乏特异性,所以易被忽视。

(3)发热:多数为中低度发热（37.5～38℃）,少数患者可为高热（39℃以上）。

(4)其他:上腹部包块、乏力、黄疸、消瘦等。

▥▶ 哪些人群易罹患肝癌？

(1)有慢性乙肝史或乙肝抗原阳性者。

（2）肝硬化患者。

（3）家族中有人罹患肝癌。

（4）饮食不洁者。长期进食霉变食物、含亚硝酸盐的食物或水，以及微量元素硒缺乏的水或食物也是促发肝癌的重要因素。此外，其他因素，如农药、染料、华支睾吸虫感染等也与肝癌的发生有关。

（5）肝癌的高发年龄段一般是 35 岁以上，有肝炎或肝硬化病史的人是肝癌的高发人群。

肝癌会遗传或传染吗？

肝癌不遗传，亦不会传染。但导致肝癌的乙肝病毒是可以母婴传播和在家庭成员之间传播的。肝癌家族聚集现象的主要原因是肝癌的主要发病因素与乙肝或丙肝病毒感染有关。因此，对于乙肝阳性的母亲在生产时，一定要为新生儿注射乙肝免疫球蛋白，阻断可能造成的母婴传播。此外，对于有肝炎病毒携带者的家庭，家庭成员之间应分餐，以减少乙肝传播的风险，从而间接降低发生乙肝相关性肝癌的风险。

感染乙肝后一定会得肝癌吗？

一般认为乙型病毒性肝炎是导致肝癌的主要病因之一，乙肝可导致肝硬化，进而出现肝癌。但并非所有乙肝患者都会发展为肝癌，只要积极治疗，大部分可以避免肝癌的发生。有研究表明，乙肝患病越早，转化为肝癌的概率越高。新生儿感染乙肝，长大后 90% 以上发展为慢性乙肝，成人时期感染乙肝，只有 5%～10% 发展为慢性乙肝。而慢性乙肝的 5 年肝硬化发生率为 12%～15%，肝硬化患者 5 年肝癌发生率为 6%～15%。

如何预防肝癌？

（1）戒除不良的生活方式或习惯：忌烟，忌酒，不吃霉变的食物，少吃腌制类食品。

（2）生活规律：日常起居规律化，适当参加户外活动，进行身体锻炼，做到均衡饮食。

（3）避免过度劳累：过度的脑力或体力劳动不仅可使肝癌患者机体的抵抗力降低，促使癌症复发或转移，而且可加重肝功能损害，导致病情恶化。

（4）避免情绪波动：保持乐观的精神状态，应尽量避免或减少引起情绪波动的各种刺激活动。

（5）对于35岁及以上的男性、感染乙肝病毒（HBV）和（或）丙肝病毒（HCV）以及嗜酒的高危人群，一般是每隔6个月进行一次检查。

▮▶ 确诊肝癌需要做哪些检查？

（1）超声检查：B超检查被认为是普查和随访的首选方法，能够显示肿瘤的形态、大小和部位，检出率和诊断准确率较高。对于肝癌的高危人群，应每3个月进行一次B超检查。

（2）甲胎蛋白检查：甲胎蛋白（AFP）是肝癌最灵敏、最特异的肿瘤标志物，可在症状出现前6~12个月升高。但也有大约1/3的肝癌患者甲胎蛋白正常，因此甲胎蛋白不高者并不能完全排除肝癌的可能性。故多用超声联合甲胎蛋白检查，以提高筛查效果。

（3）CT检查：CT检查的分辨率高，特别是多排螺旋CT检查，能够进行多期动态增强扫描，显著提高肝癌小病灶的检出率和定性准确性。

（4）MRI检查：MRI无放射性辐射，组织分辨率高，可多方位、多序列成像，对肝癌病灶内部的组织结构变化优于CT。

（5）肝穿刺活检：在肝脏超声造影引导下行经皮肝穿刺活检，可精确定位肿瘤并辨别病灶性质，还可清晰显示肿瘤内部微血管分布。如果怀疑发生肝脏转移性肿瘤，或需要为进一步治疗提供组织学依据时，可行肝穿刺活检。

(6)肝动脉造影:超声造影以氟化硫气体微泡为造影剂,通过观察造影剂在肝区的循环,可以清晰显示肿瘤的边界及分布,相比常规超声具有更高的灵敏度和准确性,并能准确鉴别肝硬化结节和肿瘤结节。

▮▷ 肝癌的治疗方法有哪些?

肝癌的治疗采取以手术为主的综合治疗。肝切除仍是治疗肝癌首选的和最有效的方法。随着微创技术的发展,腹腔镜肝切除术已陆续应用于临床,其疗效已得到肯定。

不能切除的肝癌,可术中做肝动脉结扎或肝动脉栓塞化疗以及冷冻、射频或微波治疗等。此外,肝移植、分子靶向治疗(索拉非尼、瑞戈非尼、仑伐替尼等)、免疫治疗和中医药治疗等也有一定疗效。

治疗方法包括手术治疗、放疗、化疗、栓塞化疗、冷冻治疗、射频治疗、微波治疗、介入治疗、免疫治疗、基因治疗、分子靶向治疗和中医药治疗和肝移植等。医师会根据患者的具体情况,提供个体化治疗建议。

▮▷ 什么样的肝癌患者适合接受肝切除手术?

早期肝癌(单发病灶、直径 < 5cm,无肝内转移和大血管侵犯)肝切除疗效明显。

此外,由于近年来手术切除患者的 5 年生存率及手术后长期生存率显著高于非手术或姑息治疗者,因此,不管肿瘤的大小、多少、有无门静脉或肝静脉癌栓或胆管癌栓,一般肝功能 Child-Pugh 评分为 A 级且余肝体积占标准肝体积 40% 以上的患者,建议手术切除。对于余肝体积低于 40% 的患者,可通过诸多手段促进健侧肝脏增生、患侧肝脏萎缩来达到二期切除标准,然后进行二期切除。

手术主要有经腹腔镜和开腹两种方式。近来,经腹腔镜肝切除术具有创伤小、手术视野清晰、全身反应轻和术后恢复快等优点,其疗效已得到肯定。

▮▶ 在所有肝癌治疗方法中，手术切除是最好的吗？

手术切除适用于能最大限度地切除瘤灶并尽可能保留正常肝组织，具有较好肝功能的早中期肝癌患者。对于一些中晚期的肝癌患者，手术切除已无法达到根治性切除的目的，手术带来的创伤与术后的生存获益无法达到平衡，非手术治疗成为首选。对于上述患者，介入治疗可作为非手术治疗中的首选方案。靶向药物现也已成为晚期肝癌患者的首选治疗。

▮▶ 肝癌的射频消融治疗包括哪些？哪些患者适合做射频消融治疗？

射频消融治疗可用于直径 < 3cm 的单发肿瘤或最大直径 < 3cm 的 3 个以内多发结节，无血管、胆管侵犯或远处转移，肝功能 Child-Pugh 评分为 A 级及 B 级的早期肝癌患者。对于符合射频消融适应证的患者，射频消融是外科手术以外的最好选择。

肝癌射频消融治疗主要适用于肿瘤位置较深的肝癌及肝硬化较重，难以耐受手术切除的患者。其基本原理是使用物理方法（如射频消融、微波固化、激光、冷冻）破坏肿瘤组织，达到治疗目的。

▮▶ 什么是肝癌的介入治疗？多长时间做一次？

在肝癌的治疗中，血管性介入治疗主要是选择性肝动脉灌注治疗、选择性肝动脉栓塞和选择性肝动脉化疗栓塞。主要是通过在皮肤上穿刺 3～5mm 的小口，从动脉内插管至肝癌供血动脉，再通过导管给药。对于初次治疗的患者，一般每月做一次，并根据患者的身体状态、肝功能的恢复情况和肿瘤的控制情况进行调整。

▣▶ 肝癌可以化疗吗？

肝癌对化疗的敏感性低，且肝癌患者的肝损伤影响化疗药物代谢，因此肝癌的临床化疗效果并不理想，但作为辅助治疗手段，可有效降低复发率并改善总体生存率。

FOLFOX 方案（奥沙利铂＋5- 氟尿嘧啶＋亚叶酸钙方案）对肝细胞肝癌治疗证实有效。对于肝内胆管细胞癌，可选择吉西他滨联合奥沙利铂方案化疗。对于转移性肝癌，一般按照原发灶的化疗方案给予化疗。

▣▶ 什么是肝癌的分子靶向治疗？都有哪些药物？靶向药物有什么不良反应？

目前，分子靶向治疗是中、晚期肝细胞肝癌（HCC）患者临床治疗的主流方法，是在细胞分子水平上，针对明确致癌位点（相应的 DNA、RNA、蛋白等）的治疗方式。

获批的 HCC 靶向药物有索拉非尼、仑伐替尼、瑞戈非尼和卡博替尼等。一线药物索拉非尼和仑伐替尼能够明显改善进展期肝癌患者的生存期。二线药物中，瑞戈非尼可使索拉非尼耐受的患者获益。

口服靶向药物常见的不良反应有腹泻、乏力、手足综合征、高血压、皮疹和呕吐等。其多为轻中度，经减量及对症治疗后可缓解，最主要的3、4 级不良反应包括乏力、手足综合征和腹泻。

▣▶ 什么是肝癌的免疫治疗？都有哪些药物？输注免疫治疗药物有什么不良反应？

肿瘤免疫治疗是通过恢复免疫系统的抗肿瘤免疫应答能力，从而实现利用免疫系统来治疗癌症的一种治疗方法。

肝癌免疫治疗的主要药物为免疫检查点抑制剂，主要包括程序性细胞死亡蛋白1(PD-1)及其配体(PD-L1)。抗PD-1抗体纳武利尤单抗和帕博利珠单抗已被FDA批准作为二线用药,用于索拉非尼治疗失败的HCC患者。

输注免疫治疗药物常见的不良反应主要有腹泻、乏力、皮肤反应和免疫相关性肝炎等。

▮▶ 肝癌手术前应该做什么准备?

(1)术前营养管理:保证摄入足够热量及营养,进食高蛋白、高热量、高维生素、低脂食物。手术前,医师会进行营养筛查,口服摄入不足或营养不良患者,医师会通过肠内、肠外营养支持治疗来改善其营养状况,提高手术耐受性并促进术后恢复。

(2)完善术前检查,掌握各项检查的配合方法及注意事项。

(3)戒烟、戒酒,术前练习深呼吸、有效咳嗽,床上排尿、排便等,练习床上功能锻炼。

(4)术前筛查心肺功能不佳或有其他基础疾病的患者,需根据情况进行针对性治疗和功能锻炼,以调整到术前最佳状态。

(5)术前疼痛的患者,应配合护士进行疼痛评估,以便更好地管理疼痛,利于术后恢复。

(6)常规肝切除患者术前应禁食8~12h,禁饮6~8h。快速康复外科理念建议术前6h禁食,2h禁水,术前10h和2h分别口服12.5%碳水化合物饮品800mL和400mL。

(7)术前做好个人卫生,做术区皮肤准备。

(8)术前肠道准备:肝切除患者术前可选择口服泻剂或机械性灌肠,以达到清洁肠道的手术要求,但应避免造成机体内环境紊乱。快速康复外科理念建议肝切除患者一般可不进行机械性肠道准备,以减少液体及电解质的丢失。如有便秘等肠道功能紊乱问题,需告知医务人员并采取措施。

（9）肝切除患者一般不常规留置胃管。术前置入导尿管,并在术后1～2天及时拔除。

（10）可通过听音乐和与人交谈等缓解术前紧张和焦虑情绪。

▮▶ 肝癌术后应如何进食?

肝癌术后患者早期经口进食、饮水及口服辅助营养可促进肠道运动功能恢复,有助于维护肠黏膜功能,防止菌群失调和异位。一般肝癌术后全麻清醒患者即可少量饮水,如无恶心、呕吐等消化道症状,术后第一天即可进食流质食物。一旦患者恢复通气,即肠蠕动,可由流质食物转为半流质食物,摄入量也可逐渐增加。进食过程中,如出现恶心、呕吐、腹胀等消化道症状,请暂停进食,待症状缓解后再逐渐增加进食量。患者能进食时,应选择一些高热量、低脂、含适量优质蛋白、高维生素、低钠、易消化食物。少食多餐为基本原则,禁忌油炸食物,多吃新鲜水果和蔬菜。同时应严格戒除烟酒。

▮▶ 肝癌术后如何加强活动?

一般患者全麻清醒后,可在床上适当活动四肢。术后第一天,可在床上坐起并进行床上功能锻炼。在做好疼痛管理的前提下,早期下床活动应以循序渐进为原则,按双腿下垂、床边站立、床旁活动的顺序,逐渐增加活动量,恢复体能,促进肠蠕动、排气、排便并预防下肢静脉血栓的形成。活动时,应合理评估自身行为能力,首次下床需有医务人员或家属陪护,以免发生跌倒等意外事故。

▮▶ 做完手术后疼痛需要忍耐吗?

术后,主管医师及麻醉医师会根据患者情况使用多模式镇痛、按时止痛和超前镇痛等多种方式为患者止痛,护士会定期为其进行疼痛评估。患者无须忍耐术后疼痛,需积极配合,有效镇痛,确保术后充足休息,促进肠道功能恢复并尽早下床活动。

▶ 术后留置腹腔引流管的注意事项有哪些?

肝癌手术后患者多留置腹腔引流管,左半肝切除者腹腔引流管多放置于第一肝门处或脾窝内,右半肝切除者多放置于膈下或创面附近2~3cm处。

注意事项包括如下几点:①活动时注意引流管不要扭曲、受压,从而造成引流不畅。②不要将引流管放在高于引流口的位置,防止逆行感染。③在活动或下床时,不要用力牵拉引流管,以防脱管,应将其妥善固定。④穿脱衣服、翻身或移动时,注意动作轻缓,勿使引流管脱出。⑤留置腹腔引流管期间,卧位应以平卧或半卧位为最佳,以利于引流液引出。⑥引流管出现渗血、渗液时,应更换敷料保持干燥。

▶ 为什么要留置腹腔引流管? 什么时候可以拔管?

腹腔引流管是术中留置的,目的是预防血液、消化液、渗出液等在腹腔内或手术野内积聚,造成组织损伤和继发感染等。应排出腹腔脓液和坏死组织,以防感染扩散,促使手术野无效腔缩小或闭合,保证伤口良好愈合。在术后初期,手术创面会渗血、渗液,引流液会呈现血水或血性液体。当引流量连续几天＜100mL且无其他发热及腹部症状时,医师会考虑拔除腹腔引流管。能否出院不应仅凭是否拔除腹腔引流管决定,还与术后恢复情况有关。

▶ 合并糖尿病患者围术期血糖如何控制?

合并糖尿病的患者,术前空腹血糖水平应控制在 7.8mmol/L 以下,餐后血糖控制在 10.0mmol/L 以下。择期手术患者、对于口服降糖药血糖控制不佳的患者,应调整为胰岛素治疗。口服降糖药物控制良好的患者手术前一晚或手术当天应停用口服降糖药。大、中型手术在术前 3 天停用口服降糖药,改为胰岛素治疗。

术后恢复进食后再恢复原药物治疗。在恢复正常饮食以前予以胰岛素静脉输注,术后血糖控制目标一般为空腹血糖在 7.8mmol/L 以下,随机血糖控制在 10.0mmol/L 以下。对于术后应激性高血糖患者,应根据病情程度,定时监测血糖,做好记录,以便更加合理地控制血糖。

▮▶ 腹腔镜下肝切除术后为什么出现肩部疼痛?

由于手术建立人工气腹,在术后,术者会将气体排出,但术后仍会存在少量气体,容易导致腹部不适和肩、背部疼痛,以右肩疼痛多见,多发生在术后 1 ~ 2 天。该症状较轻,多数患者仅在改变体位时加重,通过吸氧、按摩、深呼吸和有效咳嗽等可缓解症状,如难以忍受,可适当使用止痛药物。

▮▶ 介入治疗术后应该注意什么?

(1)术后取平卧位,卧床 12 ~ 24h,插管处用 1kg 沙袋压迫的同时术侧肢体制动 6 ~ 8h,12h 内腹股沟处避免弯曲,避免过早下床活动,以防包扎敷料移位。观察穿刺点有无出血、血肿、渗血或渗液。

(2)肝癌介入治疗术后宜选择清淡和易消化食物。药物的副作用可引起恶心、呕吐等症状。如果出现上述等症状,可对症处理,1 周后一般可有好转。

(3)由于肝癌的介入治疗是通过栓塞肿瘤供血血管和给予化疗药物,因此术后可能出现因肿瘤坏死导致的发热、上腹部疼痛等症状以及所谓的"栓塞后综合征"(局部疼痛、发热、白细胞计数增高等)。这些症状是一过性变化,一般可在 10 ~ 15 天内逐渐缓解、消失,医师会根据病情进行对症处理。

▮▶ 出现药物不良反应需要立即停药吗?

发生 1 级不良反应时药物可以继续使用,并给予对症支持治疗。2级不良反应若在 1 周内症状反复出现,应中断治疗,经对症治疗症状缓解后,可先予减量治疗(400mg/d 或隔日 1 次),患者若能耐受,可考虑恢复原剂量治疗。3 级不良反应一旦出现,应暂停药物,并积极给予对症治疗,直至症状缓解后再予减量治疗。若反复发生 3 级不良反应,则中断治疗。

▮▶ 出现药物相关性腹泻怎么办?

患者需食用高蛋白、高热能的低残渣食物。应避免对胃肠道有刺激的饮食,如饮酒,或食用辛辣、过热、过凉、油腻等食物以及梨、香蕉等易致腹泻的水果。如果出现无力、疲劳或化验检查表明血钾下降,则宜食用高钾食物,也可口服氯化钾液体或补达秀等药物。应少食多餐,每天至少食用 2500mL 流质食物,如鸡汤、鱼汤等,以保持电解质平衡。如果有乳糖不耐受现象,则应避免摄入牛奶及其他奶制品。食物中加入肉豆蔻能降低胃肠道的活动性。有严重腹泻时,可在医务人员指导下安排饮食。

▮▶ 出现皮肤不良反应怎么办?

最常见的不良反应包括手足综合征、皮疹和口腔炎。

(1)手足综合征:临床主要表现为手足的麻木感、烧灼感、红斑肿胀、皮肤变硬、起疱、皲裂和脱屑,通常为双侧性,主要发生在手掌和足底。重症者皮肤红肿、剥脱或形成溃疡,疼痛难忍,无法进行正常工作或日常活动。患者应穿棉袜以防止足部受压,站立时间不宜过长,避免手、足接触化学类物品。应使用润肤霜保护皮肤,减少对皮肤受损处的摩擦和挤压,避免手抓破皮肤而引起感染。

(2)皮疹:常出现在患者的面部、颈部和四肢,总发生率为 16% ~

40%。严重皮疹的发生率约为 1%。可使用润肤霜保护皮肤,并给予炉甘石洗剂清洗患处皮肤,局部不要应用激素类药品,同时避免应用导致皮肤干燥的物品。应避免日晒,穿宽松合体的衣服,以减少局部摩擦,勿用手搔抓。

(3)口腔炎:通常多为轻度或中度,多可耐受。患者每天饭前、饭后及睡前应漱口,保持口腔卫生。尽量摄入软食,少量多餐,忌过硬、过冷、过热及辛辣食物。可用无刺激性口腔清洁剂, 如过氧化氢与生理盐水1∶1 混合液和 5%碳酸氢钠漱口液漱口等。

▶ 口服索拉非尼后血压高怎么办?

高血压是索拉非尼常见的不良反应, 总发生率为 16.0% ~ 42.6%,一般在治疗后 3 ~ 4 周出现,多为轻至中度。

患者应常规进行血压与心功能监测,注意避免情绪激动、饱餐、用力等易使血压升高的因素。在治疗过程中如出现恶性高血压,应暂时中断治疗,控制血压。若血压无法控制,则应永久停用该药物。

▶ 术后复查有哪些项目? 间隔多长时间复查?

患者术后应定期到医院复诊, 术后前三个月应每月做一次上腹 B 超及血生化、肿瘤标志物的检查。以后最好每 3 个月做一次复查,若发现甲胎蛋白持续升高,肝功能异常,或 B 超诊断异常,应进一步行上腹增强 CT 或 MRI,以明确原因。此外,应对患者的体力及心理状态进行评估,以更好地指导患者术后进一步治疗,提高患者生活质量。应观察有无体重减轻、水肿、出血倾向、黄疸和乏力等症状,必要时及时就诊。

▶ 饮食应注意哪些方面?

(1)饮食应多样化,少量多餐,注意食物搭配,做到色、香、味俱全,以利于增进食欲。以易消化的食物为主,食用高蛋白、高热量、高维生素、低脂食物,多食新鲜蔬菜和水果。可饮用果汁,食用富含维生素 A、C、E 的食物,如芥蓝、卷心菜、胡萝卜、油菜、蒜、鱼等。

(2)限制动物油的摄入,忌坚硬、辛辣食物,少食煎炸食品,避免食用刺激性或植物纤维素多的食物,以免伴有肝硬化的患者发生食管或胃底静脉破裂出血。

(3)发热时多饮水,以利于热量散发。

(4)频繁呕吐者应暂禁食,以免食物对胃产生刺激,增加呕吐次数,消耗体力。

(5)腹水者应限制钠的摄入,进低盐或无盐饮食,严格控制蛋白质摄入量。

(6)肝昏迷前期或肝昏迷患者应进低蛋白食物,每天蛋白质摄入量20~40g,尽量选用优质动物蛋白质,如乳、蛋、瘦肉等。

(7)肝癌化疗患者可适量选用铁含量较高的猪肝、牛肉、羊肉,同时搭配富含铁的蔬菜及富含维生素 C 的水果,以利于铁的吸收,弥补血红蛋白的消耗。应多饮水,促进药物代谢,保证日饮水量在 2000~3000mL 为宜。

▐▶ 术后应该如何活动?

术后 3 个月应注意休息,增加肝脏的血流量,减轻肝脏负担,以利于肝脏修复和肝功能恢复。肝癌患者术后活动要注意劳逸结合,进行适当锻炼,如慢跑、散步等。应避免劳累和重体力活动,保证良好睡眠,生活有规律,保持乐观、开朗的情绪,做好自我调节,养成良好的卫生及生活习惯。

▐▶ 回家后手术伤口需如何护理?

目前,一般内缝合手术的切口由于使用了可吸收缝线,无须拆线,一般 10~14 天即可愈合,接头处缝线待伤口愈合后会自然脱落。但也有伤口使用腹部减张缝合,2 周后缝合处达到甲级愈合即可拆线。为避免切口疼痛或裂开,建议术后佩戴腹带 3 ~ 4 周,另应避免引起腹部压力突然增大的活动。此外,应注意观察伤口有无红、肿、热、痛等表现,或体温有无升高,如果出现上述症状,应及时就诊。

▋▶ 腹水患者如何进行居家照护?

肝功能不全时容易产生腹水甚至下肢水肿。此时应注意以下几点。

(1)饮食宜采用低盐饮食(钠 <2000mg/d)及较少水分的摄取。当腹水及水肿较严重时,须在医师指导下严格限制钠饮食,限制水分。患者出现腹水时,容易出现饱胀感,造成食欲下降,因此宜少量多餐,尽量避免易产气的食物,食用体积小、热量高、营养价值高的食物。

(2)为患者取舒适卧位并适时更换体位。大量腹水引起呼吸困难时给予半卧位,抬高下肢,有条件时可予以吸氧。

(3)限水时可能会出现口干舌燥的现象,可用水漱口后再将水吐出。

(4)使用利尿剂时注意观察尿量。放腹水时速度不可过快、过多,以免引起腹压突然降低和全身血容量减少而出现休克症状。

(5)如排除下肢静脉血栓,可对下肢、臀部及足部等易水肿部位进行热敷或按摩,经常帮助患者翻身并进行皮肤清洁。一旦出现皮肤瘙痒等不良反应,不可抓挠,以防出现皮肤破溃而引发感染。应经常洗澡并勤换内衣,穿柔软、宽松的衣服,经常修剪指甲,不可用碱性肥皂擦洗身体,以防对皮肤造成刺激。

▋▶ 肝脏切除后还会长吗?

肝脏部分切除后,会发生代偿性肥大,最终会恢复到和原来肝脏一般大小。只要没有发生术后肝功能不全的情况,就无须担心,正常饮食和休息即可。人体肝脏再生能力强,一般经过约 3 个月的循序渐进,逐步调理、适应,肝脏的消化功能会恢复到术前的 70% ~ 80%。

▐▷ 肝癌易复发吗？会不会转移？发现肝癌复发或转移应该怎么做？

肝癌获得根治性切除后，5 年内仍有 60%～70% 的患者会出现转移或复发。肝癌可通过血行、淋巴及种植转移。从肝脱落的癌细胞可种植在腹膜、膈和胸腔等处，引起血性腹水和胸腔积液，如种植在盆腔，可在卵巢形成较大的肿块。

目前，随着手术技术的提高和各种新的治疗方法的出现，对复发性肝癌的治疗除再手术外，又先后出现了经皮穿刺肿瘤内无水乙醇注射、经皮肝动脉插管化疗栓塞、微波固化、射频治疗、冷冻治疗和 X 线立体定向放疗等诸多治疗方法。分子靶向治疗、免疫治疗及中药治疗等多种方案的联合使用也有很好的临床效果。发现肝癌复发或转移，需积极治疗，做到定期复查，尽早干预，不可延误，才能巩固治疗效果，提高患者的生存获益。

第十六章

胆囊癌

▐▶ 胆囊癌的概念及临床表现

胆囊癌是发生在胆囊的癌性病变,主要发生于胆囊底和胆囊体,胆囊癌发病隐匿,一般不易被发现。胆囊癌的发生随年龄的增加而增加,高峰年龄在60岁以上,女性较多见,胆囊癌伴胆囊结石者占80%以上。目前认为,高脂饮食、肥胖是导致胆囊癌的高危因素。伤寒,特别是伤寒沙门菌感染会增加胆囊癌的发病率。胆囊癌的临床表现如下。

(1)早期:症状缺乏特异性,主要表现为右上腹不适或持续性隐痛或钝痛,并常伴有消化不良、厌油腻、嗳气和胃纳不佳等。

(2)进展期:右上腹或中上腹间歇性或持续性钝痛或绞痛,进行性加重,可放射至右肩、背、胸等。

(3)晚期:主要表现为黄疸,皮肤巩膜黄染,伴难以治疗的皮肤瘙痒。同时伴有消瘦、乏力,甚至出现恶病质,部分患者可出现发热。腹部包块可见。

▐▶ 哪些人需要警惕胆囊癌?

以下人群需要警惕胆囊癌:①40岁以上人群,女性患者,有慢性胆囊炎、胆囊结石病史或症状反复发作者。②黄疸、食欲缺乏、全身乏力、体重减轻、右上腹触及包块者。③右上腹或心窝部疼痛,按一般肝、胃疾患治疗无效者。④消化功能紊乱,如恶心、呕吐、厌油腻、稀便等,一般对症治疗无效者。

▐▶ 确诊胆囊癌需要做哪些检查?

胆囊癌的诊断方法包括肿瘤标志物检查、腹部超声、CT、肝动脉造影、经内镜逆行性胰胆管造影术(ERCP)和磁共振胰胆管成像(MRCP)等。

(1)肿瘤标志物:在胆囊癌患者的血液和胆汁中,CEA 和 CA19-9均有一定的阳性率,但特异性不强。

（2）腹部超声：B超检查是首选的影像学检查手段。高分辨率的超声检查可检测出早期和进展期胆囊癌。

（3）CT：敏感性不如B超，但观察胆囊壁情况的能力优于B超。如有疑问，可进一步使用增强CT。

（4）MRI检查：MRI无放射性辐射，组织分辨率高，可多方位、多序列成像，对病灶内部的组织结构变化显示优于CT。

（5）肝动脉造影：对中晚期胆囊癌的诊断意义较大。

（6）ERCP：对胆囊癌的常规影像学诊断意义并不突出，但它可同时采集胆汁进行细胞学检查，并对恶性梗阻性黄疸的定性和定位诊断具有极大价值。

（7）MRCP：一种无创性胆管影像学诊断技术，无须造影剂即可显示胆管系统。

▌▶ 胆囊癌的主要治疗方法有哪些？

手术切除仍是胆囊癌治疗的首选方案，如无法行手术切除，其他治疗方式还包括化疗、放疗和介入治疗等。

胆囊癌对多种化疗药物的敏感性均不强。目前常用的化疗方案主要以吉西他滨或氟尿嘧啶为主。胆囊癌对放疗有一定的敏感性，为防止和减少局部复发，可将放疗作为胆囊癌手术的辅助治疗。介入治疗适用于晚期胆囊癌，可改善患者状况，减轻痛苦，延长生存时间，多经肝动脉插管进行栓塞或化疗，可取得较好疗效。

▌▶ 胆囊癌的围术期注意事项有哪些？

胆囊癌的根治性手术多在胆囊切除的同时在胆囊床周围做肝组织的局部切除及术区淋巴结清扫。因此，胆囊癌患者围术期护理措施与肝脏切除手术护理相同。

▶ 胆囊癌术后多长时间复查？

术后前三个月应每月检查一次上腹 B 超及血生化、肿瘤标志物。以后最好每 3 个月复查一次，若 B 超或血象结果异常，应进一步行上腹增强 CT 或 MRI，以明确原因。

胆囊的主要作用就是储存胆汁，有浓缩和调节胆汁流量的作用，本身没有消化功能。正常情况下术后经过约 3 个月的逐步调理、适应，消化功能会恢复到术前的 70%～80%，半年后消化功能与术前就没有太大的区别了。

▶ 胆囊癌术后饮食应注意什么？

（1）饮食宜保持低脂肪、低胆固醇、高蛋白质的膳食结构，忌食动物脂肪及油腻食物。忌暴饮暴食、饮食过饱。忌烟、酒及辛辣刺激性食物。忌霉变、油煎、烟熏、腌制食物；忌坚硬、黏滞、不易消化的食物。

（2）养成规律进食的习惯，并且要做到少量多餐，以适应胆囊摘除术后的生理变化。消化不良的症状会持续约半年，随着时间的推移，胆总管逐渐扩大，会部分替换胆囊的作用，消化不良症状会慢慢减轻，这时饮食就可以逐步过渡到正常饮食了。

（3）注意饮食卫生，保持情绪稳定，避免发怒、焦虑、愁闷等不良情绪的产生，以防中枢神经和自主神经的调节性能紊乱，影响胆管代偿效果的恢复。

▶ 胆囊癌术后运动应该注意哪些问题？

（1）适当参加体育锻炼和轻体力活动。

（2）忌长时间坐、卧，可适当运动，以利于机体功能的恢复。

（3）术后 2～3 个月，可适当散步等，以促进机体恢复。

第十七章 ◀❙❙

胰腺癌

▌▶ 什么是胰腺癌？

胰腺癌是常见的消化道肿瘤之一，约 90% 为源于腺管上皮的导管腺癌。胰腺癌发病率男性高于女性，男女之比为（1.5～2）：1，男性患者远较绝经前女性患者多见，绝经后女性的发病率与男性相仿。

▌▶ 哪些人容易患胰腺癌？

目前并没有确切的研究得出胰腺癌的发生原因。但在一些研究报告中，可以找出一些可能的因素。

（1）遗传因素。遗传因素在胰腺癌致病中的作用尚不清楚，几种典型的遗传性癌症综合征可能与胰腺癌的发生相关，如遗传性胰腺炎、多发性内分泌肿瘤Ⅰ型和神经纤维瘤等。

（2）饮食习惯。大量研究证实胰腺癌的发生与饮食习惯、膳食结构和营养成分相关。高蛋白、高胆固醇饮食可促进胰腺癌的发生。

（3）乙醇。流行病学研究结果显示，长期酗酒可经过慢性胰腺炎而致癌。

（4）化学因素。常年接触油漆、染料和涂料(含联苯胺、羟化物)者易患胰腺癌。

（5）糖尿病。糖尿病是胰腺癌的早期症状还是胰腺癌的病因现在尚无定论，二者互为因果是目前公认的说法。有报道称糖尿病患者患胰腺癌的概率比其他人高 4 倍，同时胰腺癌本身也可引发糖尿病。

（6）慢性胰腺炎。慢性胰腺炎是胰腺癌的高危因素，二者经常共存且有相同的致病因素，如吸烟和大量饮酒。

（7）慢性胆管、胰腺病史。

▮▶ **如果没有以上这些高危因素，是不是就可以放松警惕了呢？**

没有以上高危因素，并不意味着就不会患胰腺癌。如果出现以下情况，应该警惕：①腰背部疼痛，消化不良，甚至出现黄疸。②非糖尿病患者血糖异常升高或出现反复发作的胰腺炎。③短期内不明原因的体重明显下降。④无法解释的脂肪泻。有上述症状者，应到专科医院重点检查，做到早发现、早诊断、早治疗。这里要着重强调的是，检查最好是在大的专科医院并由有经验的医师进行。由于医师的技术、经验以及设备等原因导致有问题未能及时发现而延误诊治的情况并不罕见。

▮▶ **胰腺癌有哪些早期信号？**

由于胰腺位置较隐蔽，早期胰腺癌几乎没有任何症状，通常是当肿瘤大到一定程度后，人们才知道事态严重。如果有下列情形，应提高警惕。

（1）上腹隐痛不适。主要表现为胃部不适，部分患者可伴有消化不良，就诊于消化内科，行胃镜检查可表现为浅表性胃炎或糜烂性胃炎等，经对症治疗可稍有缓解，2~3个月后症状再次出现。60岁以上患者如有以上相似症状，建议做进一步检查，包括腹部增强 CT 和肿瘤标志物监测。由于胰腺癌会侵犯腹腔神经丛，进而导致腰背部不适，大部分患者认为是自己腰椎的问题或腰肌劳损造成的，就诊于骨科进行推拿、按摩，短时间内也会有效果，但一段时间后症状再次出现，建议在治疗腰背部疼痛的同时，要多考虑一些，症状无明显改善时及时到医院进行常规排查。

（2）不明原因的慢性腹泻。每天 3~5 次排便，多在进食油腻食物后，马桶上漂有一层油脂成分，大部分患者会认为是拉肚子或痢疾，口服药物后症状缓解，不去医院检查从而延误病情。建议大便次数增多且有脂肪成分（大便后马桶上漂有一层油脂成分）者，需到医院检测胰腺外分泌功能,排除恶性疾病。

（3）明显的体重减轻。如果短期内(3~6个月)体重下降达5kg以上,需要重视起来,这种症状最不典型,是大部分恶性肿瘤晚期患者都有的表现。

（4）黄疸。全身皮肤黏膜黄染,多数人以眼球巩膜黄染为首发症状。原因是胰腺肿瘤压迫胆总管,影响胆汁入肠道。黄疸更多见于壶腹和胆管下段肿瘤。但需要指出的是,黄疸的出现并不意味着肿瘤到了晚期,有些情况下正是由于黄疸才使得肿瘤被较早地发现。

在此要强调的是,有上述症状并不一定代表患胰腺癌,急、慢性胰腺炎也可能会有上述部分症状。所以,当身体有任何不舒服时,不应自行服药,最好的方法就是寻求专业医师,找出病源,以免错过最佳治疗时机。

▐▶ 如何预防胰腺癌？

胰腺癌并非像一般人想象中的那么可怕,三级预防理论的提出为我们远离胰腺癌提供了全方位的指导。

（1）一级预防:养成良好的生活方式,避免"三高"饮食,不吸烟,坚持锻炼身体,忌暴饮暴食或酗酒,少接触萘胺和苯胺等有害物质。

（2）二级预防:早发现,早诊断,早治疗。要提高早期胰腺癌的诊断率,首先须重视对高危人群的筛查。其次,临床上应警惕胰腺癌报警症状,如出现上腹部疼痛、腰背部隐痛、食欲减退、腹胀、皮肤巩膜发黄、大便颜色变浅、不明原因的乏力和不明原因的体重下降等,均应及时检查,尽早明确诊断,以免延误治疗。

（3）三级预防:对症治疗,防止病情恶化和肿瘤复发转移,预防并发症和后遗症的出现。

▐▶ 胰腺癌检查与诊断包括哪几种方式？

超声检查、CT检查、MRI及MRCP检查、ERCP检查、超声内镜（EUS）

检查、血液生化免疫学检查和穿刺病理学检查可帮助确诊胰腺癌。

▶ MRCP 检查的注意事项有哪些？

（1）检查前须取下一切含金属的物品，如金属手表、眼镜、项链、义齿、义眼、纽扣、皮带、助听器等。

（2）装有心脏起搏器的患者禁止做此项检查。

（3）保持呼吸平稳，切忌检查期间咳嗽或进行吞咽动作。

（4）检查时要带上已做过的其他检查材料，如 B 超、X 线和 CT 的检查结果。

▶ ERCP 检查的注意事项有哪些？

（1）检查前：禁食，禁水，禁烟 6～8h，排空大小便，放松精神。

（2）检查中：当内镜到达咽部时，做吞咽动作。

（3）检查后：多饮水，促进造影剂排空，待咽喉部麻醉作用消失，方可进低脂半流质食物 2～3 天。若喉痛或声嘶，可使用清喉利咽药物。

▶ 穿刺病理学检查的注意事项有哪些？

（1）穿刺术前、术后禁食约 8h。

（2）术后卧床 12h。

（3）术后止血，使用生长抑素，防止出血及减轻胰腺损伤。

▶ 胰腺癌的治疗方法有哪些？

手术、化疗、放疗、射波刀治疗、靶向治疗、生物免疫治疗和中医药治疗等都是胰腺癌的重要治疗手段。其中，手术是可切除性胰腺癌的首选治疗手段，医师会根据患者的具体情况，提供个体化治疗建议。

▶ 治疗胰腺癌的手术术式有哪些？

胰腺癌根据肿瘤的位置和大小决定手术术式，包括胰十二指肠切除术、胰体尾切除术，还有较少使用的术式，如全胰切除术和次全胰切除术等。胰十二指肠切除术是腹部外科最复杂的手术之一，也是胰头癌的根治性手术方式。随着微创技术的不断发展，腹腔镜手术已广泛应用于胰腺疾病的手术治疗中。腹腔镜胰十二指肠切除术(LPD)及腹腔镜胰体尾切除术(LDP)已经在胰腺癌根治术中开展，也体现出了腹腔镜技术的微创优势，其安全性和有效性也得到了初步证实。

▶ 术前准备事项有哪些？

(1)戒烟。吸烟者，呼吸道黏膜因受尼古丁刺激会导致分泌物过多，从而引发术后痰多而堵塞气道。加之术后伤口疼痛、咳痰无力、气喘，易造成肺感染，因此术前必须戒烟。

(2)有效的咳嗽、排痰训练。用双手或枕头轻压伤口两侧，起固定或扶持作用，咳嗽时从两侧按压伤口，以抵消咳嗽所致的伤口局部牵拉，先轻咳几次，使痰液松动，再深吸气屏住，用力咳嗽。

(3)练习床上使用便器。

(4)练习床上排气操。术后患者通常都要经历"术后卧床"这一特殊阶段，进行早期而有效的功能锻炼对于缩短手术后恢复期，尽快恢复日常生活能力起着非常重要的作用。具体操作步骤如下：①身体放松，做深呼吸，吸气时收缩肛门，呼气时放松肛门。②做足背伸屈运动。③做脚踝旋转运动。④双腿屈膝，左右摇摆。⑤双腿抬起，屈膝，在空中交替做蹬车运动。

▶ 术后饮食有哪些注意事项？

术后患者要根据疾病情况及术中情况来确定如何饮食。一般来说，手术后当天禁食、禁水,通过肠外、肠内营养来满足机体需要。术后 1~2 天,根据术式可遵医嘱进流质食物,待胃肠道逐渐适应后,再逐渐过渡到低脂半流质食物直至普食。一般要求术后 1 个月主要以半流质食物为主,少量多次(每天 6~8 餐),自我感觉八成饱就可以,逐渐恢复至术前饮食习惯,整个过程中宁慢勿快。术后恢复需要大量的能量来补充体力和自身修复,所以术后应以高蛋白、高维生素食物为主,少油腻食物,但不提倡不用油。脂肪类食物有助于脂溶性维生素的吸收,且可增加食物的可口程度。总结五点要做到——忌不洁食物、忌不易消化食物、忌酒、忌烟、忌刺激性食物。

流质食物包括藕粉、米汁、鱼汤、鸡汤、排骨汤、果汁等,但要滤油、滤渣。

半流质食物包括面汤、稀饭、菜泥、蛋羹等,可用高汤制作面汤,并可根据患者口味加入瘦肉末、碎菜叶等,以保证营养均衡。

▧▶ 术后第一次下床应注意什么?

(1)床上下肢功能锻炼是基础。

(2)在医护人员指导下早期下床活动。

(3)妥善固定好各导管,以防脱出。

(4)第一次下床必须由医护人员和家属共同陪同。

(5)下床三部曲:在床上坐 3min,床旁垂腿坐 3min,在他人搀扶下下地站立 3min,迈步前行。若有头晕、心慌等不适应立即卧床休息。

(6)下床运动的持续时间和距离应循序渐进,量力而行。

(7)防跌倒:穿合适的衣物并穿防滑拖鞋,挪开活动区域的障碍物并避免地面湿滑。

▶ 胰十二指肠切除术后到未正常进食前为什么要经鼻饲管或空肠造瘘管给予肠内营养？

由于胰十二指肠切除术切除了部分胃，在胃蠕动尚未恢复或胃肠吻合口尚未愈合之前，患者还不能正常进食。而此时，小肠的吸收功能早已恢复，所以医师在手术过程中为患者留置了鼻饲管或空肠造瘘管。通过这些导管给患者输入一些肠内营养液，既能供给患者能量，促进康复，又充分利用了小肠的功能，还不会加重胃的负担，影响胃部伤口的愈合。总之，肠内营养对于胰十二指肠切除术后的患者起到非常重要的作用。

▶ 术后什么时候开始复查？间隔多长时间复查？术后复查要做哪些检查项目？

术后 2 年内每 3 个月、2 年后每 6 个月复查 1 次，复查血常规，肝、肾功能，血清肿瘤标志物、腹部 CT/B 超和胸片，直至第 5 年。5 年后每年复查 1 次，复查血常规，肝、肾功能，血清肿瘤标志物、腹部 CT/B 超和胸片。

▶ 黄疸导致的瘙痒怎么办？

（1）穿宽松、肥大、柔软的棉质或丝质衣服。

（2）勿抓挠皮肤，以防皮肤破损引起感染。

（3）用温水擦拭皮肤，禁止使用含乙醇和碱性皂液等对皮肤有刺激的洗剂。

（4）使用炉甘石散可暂时缓解瘙痒症状。若症状严重影响睡眠，医师可为患者开具苯海拉明等抗组胺药物。

（5）随着手术、PTCD 和使用保肝减黄药物等，血清胆红素下降，皮肤析出的胆盐减少，瘙痒症状即可缓解。

▐▶ 饮食方面应注意什么？

胰腺具有内、外分泌功能，对血糖调节及营养物质的分解都起着重要作用。术前的合理饮食对增强患者免疫功能和为术后机体储备能量、保证顺利康复起着非常重要的作用。因此，术前应以高蛋白、高维生素、低脂饮食为主。对伴有血糖异常的患者，应遵循糖尿病饮食原则，严格控制血糖。此外，胰腺癌手术后因重建消化道，消化系统和内分泌系统都有很大的改变，所以术后更应加强营养摄入，保证营养的重组和均衡，以促进机体恢复。

▐▶ 什么是高蛋白、高维生素、低脂饮食？

（1）高蛋白饮食：鱼、虾、鸡肉、瘦肉、豆制品、奶制品。饮食以软烂、易消化、少量多餐为原则，烹饪方法以蒸、煮、炖为主。

（2）高维生素饮食：各种绿色蔬菜及水果。

（3）低脂饮食：忌食肥肉、动物内脏、松花蛋、鱼子酱、蟹黄等。

▐▶ 哪些情况提示患者应及时复查？

提示患者应及时复查的情况有：①黄疸再次出现或又加重。②腹胀、腹水、肢体水肿。③进食后不易消化、恶心、呕吐。④持续性高热伴寒战。⑤疼痛加重。⑥明显消瘦。⑦大小便颜色、性状、次数改变。⑧消化道出血，如呕血或便血。⑨引流液体的颜色、性状、质地和引流量有明显改变。

▐▶ 出院后可以做哪些运动？

在体力耐受的情况下，循序渐进，患者可做一些轻、中度有氧运动，如散步、做操、打太极拳、慢跑等，不能过度活动，以免适得其反，影响身体恢复。

▶ 携带导管(如 PTCD 引流管、T 形管、营养管等)回家的患者,在居家导管维护方面应注意什么?

携带导管回家的患者应注意导管的固定,引流管应低于穿刺点,防止反流,避免感染,防止导管扭曲、牵拉、脱出。当遇到引流管周围有渗液时,请及时到医院换药。如 PTCD 引流管、T 形管、胰腺引流管引流不畅或引流液颜色出现变化时,请及时与主管医师联系。携带营养管回家的患者,导管要妥善固定,防止脱出。注入营养液前后请用 37~38℃的 30~50mL 温水脉冲式冲管,确保导管通畅及清洁。如果导管出现不畅或有阻力等情况,严禁暴力冲管,请及时与医院联系。

▶ 参考文献

[1]武春涛.胰腺癌早期症状及术后饮食建议[J].健康向导,2018,24(4):26-27.

[2]赵玉沛.胰腺病学[M].北京:人民卫生出版社,2007:15-42,496-501.

第十八章

大肠癌

▮▶ 大肠癌的分类及发病因素

大肠癌主要包括结肠癌和直肠癌,二者在发病原因、预防、治疗和预后方面有颇多相似之处。

大肠癌的发病因素有:①吸烟。②疾病因素,结直肠息肉史、慢性结肠炎性疾病及胆囊切除史等也与大肠癌的发生有关。③体力活动与肥胖。流行病学研究认为,长年久坐是罹患大肠癌的危险因素。此外,结肠癌,尤其是男性结肠癌的危险性升高与高体重指数有关。④饮食结构改变。饮食中纤维素含量低是诱发大肠癌的主要危险因素。若脂肪、肉类食用过多,且其中胆固醇的含量较高,也会增加大肠癌的发病率。⑤遗传因素,如家族史、家族性癌综合征和家族性息肉综合征等。

近年来,大肠癌的发病率和死亡率呈上升趋势。大多数患者发现时已属中晚期,在诊疗规范指导下合理有效地安排治疗是提高治愈率、保障医疗安全的关键。

▮▶ 大肠癌的发病特点有哪些?

在我国,大肠癌主要发生在经济较发达的地区。目前在我国大多数地区,大肠癌已成为发病率上升最快的恶性肿瘤之一。动物脂肪和蛋白质摄入过高、食物纤维摄入不足是大肠癌,尤其是结肠癌的主要高危因素。长年久坐而很少从事体力活动也是引发大肠癌的一种危险因素。有大肠癌家族史(家族性腺瘤性息肉病、Gardner 综合征、遗传性非息肉性结肠癌)的人比一般人群患大肠癌的危险性高。大肠息肉史、慢性结肠炎性疾病及胆囊切除史与大肠癌的发生有关。吸烟、饮酒使患结肠癌的危险增高。

▮▶ 大肠癌的临床表现有哪些?

早期大肠癌无明显症状,病情发展到一定程度才出现下列症状:

①排便习惯改变。②大便性状改变(变细、血便、黏液便等)。③腹痛或其他腹部不适。④腹部肿块。⑤肠梗阻。⑥贫血及全身症状,如消瘦、乏力、低热。

▶ 大肠癌的普查项目有哪些?

(1)直肠指检:是诊断直肠癌最直接的方法,可初步了解癌肿和肛缘的距离以及癌肿的大小、硬度、形态及与周围组织的关系。

(2)实验室检查:大便隐血试验可作为高危人群的初筛方法及普查手段。试验结果持续阳性者应做进一步检查。癌胚抗原(CEA)测定对大肠癌的诊断有一定价值,特异性不高,但有助于分析患者的疗效和预后。

(3)影像学检查:B超和CT检查有助于了解直肠癌的浸润深度及淋巴转移情况,还可提示有无腹腔种植转移、肿瘤是否侵犯邻近组织器官或有无肝肺转移灶。

(4)内镜检查:可通过直肠镜、乙状结肠镜或纤维结肠镜检查来观察病灶的部位、大小、形态以及肠腔狭窄的程度等,并可在直视下获取活组织进行病理检查。内镜检查是诊断大肠癌最有效、最可靠的方法。

▶ 哪些人群需要做筛查?

通常认为大肠癌的高危人群包括:①患过大肠癌或大肠腺瘤者。②患过女性生殖系统肿瘤,特别是接受过盆腔放疗者。③胆囊切除术后的患者。④患过重症溃疡性结肠炎且患病10年以上未愈者。⑤直系亲属中有2人以上患过大肠癌或有1人50岁以前患过大肠癌。⑥疑本人属于遗传性非息肉性结肠癌家族成员。⑦疑本人属于家族性腺瘤性息肉病家族成员。

▶ 如何预防大肠癌？

（1）一级预防：针对大肠癌的病因开展预防工作，减少、消除大肠癌的致病因素，抑制正常细胞的癌变过程。

1）饮食干预。减少能量摄入，减少食物中脂肪的含量，特别是尽量少吃煎烤后的肉类，有助于减少大肠癌的发生；尽量多摄入蔬菜、水果和纤维素。

2）改变生活方式。增加体力活动，减少吸烟、饮酒。

3）治疗癌前病变。尽早切除大肠腺瘤，治疗溃疡性结肠炎，可降低大肠癌的发病率和死亡率。尤其是对于有家族史的患者，通过遗传学检查，筛查出高危人群，进行结肠镜检查，是大肠癌预防工作的重要方面。

（2）二级预防：通过普查可以做到早期发现，早期诊断，早期治疗，以减少肿瘤引起的死亡。

（3）三级预防：对于大肠癌患者应以手术治疗为主，辅以适当的放化疗、中医药治疗和免疫治疗，以提高大肠癌的治疗效果。

▶ 大肠癌检查与诊断包括哪几种方式？

除体格检查外，大肠癌检查与诊断还包括结肠钡剂灌肠检查、B 超检查、MRI 检查、内镜（包括直肠镜、乙状结肠镜、纤维结肠镜）检查、超声内镜检查、血液检查、CT（普通／增强）检查和病理组织学检查。医师会根据患者的具体情况选择检查项目。

▶ 内镜检查的注意事项有哪些？

内镜检查之前，必须做好准备，检查前进无渣流质食物，服用泻剂或清洁洗肠，使肠腔内粪便排净。

结肠肠管在检查时可能出现皱缩，因此内镜所见肿物与肛门的距离可能存在误差，建议结合 CT 或钡剂灌肠明确病灶部位。检查后应卧床休息,如有不适请及时联系医务人员。

▌▶ 肠镜检查前需要做哪些准备?

(1)饮食准备:检查前3天进少渣饮食,如粥、软烂面条等。检查前1天进无渣流食,如藕粉、米汤等。检查日早晨禁食。

(2)肠道清洁:于检查前4~6h服用泻剂,直至排出水样清便。

▌▶ 肠镜检查的注意事项

患者检查前可向医师了解肠镜的检查过程。检查过程中可能会出现腹胀、腹痛等不适,患者应注意缓解自己的紧张情绪,在医师和护士的协助下取左侧卧位,放松裤带,双下肢屈曲,暴露臀部,插镜时要在医师的指导下放松腹部。

一般肠镜检查后不要立刻进食,待结肠内气体排出,腹胀消失后方可进食。要注意大便的颜色以及血压、脉搏的情况,检查结束后自我感觉有无腹胀、腹痛等不适。若出现血便、腹痛明显和发热等须及时就医。

▌▶ 超声内镜检查的注意事项

检查前准备同普通肠镜检查,护士可能会为患者注射镇静药或止痛剂,以避免肠蠕动造成干扰。

检查过程中的患者配合基本同肠镜检查。

检查结束后,患者应自我感觉有无腹胀、腹痛等不适,要注意大便的颜色,若出现血便、腹痛明显和发热等不适,须及时就医。

▌▶ 结肠钡剂灌肠检查需要注意什么?

检查前2天要进少渣易消化食物,检查前1天清洁洗肠,以保证结肠清洁、无粪便残渣。结肠急性出血、穿孔及感染者禁行此项检查。

患者检查前可向医师了解结肠钡剂灌肠检查的过程，配合医师注入钡剂，如出现腹胀、腹痛等不适应及时通知医师。检查时在医师和护士的指导下采取适宜体位。

检查结束后，医师会帮助患者从肛门排出钡剂，请患者不要紧张，这是检查中使用的钡剂被排出体外的过程。如有腹胀、腹痛等不适，应及时通知医师给予相应处理。

▮▶ 大肠癌的治疗方法有哪些？

大肠癌的治疗方法包括外科治疗（手术治疗、内镜治疗）、放射治疗、内科治疗（术前化疗、姑息性化疗）、免疫治疗和中医药治疗。医师会根据患者的具体情况，提供个体化治疗建议。

▮▶ 术前患者需要做哪些准备？

（1）配合术前检查：术前检查可以得出患者比较全面的身体信息，有助于医师评估患者情况，患者应配合医师进行术前检查。

（2）补充营养：多摄取碳水化合物、蛋白质及维生素等。不能经口进食或吸收不良时，医师会采用肠外营养支持治疗供给患者所需的营养。

（3）肠道准备：术前三天进少渣食物，术前一天进无渣流质食物，以减少粪便。给予清洁洗肠。术日晨应禁食、禁水。

（4）适应性训练：配合进行深呼吸、咳嗽、翻身及肢体运动等，以减少术后并发症。

▮▶ 术后饮食应注意什么？

患者肠蠕动恢复后，应遵医嘱饮水、进食。应避免刺激性或坚硬的食物，宜选用易消化的流质和半流质食物，如藕粉、米汤、鸡汤、鱼汤、鸡蛋羹等。要以稀软饮食开始，待身体逐步适应后再增加其他食物。应注意不要吃过多的油脂，忌食生、冷、硬、油炸及刺激性食品，要合理搭配糖、脂肪、蛋白质、矿物质和维生素等,要食用谷类、瘦肉、鱼、蛋、乳、蔬菜及豆制品,但每种食物的量不要过多,这样才能补充体内所需的各种营养。在食物的烹调上,应以清淡为主,减少调味品用量,并用非刺激性调味品烹调食物。手术后初期不能正常进食时,应以静脉输液为主,注意加强护理和饮食营养,促进身体恢复。

▮▶ 术后如何预防便秘?

多饮水,吃一些清淡、易消化、新鲜、卫生的食物。选择可以补充膳食纤维的鱼、蛋、少量瘦肉、新鲜蔬菜和水果。养成细嚼慢咽的健康饮食习惯,以防止便秘。如发生便秘,必要时可以让医师给予缓泻药。

▮▶ 术后留置引流管的注意事项有哪些?

(1)引流管要保持适宜的长度,患者翻身活动时应避免引流管脱出,一旦发生意外,要及时通知医师做相应的处理。

(2)保持有效引流。引流管不可受压、扭曲、折叠。经常向离心方向挤捏引流管,可保持引流管通畅,防止阻塞。按引流管的放置目的和位置采取不同体位,通常取半坐卧位可保持有效引流。负压引流者,要保持适宜的负压。引流袋固定位置不得高于管口平面,以防引流不畅或反流。

▮▶ 术后什么时候开始复查? 间隔多长时间复查?

建议患者在手术后 1 个月时做第 1 次复查,之后每 3 个月复查 1 次。之后遵医嘱定期复查,复查时遵医嘱进行必要的检查。随诊检查出的大肠腺瘤均建议切除。

▐▶ 术后复查常规要做哪些检查项目？

术后复查常规项目包括体格检查、腹/盆腔超声检查、胸/腹/盆腔CT或MRI检查、肠镜检查、CEA测定和CA19-9测定等。医师还会根据患者的情况，选择其他检查项目。

复查前，患者需携带既往病历及相关检查结果；如需进行血液、B超、肠镜等检查，应依据相应要求（空腹、禁食、禁水、憋尿等）来院；若居家期间有疑问或身体不适，应及时向医务人员咨询；年老体弱者应由家属陪同，必要时乘坐轮椅或平车来院。

▐▶ 造口患者如何正确选择和使用肠造口袋？

手术早期宜选用透明、无碳片、开口袋，康复期可选择不透明造口袋。排泄物稀薄宜选开口袋，排泄物浓稠，开口袋或闭口袋均可选择。视力障碍者宜选透明造口袋，手灵活性差者宜选预开口造口袋。腹部平坦或膨隆者宜选平面底盘，造口回缩宜选凸面底盘加腰带。造口底盘发白或卷边时，宜尽快更换，宜在清晨空腹时进行。换袋时动作要轻柔，注意保护皮肤。排泄物满至1/3~1/2时应及时更换肠造口袋，以防粪便外溢污染衣物。

▐▶ 如何做好居家的皮肤护理？

皮炎是最常见的并发症，碱性肠液及稀便刺激是导致皮炎的关键。应随时观察皮肤有无潮湿、红肿、出血、糜烂等。要保持造口周围皮肤干燥、清洁，用温水彻底清洗造口及周围皮肤，然后用清洁的软布或纸巾轻轻蘸干，再涂皮肤保护膜进行保护，出现溃疡或脓肿应及时到医院处理。

▮▶ 造口周围皮肤发红或糜烂应如何护理？

如果造口周围皮肤发红，可能是由排泄物附着引起的。如果无法确定其原因，请咨询护士和造口师，或至当地医院和造口门诊咨询。如果是由排泄物附着引起的，应提早更换肠造口袋，选用材质好、不过敏的肠造口袋。当腹泻或大便不成形时，不要选择无黏性的捆绑式肠造口袋，以免出现粪便渗漏和异味明显的现象。可选择粘贴式的一件或两件式肠造口袋，同时增加造口袋的更换频率。出现粪便渗漏、疼痛或其他状况时应及时更换造口袋。

若皮肤发生糜烂，可先用生理盐水清洗造口周围皮肤，局部使用无刺激皮肤保护膜、造口护肤粉或水胶体敷料，必要时使用防漏膏/条或防漏贴环等。如糜烂较重，建议及时到医院处理。

▮▶ 造口周围皮肤瘙痒是怎么回事？

可能是由造口过敏性皮炎引起的。如果想要护理好造口周围皮肤，需要识别各种并发症。如果患者自己无法准确识别，请咨询护士和造口师，或至当地医院和造口门诊咨询。

▮▶ 造口周围皮肤出现粪水性皮炎或机械性损伤应如何处理？

粪水性皮炎可能是由结肠造口粪便中的高浓度细菌和回肠液中蛋白酶的腐蚀以及食糜经常浸渍引起的，可导致皮肤潮红和溃烂。

处理方法：及时清洗溢入皮炎区的粪水。在肠造口术后，切口愈合拆线前应使用生理盐水清洗造口周围皮肤，然后用干棉球或干纱布轻轻蘸干。通常在皮炎处撒上造口护肤粉，用干棉签抹匀，并把多余粉剂轻轻清除，以免影响粘胶的粘贴性能。再使用无刺激皮肤保护膜保护造口周围皮肤，可起到保护皮肤免受粘胶损害、化学刺激及粪便刺激的作用。

皮肤机械性损伤多是由造口袋选择不当、强行剥离或频繁更换引起的。

处理方法：粘贴造口袋时动作应轻柔,避免损伤。造口袋携带时间不宜过长。如有皮肤损伤,可根据情况使用伤口敷料。粘胶相关性皮肤损伤宜选择无胶带封边的造口底盘,压力性损伤应去除压力源。

▮▶ 出院后提示患者及时就医的情况有哪些?

若有由造口周围皮肤感染导致的皮肤炎、皮肤黏膜分离和造口周围皮肤出现增生等情况时,应及时到医院就医,由医师及造口师给予处理。

▮▶ 在更换造口袋时需要注意什么?

目前用于肠造口护理的器械种类较多,有一件式、两件式和造口栓等。

在使用前要测量好造口的大小,造口袋底座环裁剪要适当(一般比造口边缘多出 1~2mm),以避免造口袋底座环裁剪过小而压迫造口,影响造口的血液循环,或裁剪过大引起粪便渗漏,刺激造口周围皮肤。

撕去旧造口袋时要一手按压皮肤,一手轻揭造口袋,自上而下缓慢将造口袋底座撕除。不可使用过氧化氢、乙醇等刺激性消毒液清洗造口及周围皮肤,用 0.9%氯化钠溶液或普通清水擦洗即可。

待皮肤完全干燥时,将裁剪好的造口袋贴于造口周围,轻轻按压至粘贴牢固。底座粘贴时间一般为 3~5 天,以免皮肤皮脂腺和汗腺的分泌物在底座下积聚,影响皮肤呼吸。

▮▶ 肠造口患者日常生活中穿衣时应注意什么?

一般情况下,以宽松、舒适的衣物为宜;衣料要柔软、弹性好、色泽较深;腰带宜宽松,可穿背带裤,以免腰带压迫造口。

▶ 有造口后，日常生活中应注意什么？

每天观察造口及排泄物的性状，如出现造口出血、脓血便，造口停止排气、排便以及造口突然膨出应及时就医。如大便干结，应适当口服润肠剂。应避免从事重体力工作，尽量避免提举重物。还应避免穿紧身衣服，以免摩擦造口。

▶ 带造口袋后还能参加体育活动吗？

完全康复后，患者可适量参加一些不剧烈的体育活动，如台球、保龄球、自行车、慢跑及远足旅行等。同时应避免可增加腹压的活动以防止疝气的发生，如举重。而一些活动身体碰撞激烈，易造成造口损伤，如篮球、足球等，也应避免。

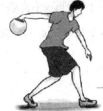

完全康复后，可以适量参加一些不剧烈的体育活动

▶ 居家饮食应注意什么？

患者应养成定时进食的习惯，以低渣、无刺激性食物为主，促进粪便成形，减少膳食中可引起臭味和产气的食物。进食过程中可闭嘴咀嚼，避免吞入过多空气引起腹胀。

▶ 造口狭窄及造口旁疝应该如何预防？

造口狭窄主要是由造口周边愈合不良、感染后形成瘢痕环、皮肤或腹壁内肌肉层开口过小，以及术后未定时扩肛引起的。一旦出现造口狭窄，应评估狭窄的表现及程度。小指无法伸入造口时应报告医师。造口旁疝是由腹直肌外筋膜切口过大和腹部肌肉软弱引起的，多见于年老体弱、肥胖和腹压持续增加的患者。术后6周内不要提举超过6kg的重物，同时进行适当锻炼，以增加耐受力。

▮▶ 术后性生活应注意什么?

在身体允许的情况下,可恢复性生活,尤其是 50 岁以下患者。但在性生活前,双方除了做好心理准备外,还要做好造口的检查工作,确保造口袋稳妥不渗漏。

▮▶ 经常便秘会患大肠癌吗?

便秘不是患大肠癌的原因,患者不用过度担心。但便秘是大肠癌的症状之一,这点需要引起患者的警惕。如果患者年龄在 60 岁以上或便秘 5 年以上,罹患大肠癌的概率会较高,建议定期进行肠镜筛查。如果患者同时有慢性腹泻、血便、便秘或有这三种症状中的两种,建议立刻进行肠镜检查。

▮▶ 大肠癌会遗传吗?

目前,大肠癌的发病原因大致有三个方面,即环境因素、遗传因素和肠道其他疾病,其中,遗传因素在大肠癌的发病中起重要作用。临床上发现,有大肠癌家族史的人群比普通人群的大肠癌发病率高,故亲子间、家族成员间患病常见。

大肠癌是可以遗传的,但也不必为此过分担心。从遗传学角度看,大肠癌分为遗传性和非遗传性两大类,前者是可以遗传的,后者通常伴有某些基因错配或突变,而这些基因是可以遗传给下一代的,因此非遗传性大肠癌也有一定的遗传可能。不过,只要能听从医师的嘱咐,定期随访,做到早预防、早诊断、早治疗,便可最大程度防治大肠癌。

▮▶ 每年体检时,是否有必要做肠镜检查?

肠镜检查是明确诊断大肠癌的可靠方法。对患有家族性肠息肉、溃疡性结肠炎等与结肠癌有密切关系的疾病的高危人群, 应高度重视并定期进行纤维结肠镜检查。青年人大肠癌好发部位多为直肠,而直肠指检操作简单,80%的直肠癌可通过指检发现,对直肠指检结果有疑问的患者应进行结肠镜检查。肠镜检查不但能发现早期大肠癌,更主要的是能及时发现癌前期病变,并通过积极治疗,终止癌变并降低大肠癌的发生率。

▐▶ 肠镜检查痛苦吗?

一般来讲,大多数人都可以耐受肠镜检查。但传统肠镜检查由于肠镜在肠腔内推进时,肠腔会反射性痉挛,尤其是通过几个生理弯曲时,患者常疼痛得难以忍受,甚至会刺激血管迷走神经,出现血压降低、心动过缓、恶心、皮肤苍白和出汗等并发症,会给患者造成一定痛苦。如果不是麻醉剂过敏者,可考虑无痛结肠镜。用药后,受检者能很快入睡,消除了焦虑、恐惧导致的心理应激反应。检查后,受检者能很快苏醒,多数人会感觉无不适症状,未发生并发症和不良反应。

▐▶ 带造口袋会有异味吗?

会有,但有办法可减轻造口异味。

(1)为了减轻异味,应保持大便通畅。饮食应以低渣、无刺激食物为主。应避免食用如辣椒、芥末、胡椒和咖啡等刺激性食物,多食用新鲜的绿叶蔬菜。

(2)避免食用易造成腹泻及产气的食物,如干豆类、土豆和未成熟的水果等。这些食物在肠道细菌的作用下可产生大量的硫化氢和甲烷等,会造成腹胀、频繁排气和异味。大量饮用碳酸类饮料和啤酒会产生较多的 CO_2,也会造成排气增多,所以应避免或减少饮用。

(3)应避免或减少食用易产生异味的食物,如鱼、洋葱、生萝卜、生葱和生蒜。

(4)可以选择具有去除异味作用的造口产品,如带有炭片的造口袋。

▐▶ 做了造口是否可以洗澡？

可以，建议淋浴。洗澡时，可用造口袋覆盖造口或拿开造口袋，以淋浴的方式清洗身体及造口，避免使用肥皂及沐浴露清洗造口，不用担心水会流入造口。

第十九章

子宫颈癌

▉▶ 子宫颈癌的概念及发病因素

子宫颈简称宫颈,子宫颈癌简称宫颈癌。子宫颈癌是女性生殖系统中最常见的恶性肿瘤,多数患者为鳞状上皮癌。肿瘤早期以局部生长为主,多向宫旁组织、盆腔脏器浸润及向盆腔淋巴结转移。子宫颈癌的发病因素如下。

（1）病毒感染:高危型人乳头状瘤病毒（HPV）持续感染是子宫颈癌的主要危险因素。我国常见的高危型 HPV 包括 16、18、31、33、45、52、58 型等,90%以上的子宫颈癌伴有高危型 HPV 感染。

（2）性行为及分娩次数:子宫颈癌的发生与多个性伴侣、初次性生活早于 16 岁、初产年龄小和多孕多产等密切相关。

（3）其他生物学因素:沙眼衣原体、单纯疱疹病毒Ⅱ型和滴虫等病原体的感染在高危型 HPV 感染导致子宫颈癌的发病过程中有协同作用。

（4）其他行为因素:吸烟作为高危型 HPV 感染的协同因素可以增加子宫颈癌的患病风险。此外,营养不良、卫生条件差也可促使疾病的发生。

（5）长期服用口服避孕药:服用口服避孕药 8 年以上,宫颈癌,特别是腺癌的风险增加。

▉▶ 子宫颈癌的发病特点及临床表现

任何年龄都可发生子宫颈癌,39~49 岁为发病高峰。该病的平均发病年龄有年轻化趋势。

癌前病变及宫颈癌早期可无任何症状。常见症状为接触性阴道出血和异常白带,如不规则阴道出血、绝经后阴道出血、血性白带和白带增多。晚期患者可出现阴道大出血、腰痛、下肢疼痛及水肿、贫血、发热及少尿等。癌中晚期,症状较前更为加重,接触性出血明显,出血量多,时间长。

Ⅲ▶ 子宫颈癌的普查项目有哪些？

（1）妇科检查：医师会撑开阴道，观察子宫颈和阴道上半部，从腹部或用指检的方法可以检查盆腔内器官，如子宫、卵巢、输卵管、阴道、膀胱及直肠是否有外形及体积异常。

（2）液基薄层细胞检测（TCT）：作为宫颈癌筛查的首要方法，是目前国际上最先进的一种宫颈癌细胞学检查技术。TCT应在月经来潮后的第10~18天检查，以保证图片的准确性。患者检查前24h应禁行阴道冲洗、性生活、阴道检查及阴道上药。

Ⅲ▶ 哪些人群需要做阴道镜检查？

电子阴道镜检查适用于有性生活经历的女性，特别对宫颈糜烂（宫颈柱状上皮异位）且久治不愈、有接触性出血史、子宫颈细胞学检查为阳性、宫颈细胞学高度病变伴HPV16、18型感染的患者有重要价值。

Ⅲ▶ 如何预防子宫颈癌？

（1）高危人群应定期进行筛查：筛查起始年龄为25~30岁。65岁及以上女性若既往10年内每3年1次，连续3次细胞学检查无异常或每5年1次，连续2次HPV检测阴性，无CIN病史，则无须继续筛查。

（2）注意卫生：特别应注意月经期和性生活卫生，以及自身卫生护理。性生活应适当节制，注意在月经期和产褥期不宜性交，并且要注意双方生殖器官的清洁卫生，性交时佩戴安全套，杜绝多个性伴侣。

（3）晚婚少生：提倡晚婚和少生、优生。推迟性生活的开始年龄，减少生育次数。

（4）HPV疫苗：在未发生性行为的女性中接种HPV疫苗将获得最佳预防效果。在我国，二价与四价HPV疫苗供应充足，但九价HPV疫苗经常出现供应不足的情况。而公众在等待九价HPV疫苗的过程中，可能会错过最佳接种年龄。从公共卫生角度来看,二价、四价和九价 HPV 疫苗的免疫原性、预防宫颈癌的效力和效果具有可比性。因此,可遵循"预约到几价打几价",而不是"想打几价约几价"的原则,进行接种。此外,HPV 疫苗只有预防效果,并不具有治疗效果,无法防止预先存在的 HPV 感染进展为恶性肿瘤。

▮▶ 子宫颈癌检查与诊断包括哪几种方式?

子宫颈癌检查与诊断的方式包括 B 超检查、CT 检查、MRI 检查、PET-CT 检查、肿瘤标志物检查、胸片检查、静脉肾盂造影检查、膀胱镜检查、阴道镜检查和诊断性宫颈锥切术等。医师会根据患者的具体情况选择检查项目。

▮▶ 阴道镜下多点活检(宫颈咬检)的注意事项

检查前 1~2 天禁性生活和阴道检查,停止使用阴道药物,避免影响活检结果。若怀疑有子宫颈阴道病原体感染,可先予以检查。阴道镜检查应避开月经期,最适宜的时间是排卵期,此时子宫颈管口稍松弛,易于观察子宫颈管内结构。对于老年绝经患者,如果阴道和子宫颈出现广泛弥漫性充血而影响观察,同时患者无雌激素应用禁忌证,建议局部应用雌激素 1~2 周后再行阴道镜检查。

活检过程中,患者取膀胱截石位。子宫颈由内脏神经支配,对牵拉、膨胀、痉挛等刺激敏感,对切割等刺激则不敏感,所以在钳取子宫颈组织过程中疼痛轻微或痛感模糊,患者只需要保持放松并积极配合检查即可。

活检后,患者应适当休息,避免剧烈活动,同时要保持外阴清洁,术后 2 周内禁止性生活和坐浴,注意观察有无异常阴道出血情况。术后有少量血性分泌物属于正常现象,如出血量多于经量,血色鲜红,应及时就诊。酌情使用抗生素,防止术后感染。1 周后来院复诊并取病理切片报告。

▮▶ 诊断性宫颈锥切术的注意事项

诊断性宫颈锥切术前,应彻底治疗阴道炎症,同时避开月经期,可在月经结束 3~7 天后进行。术前护士将为患者冲洗阴道,并进行碘附消毒。

诊断性宫颈锥切术后,应密切观察阴道出血情况,术后应适当活动,避免劳累、剧烈运动引起结痂脱落而出血。拔除导尿管后积极自行排尿,防止尿潴留的发生。术后 2~3 个月内禁性生活和坐浴,加强营养,降低远期出血发生率。术后按时进行门诊治疗及复查,长期随诊。

▮▶ 子宫颈癌的治疗方法有哪些?

子宫颈癌的治疗方法包括手术治疗、放射治疗(体外放疗和腔内后装治疗)、化学治疗和生物治疗等。此外,国际上普遍关注的治疗方法还包括基因治疗等,HPV 疫苗只能起到预防宫颈癌的作用。医师会根据患者的具体情况,提供个体化治疗建议。

▮▶ 为什么患者月经期不能进行手术治疗?

(1)月经期血液中激活物增加,血液不易凝固,术中创面渗血多,影响手术操作。

(2)术后渗血多,不仅会引起单纯失血,且若引流不畅、血液凝集成块,可阻塞引流管,导致皮下积液。

▮▶ 术前需要做什么准备?

(1)阴道准备。术日早晨护士会为患者冲洗阴道或擦洗阴道 1~2 次,使患者保持阴道清洁。

(2)护士会为患者做药物过敏试验并取血做相应检测分析。

(3)皮肤准备。术前患者应洗澡,护士会为患者做术区皮肤的特殊清洁。

（4）应以高热量、高蛋白、高维生素饮食为宜，术前一天口服渗透性泻剂，清洁肠道。术前一晚10点之后禁食，术日晨5点禁饮。

（5）重点做好心理调节，可以听一些轻音乐或阅览刊物，以缓解术前紧张和焦虑。

▶ 术前的功能锻炼有哪些？

术前进行功能锻炼和早期下床活动有利于患者的快速康复。术前的功能锻炼包括有效咳嗽和翻身、膀胱功能锻炼及床上双下肢功能锻炼等。

▶ 术后饮食有哪些要求？

麻醉清醒后可饮水3~5mL，以湿润口腔，术后第一个24h饮温开水，目标量为500mL。术后第一次排气后可进半流质食物。术后饮食应选择营养丰富、易消化的食物，禁止食用奶制品、豆类等产气食物。逐渐恢复至普食后，应少量多餐，忌食油炸、油腻和过甜食物。

▶ 术后为什么及如何进行膀胱功能锻炼？

子宫颈癌根治术切除范围广，支配膀胱的神经可能受到损伤。子宫主韧带和膀胱宫颈韧带的切除以及盆腔空虚，会使膀胱位置过度后倾。术中广泛剥离膀胱和输尿管，引起膀胱逼尿肌功能减弱，被剥离的膀胱壁变得薄弱和收缩无力，会造成术后尿潴留和泌尿系统感染等。此外，术后长期留置导尿管会致使膀胱内尿液充盈不足，造成膀胱逼尿肌的收缩与放松功能受到抑制，这也是需要进行膀胱功能锻炼的重要原因。膀胱功能锻炼的方法如下。

（1）盆底肌功能锻炼：做盆底肌功能锻炼，提拉与收缩盆底肌，坚持10s，放松4s，反复进行，每次锻炼5min。

（2）按需夹管排尿法：术后第3天，在病床上做肛门、阴道、尿道括约肌的收缩和舒张功能锻炼,并不断更换体位。分别采取仰卧位、左侧卧位和右侧卧位,每天 3 套,每套 3 次。

(3)Valsalva 屏气法:患者取坐位,身体前倾,腹部放松,再收缩腹肌。收缩腹肌时向着膀胱及盆底用力,从而增加膀胱及盆底压力,促使尿液排泄。

(4)Crede 手压法:双手拇指置于髂嵴处,其余手指放在下腹部膀胱区,先在下腹部膀胱区按摩数十下,刺激充盈的膀胱收缩,再用力向盆腔方向压迫,以增加腹内压,间接增加膀胱内压,帮助排尿。

(5)留置导尿管的膀胱体操:先把导尿管夹闭,然后多饮水并且适量运动。当感觉有尿意、腰酸、腰痛或腹部坠胀时(或夹闭时间达 2h),立即开放导尿管,2~3min 后,记录尿袋里的尿量;继续开放 30 min 后,再夹闭导尿管,并倒掉此时尿袋里的尿液(记录尿量),重复以上步骤。

(6)穴位艾灸法刺激膀胱训练:术后留置导尿管 5~7 天,定时开放导尿管。当患者膀胱有排尿感觉时,用艾条灸双侧足三里、三阴交、阴陵泉及阴谷穴,用艾条在穴位周围以回旋灸法做往返移动。20~30min 后患者坐起,开放导尿管后做用力排尿动作。

▐▶ 术后为什么及如何进行下肢功能锻炼?

术后患者血液流速减慢、血流瘀滞,血液处于高凝状态,易于发生血栓。下肢功能锻炼能加速下肢及全身血液循环,防止血栓产生,同时可促进肠蠕动、胃肠功能恢复及排气,还能使膈肌下降,利于肺扩张,从而改善呼吸功能。下肢功能锻炼的方法如下。

(1)足踝主动运动。术后第一天开始做足踝主动运动,进行股四头肌的收缩锻炼,每天 5~6 次,每次 10~15min。

(2)定时抬臀,抬臀时双侧髋关节同时抬起,每天 3 次,每次 10min。

(3)足趾及踝关节背伸屈及旋转的主动和被动运动。麻醉清醒后即可开始进行下肢功能锻炼。①踝关节训练:以踝关节为中心做 360° 环绕,每环 1 周约 5s,锻炼 10 次。②股四头肌等长收缩训练:取仰卧位,膝关节伸直放平,患者吸气时将股四头肌绷紧,保持 5s,缓慢放下后放松休息 5s,锻炼 5 次。③直腿抬高训练:取仰卧位,双下肢自然伸直,然后直腿抬高 10cm 并保持 15s,缓慢放下休息 5s。

▮▶ 术后为什么及如何预防便秘?

由于子宫颈与直肠的位置较为接近,患者便秘时用力排便容易造成阴道断端结痂松脱,引起阴道出血。同时,部分患者可能存在血栓的风险,在排便过程中,腹压变化可造成下肢血栓脱落,威胁生命安全。基于以上原因,术后要预防便秘,预防便秘的方法如下。

术后预防便秘以尽早下床活动为第一原则,手术麻醉清醒后即可进行下肢功能锻炼,术后 24h 内即可下床活动,以促进肠蠕动,尽早排气、排便。患者恢复正常饮食后应适当增加膳食纤维的摄入,可有效预防便秘的发生。

▮▶ 什么是腔内照射(后装)?

腔内照射是子宫颈癌的内放疗,先把不带放射源的容器放入宫腔或阴道内,然后通过导管,将放射源从贮源罐通过远距离控制传送装置送入容器,以减少或避免对周围环境的放射。

▮▶ 腔内照射前应注意什么?

(1)排空小便。腔内照射时要在阴道内填塞纱布,以增加放射源与膀胱间的距离,减少膀胱受累,减轻泌尿系统不适症状。

(2)腔内照射前若有轻度膀胱炎,应先予以治疗。主要采用保守疗法,每天饮水 1000～2000mL,及时进行抗感染、止血及对症治疗缓解膀胱刺激征。身体好转后再进行腔内照射,以免加重膀胱症状。

(3)每周应化验血常规 1 次,根据不同症状及时对症处理,如口服维生素、利血生和复方阿胶浆等,必要时进行输成分血和升白细胞治疗。

▐▶ 腔内照射期间患者该怎样配合?

(1)穿柔软、宽松、吸水性强的纯棉内衣,以减少皮肤刺激。照射野皮肤可用温水和软毛巾温和冲洗,禁用碱性肥皂搓洗,不可涂乙醇、碘酒及对皮肤有刺激的药物。

(2)便后于肛周使用芦荟软膏等药物,以减轻肛门皮肤不适。

▐▶ 腔内照射后应该注意什么?

照射期间或照射后可能会出现腹痛、腹泻、便血、尿频和尿痛等照射反应或骨髓抑制。因此,照射期间或照射后应禁食辛辣刺激性食物,加强营养,大量饮水,多吃蔬菜、水果和高蛋白、高维生素食物,减轻照射反应,必要时可服用解痉药物及抗生素。照射期间或照射后短期内,照射局部皮肤不能涂抹碘酒,不要热敷,不贴胶布,以免刺激皮肤。照射后应定期随诊。

出院后第1年,每1~2个月复查1次。第2~3年,每3个月复查1次。3年以后,每6个月复查1次。5年后,每年复查1次。有尿频、突发性尿血及大便伴脓血、下腹坠痛者应随时来院检查。

▐▶ 如何应对腔内照射造成的阴道狭窄?

腔内照射可引起阴道物理性炎症反应,也可合并感染,使阴道黏膜水肿、充血、疼痛,炎症的加重会造成阴道狭窄。患者可根据自身情况参加适宜的活动,以增强体质,使身体处于最佳功能状态。活动时应量力而行,不要过度劳累。照射期间应禁止性生活,照射后一年可恢复性生活。要保持个人卫生,勤换内裤,每天用清水清洗会阴部,防止感染。每天使用两次阴道扩张器,每次10min,20周为一个疗程。使用专用冲洗器进行阴道冲洗,冲洗应无菌,冲洗压力不宜过高。可选1∶5000高锰酸钾溶液,温度为 $38\sim42\,^{\circ}\mathrm{C}$,每次 $500\sim1000\mathrm{mL}$,每天一次。有阴道大出血者不要冲洗。出院后要坚持阴道冲洗半年左右,防止宫颈粘连、堵塞。性交时可在阴道局部用药,如霜剂、乳剂等润滑剂。年轻患者可配合雌激素替代治疗,以保持阴道弹性。

▶▶ 什么是子宫颈癌介入治疗?

子宫颈癌介入治疗,即髂内动脉插管进行动脉内化疗和栓塞治疗,是指既有外科治疗又有内科治疗的一种治疗方法。介入治疗过程中使用化疗药物,可防止肿瘤细胞向远处转移。此治疗能有效缓解临床症状并缩小原发病灶,有利于肿瘤的手术切除。手术前,患者应常规检查出凝血时间,肝、肾功能,血糖及血压。术前应做碘过敏试验。

▶▶ 术后什么时候开始复查? 间隔多长时间复查?

建议患者在术后 1 个月时做第 1 次复查,以后每 2~3 个月复查一次。第 2 年每 3~6 个月复查一次。术后 3~5 年,每 6 个月复查 1 次。从第 6 年开始,每年至少复查 1 次。如有不适,如阴道出血、伤口出血和感染等,应及时就近就医。

▶▶ 术后复查常规要做哪些检查项目?

术后常规复查内容包括盆腔 B 超、肿瘤标志物、HPV、阴道细胞学检查、妇科检查和胸部 X 线检查等,医师还会根据患者的情况,选择其他检查项目。复查前,患者需携带既往病历及相关检查结果,若居家期间有疑问或身体不适,应及时向医务人员咨询。

▶▶ 出院后提示患者及时就医的情况有哪些?

一般子宫颈癌手术后 3 个月内会出现阴道排液情况,正常情况下排液量较少,其颜色为淡粉色或咖啡色。若术后阴道排出液为血性,且近似经量或持续时间较长,应视为术后出血,请及时就近就医。

▮▶ 术后还可以进行性生活吗?

当患者做了子宫切除术以后,不要以为性生活会因此受到很大影响,术后一般需要 12 周的适应期,经妇科检查完全恢复正常后,即可恢复性生活。

▮▶ 术后如何进行性生活?

开始性交时可能会不舒服,此时如果阴道干燥,可选用医用胶状物润滑。术后性生活有利于组织重新变得柔软,有利于身体恢复,提高生活质量。如果患者同时切除卵巢,那么性功能会相应减退,但通过植物雌激素替代治疗以后,仍然可以有适当的性生活。如果患者在这方面有困难,或者需要进一步了解,可向医师询问有关情况。

▮▶ 手术会影响生育吗?

(1)宫颈锥切术只将患有病变的子宫颈组织除去,不会影响生育能力。

(2)子宫全切术后,由于子宫是孕育胎儿的主要器官,因此一旦子宫被切除,患者将不能妊娠。

(3)保留生育功能的子宫颈癌根治术适用于强烈希望保留生育能力的年轻女性,但生育概率也会降低。

▮▶ 术后会出现更年期症状吗?

更年期症状是由卵巢功能减退或消失、雌激素分泌水平下降引起的以自主神经功能紊乱及代谢障碍为主的一系列综合征。子宫颈癌根治术中子宫和双卵巢被切除后,雌激素分泌水平下降,患者可出现更年期症状。年轻患者若仅切除子宫,保留卵巢或只切除部分卵巢,因保留了卵巢功能,故雌激素分泌水平不会有太大改变,不会出现更年期症状。

▪▶ 子宫全切术后还会有月经吗？

当疾病导致全子宫被切除后，患者就不会再有月经。但卵巢仍然会发挥作用，继续分泌雌激素，月经周期的变化仍然存在，患者还会出现乳房发胀和阴道内有分泌物产生等症状。

▪▶ 阴道不规则出血只是月经不调吗？

少量阴道出血通常会被忽视。子宫颈癌的早期症状就是阴道出血，但由于出血不明显，所以不容易引起患者的重视。当在性交时有少量阴道出血，或在没有性行为时阴道也不规则出血甚至持续出血，出现间断性出血伴阴道分泌物增多、有腥臭味等症状时，患者应及时到医院就诊，以免延误病情。因此，女性应每年进行一次宫颈刮片检查，以及时发现病变。

▪▶ 子宫颈癌会传染吗？

子宫颈癌本身不具有传染性，因为其是机体正常细胞异常分化发展的结果。但子宫颈癌的高危因素 HPV 则具有传染性，主要传播途径为性交。

第二十章

卵巢癌

▮▶ 什么是卵巢癌?

卵巢癌是指发生在卵巢的恶性肿瘤,包括多种病理类型,其中最常见的是上皮性癌,约占卵巢恶性肿瘤的 70%,其次是恶性生殖细胞肿瘤和性索间质肿瘤,各约占 20% 和 5%。

▮▶ 哪些人容易患卵巢癌?

卵巢癌在任何年龄段均可发生,有卵巢癌家族史的人群发病率也很高。源自生殖细胞的卵巢癌多发于 20 岁以下女性,源自上皮细胞的卵巢癌通常发生于 40 岁以上女性,且这种类型的卵巢癌所占比例为 90%。

▮▶ 患卵巢癌的保护性因素及危险因素有哪些?

经研究及流行病学调查,子宫切除术、输卵管绝育术、口服避孕药、妊娠和哺乳是预防卵巢癌发生的保护性因素。未婚、未孕、未产、高剂量动物脂肪及乳糖的摄入、使用促排卵药、有卵巢癌和乳腺癌家族史以及妇科炎症、滑石粉、吸烟、肥胖是卵巢癌发生的危险因素。

▮▶ 卵巢癌的临床表现有哪些?

(1)卵巢上皮性癌早期症状不明显,往往是非特异性症状,难以早期诊断,约 2/3 的卵巢上皮性癌患者诊断时已是晚期。晚期时表现为下腹不适、腹胀和食欲下降等。部分患者表现为短期内腹围迅速增大,伴有乏力和消瘦等症状,也可因肿块压迫出现大小便次数增多的症状。出现胸腔积液者可有气短和难以平卧等表现。

(2)卵巢恶性生殖细胞肿瘤的临床表现与上皮癌有所不同,早期即出现症状。除腹部包块和腹胀外,常可因肿瘤内出血或坏死感染而出现发热,或因肿瘤扭转和肿瘤破裂等而出现急腹症症状。60% ~ 70% 的患者就诊时属早期。

如何预防卵巢癌?

(1)运动:有研究指出,经常运动的女性患卵巢癌的概率比不运动的女性低。

(2)饮食:研究表明,多吃一些高蛋白和高维生素的食物,患卵巢癌的概率就会相应降低,同时还要注意摄取钙质。饮食中含有过多饱和脂肪酸(多见于牛、羊、猪等动物的脂肪中,少数见于椰子油、棕榈油等)的女性,比较容易患卵巢癌。

(3)激素治疗:长期使用激素可使不受孕女性患低度恶性潜能肿瘤(LMP 肿瘤)的危险性增加。

卵巢癌检查与诊断包括哪几种方式?

卵巢癌检查与诊断的方式包括妇科检查、卵巢肿瘤标志物检查、腹腔穿刺活检、腹水涂片、B 超、CT、PET-CT、胃肠镜检查、MRI 和胸片,必要时可进行开腹探查。医师会根据患者的具体情况选择检查项目。

盆腔检查时需要注意什么?

首先要排空小便,以避免在检查过程中膨起的膀胱干扰检查,同时也可减轻检查过程中的不适感。患者应仰卧于检查床上,暴露外阴,放松腹部肌肉,密切配合检查。当然,这个检查须避开月经期。

做腹腔穿刺活检需要注意哪些事项?

应排空膀胱,以免穿刺过程中伤及膀胱。在穿刺过程中会有一定的疼痛感,患者要听从医师的指导,保持放松。穿刺过程中如出现心慌、头晕和出虚汗症状时,应及时告知医师停止穿刺。完成穿刺后需要压迫止血,卧床休息 2h,防止穿刺点发生出血,患者若出现腹痛、心慌等不适症状时,应及时告知医务人员。

▥▶ 卵巢癌的治疗方法有哪些?

卵巢癌的治疗方法包括手术治疗、化学治疗、生物治疗、基因治疗、免疫治疗、激素治疗及中医药治疗等,手术和化疗是卵巢恶性肿瘤治疗的主要手段。极少数患者可经单纯手术而治愈,绝大部分患者均需手术联合化疗等综合治疗。医师会根据患者的具体情况,提供个体化治疗建议。术前准备可参见子宫颈癌相关部分。

▥▶ 为什么术后要低半卧位?

全麻清醒后,一般将床头摇高 15°～30°,这有利于减小腹部张力、缓解伤口疼痛,同时有利于盆腔积液的引流,起到控制炎症的作用。

▥▶ 术后患者可以下床活动吗?

术后如无禁忌,患者应尽早开始下床活动。早期活动有利于呼吸道分泌物的咳出,可预防肺部并发症,促进肠蠕动,减轻腹胀,预防肠粘连,增加食欲,促进血液循环和切口愈合,并可减少静脉血栓等并发症的发生。

▥▶ 留置腹腔引流管期间的注意事项有哪些?

(1)保持引流管通畅,避免扭曲、受压,防止堵塞。

(2)妥善固定引流装置:卧位时将引流袋固定在床边,活动时应将引流袋固定在较低位置,以防引流液反流造成逆行感染。

▥▶ 术后容易形成下肢深静脉血栓的原因、预防及应对措施

由于肿瘤组织的血管过度增生、肿瘤细胞表面具有的纤溶酶原激活物及肿瘤恶性增生过程中所释放的毒素对血管内皮细胞造成损伤等原因,卵巢癌往往伴有不同程度的凝血和纤溶异常。而手术本身又容易

使出血和凝血功能异常,再加上术前禁食、禁水使血液进一步浓缩,这些因素就会引发血栓。而卵巢癌长期腹水患者,由于腹腔内组织受压迫致使血流缓慢,容易出现下肢深静脉血栓。同时,肥胖、血小板计数增多、高纤维蛋白原和术后长时间卧床是卵巢癌术后患者下肢静脉血栓发生的危险因素,存在以上情况者应特别注意。

预防下肢深静脉血栓,首先术后应尽早活动,以加速血液循环。通过进行下肢主动和被动运动,如抬腿运动、下肢各关节屈伸运动、下地活动和腓肠肌功能锻炼等方式,可促进血液循环。为防止小腿肌肉长时间受压,可在术前、术中、术后进行体外反搏,以促进下肢血液循环。

腹水患者应避免穿紧身衣服,并常做下肢自我按摩,以促进血液循环。患者应戒烟,以免尼古丁刺激血管引起静脉收缩。还应多饮水,采取低盐、低脂、清淡饮食,以降低血液黏滞度。同时还应保持大便通畅,避免用力排便使腹压增加而影响下肢静脉回流。应注意观察下肢皮肤颜色、温度和足背动脉搏动等情况,如存在皮肤发黑、血管肿胀和皮纹降低等问题,需引起注意。

一旦形成血栓,应卧床 1～2 周,抬高患肢 20°～30°,以促进血液回流。患肢应制动,以免造成血栓脱落,引起肺栓塞,同时也应避免因活动而引起肿胀程度的增加。应注意观察双下肢肤色、温度和肿胀程度,测量双下肢同一平面的周长并做好记录。要多饮水,采取低盐、低脂、清淡饮食,以降低血液黏滞度,戒烟酒,保持大便通畅,避免用力排便。家属应特别注意避免给予患者局部热敷及按摩,让患者在床上排尿、排便,以避免患者下床活动造成血栓脱落。

▌▶ 合并腹水的患者为什么要补充白蛋白?

腹水患者肝脏容易受损,导致蛋白合成障碍,可出现低蛋白血症,故常需要补充白蛋白。卵巢肿瘤极易发生腹水,造成白蛋白及血浆胶体渗透压降低,进一步加速腹水形成,继而发生低蛋白血症。此外,肿瘤迅速增长、营养摄入不足及体力消耗,可使低蛋白血症更加显著。

▮▶ 腹腔灌注化疗的概念及注意事项

腹腔灌注化疗是指将化疗药物直接注入腹腔进行冲击治疗的方法。卵巢癌的主要转移途径是直接蔓延和盆腹腔种植。从理论上讲,腹腔灌注化疗是卵巢癌最为理想的化疗途径,可使药物在一定时间内保持较高的浓度,使药物与肿瘤直接接触并渗透,有利于药物在腹腔内发挥作用。

在腹腔灌注化疗过程中,有腹水者先放腹水,注意记录腹水量,一般放的腹水量不超过 3000mL。灌注前排尿、排便。

灌注化疗后患者应平卧 15min 后再做床上翻身活动,12h 内应不断变换体位,顺序为左侧、右侧、仰卧、俯卧、半坐卧位,每个体位至少保持 15min,以促使药物均匀分布于腹腔,提高治疗效果。输注过程中如出现皮肤红斑和荨麻疹、心悸、憋气和血压下降等表现,应立即告知医护人员。

▮▶ 术后什么时候开始复查?间隔多长时间复查?

建议患者在术后 1 个月时做第 1 次复查,一般术后 6 个月内每月复查 1 次。术后 6 ~ 12 个月,每 3 个月复查 1 次。术后第 2 年起,每 4 ~ 6 个月复查 1 次。第 5 年后,每年至少复查 1 次。如果发现有复发迹象,可再次手术或化疗。

▮▶ 术后复查常规要做哪些检查项目?

术后复查的常规检查项目包括症状检查、体征检查、全身及盆腔检查、B 超检查等,测定血清 CA125、癌胚抗原(CEA)、甲胎蛋白(AFP)、人绒毛膜促性腺激素(HCG)、乳酸脱氢酶(LDH)、唾液酸(SA)等肿瘤标志物,必要时做 CT 或 MRI、PET 检查。医师还会根据患者情况选择其他检查项目。

▎▶ 复查时患者需要注意哪些事项？

若前往同一医院复查时，患者无须携带相关检查结果，因为医院会有患者以往检查的各项结果。如果患者前往其他医院，建议携带 B 超、血液、CT 和 MRI 等重要检查项目的报告。应选择合适的交通工具，若患者身体未完全康复，则不建议乘坐过于拥挤的公交车，合并腹水者请务必在家人的陪同下外出。请患者在复查前将居家期间遇到的问题整理好，以便向医务人员咨询。

▎▶ 出院后提示患者及时就医的情况有哪些？

在日常生活中如果出现心慌、胸闷、烦躁、出虚汗等更年期症状，患者需要调节。如果症状过于严重而难以忍受，患者可向医师寻求帮助。化疗后居家的患者应定期复查血常规及肝、肾功能，出现异常时应及时就诊。携带腹腔化疗管的患者应每周换药一次，如果出现导管脱出，导管周围皮肤红、肿、热、痛，腹痛等症状时请立即前往医院。

▎▶ 为什么卵巢癌患者会有腹水？

腹水是卵巢癌的常见并发症之一。卵巢癌细胞使腹腔内液体的产生和吸收之间失去动态平衡而导致腹腔内液体超过 200mL 时，就形成了腹水。

▎▶ 什么叫腹水涂片？

腹水涂片是一种鉴别良恶性肿瘤的检查方法，具体方法为收集 200mL 腹水送至细胞检查室，在离心机的处理下收集细胞沉渣，由专业人员检测，以提高腹水癌细胞的检出率。

�$▶$ 放腹水时为什么一次不能超过 3000mL？

一次放腹水超过 3000mL，会引起腹腔压力迅速下降，从而导致腹腔内血管迅速扩张，继而出现血液循环中的血液再分布，导致血容量相对不足而出现低血压休克，如头晕、心悸、恶心、气促、面色苍白和心动过速等表现。放腹水是为了缓解腹胀和呼吸困难等症状，但过多地排放腹水还会诱发电解质紊乱以及血浆蛋白丢失等并发症，一般情况下不会先用放腹水的方法来治疗腹水。

▶ 合并腹水的患者应该注意什么？

（1）若有大量腹水，宜采取半卧位，减轻呼吸困难。

（2）预防感染，保持皮肤清洁、干燥。床铺应平整。还应防止皮肤破溃、感染或发生压疮。

（3）定期测量体重和腹围，记录液体出入量，以提供治疗依据。

（4）限制钠的摄入，钠盐的摄入量每天不超过 5g。

（5）使用利尿药，在使用过程中注意监测电解质的变化，以免发生紊乱。

（6）腹腔穿刺放腹水后，应在饮食上注意补充蛋白质，并卧床休息 8~12h。

▶ 术后可以进行性生活吗？

患者在康复期身体情况允许的前提下，可以进行性生活。若切除范围较广，应在 3 个月后再开始性生活。

▶ 如何顺利地进行性生活？

卵巢切除后，患者雌激素缺乏，性生活中有时会有阴道干涩的感觉。这时，补充少量植物激素可起到增多白带、润泽阴道的作用。或者可选择一些阴道润滑油使性生活更加和谐。如果患者在这方面有困难或需要进一步了解相关问题，可向医师咨询。

▶ 卵巢癌患者可以生育吗？

一般来说，如果一侧卵巢被切除，保留的另一侧卵巢具有良好的功能，患者依旧具有生育能力。如果双侧卵巢均被切除，患者将不具备妊娠的能力。

▶ 切除卵巢后就变得男性化了吗？

研究发现，女性卵巢所产生的雌激素能促使女性性征发育。但女性过了青春发育期后，女性性征都已经具备，其性欲的产生与维持只依赖于思维、情感及对性敏感部位的刺激，而仅需要少量雌激素起维持作用。成年女性若因卵巢癌或其他疾病而必须切除双侧卵巢时，不必担心切除卵巢后会影响性欲，且手术后女性的容貌和形体也不会产生大的变化。

▶ 为什么卵巢癌根治术后会出现更年期症状？

更年期症状是由于卵巢功能减退或消失而出现的生理和心理方面的变化。卵巢癌根治术后患者可因卵巢切除、卵巢功能减退或消失而出现更年期症状。生理方面表现为失眠、多梦、盗汗、潮热、体力下降和骨质疏松等。心理方面表现为情绪不稳定、易激动、易怒、易紧张焦虑、注意力不够集中、心理敏感性增强和记忆力下降等。

▶ 出现更年期症状该怎么办？

要正确对待因疾病治疗导致的更年期症状，要根据更年期的身心特点生活与工作。既不要不顾身心变化去勉强行事，也不要谨小慎微、顾虑重重、无所事事。要正确认识更年期出现的生理与心理变化，可通过中药和食疗等方法进行调理。

▣▶ 哪些食物可缓解更年期症状？

多吃富含微量元素铁、钙、维生素 D、维生素 B 及异黄酮的食物，如瘦牛肉、猪肉、羊肉等红肉，以及鸡肝、猪肝、骨汤、鱼、虾皮、芝麻、各种豆类、小米、玉米、全麦面包、麦片粥和苜蓿花等。

多吃一些富含蛋白质的食物，如牛奶、豆浆、蛋类、肉类等，多饮水，多吃新鲜水果和蔬菜，如苹果、梨、香蕉、草莓、猕猴桃、白菜、油菜，多吃紫菜和海带。减少糖、盐及脂肪的摄入，少吃甜食。

▣▶ 如何减少卵巢癌复发？

（1）要保持心情愉快，避免长期、过度的精神紧张和不良刺激。不良情绪会降低机体免疫力，影响患者局部或全身抗病能力。

（2）加强身体锻炼，提高机体免疫功能和抗病能力。

（3）要经常自查和到医院做定期检查。

▣▶ 卵巢癌复发的证据和迹象

①CA125 升高。②体检发现肿块。③影像学检查发现肿块。④出现腹水。⑤出现不明原因的肠梗阻。一般认为，只要患者存在上述中的两项，就应该考虑卵巢癌复发。

▣▶ 便秘出现的原因及预防

形成便秘的原因很多，从手术层面而言，部分患者是因为术后活动较少造成肠蠕动减慢，伴随腹胀、排气减少，最终形成便秘。化疗患者使用止吐剂造成肠蠕动减慢是原因之一，而肿瘤过大进而压迫肠道也是部分患者便秘的重要原因之一。

为预防便秘，患者术后原则上应早日下床活动，肛门排气后吃易消化食物,多吃蔬菜、水果,多饮水。便秘者可在蔬菜中加入麻油或空腹饮蜂蜜水,每天用手在下腹部顺、逆时针各按摩 10 圈,以促进肠蠕动,必要时可使用开塞露帮助排便。

▶ 卵巢癌会传染或遗传吗?

卵巢癌并不会传染,它是一种自身细胞的异常分化。

卵巢癌本身不会遗传,但患卵巢癌的易感性具有遗传倾向。对于有卵巢癌家族史的女性,一定要重视卵巢癌的预防。特别是超过 45 岁的已婚女性,要养成定期去医院检查的好习惯。

▶ 关于卵巢癌基因检测的几个问题

(1)都已经患了卵巢癌,还需要做遗传咨询吗?

通过遗传咨询,卵巢癌患者可以了解因遗传因素致病的可能性,并了解合适的基因检测方法,锁定遗传性的致病基因突变。医师根据基因检测结果及发病风险的不同,可为患者及其亲属提供个体化的肿瘤筛查和预防措施的指导,最终达到预防患者发生第二肿瘤及其亲属患病的目的。

(2)如果我是高危人群,真的要切除卵巢吗?

对于携带有卵巢癌遗传易感基因的高危女性人群,预防卵巢癌首选、最佳方案是预防性双侧输卵管–卵巢切除手术。在手术预防之外,早期发现及预防卵巢癌的潜在方法还包括化学预防及高危女性人群的卵巢癌筛查,但这些方法都不能够替代预防性卵巢 – 输卵管切除手术。

第二十一章

肾　癌

▐▶ 肾癌的概念及临床表现

肾癌是起源于肾实质泌尿小管上皮系统的恶性肿瘤，包括源于泌尿小管不同部位的各种肾细胞癌亚型，但不包括来源于肾间质的肿瘤和肾盂肿瘤。

大多数肾癌患者是在体检时发现患有无症状肾癌的，无症状肾癌患者占肾癌患者总数的 50%～60%。有症状肾癌患者最常见的症状是腰痛和血尿，也有少数患者因腹部肿块来院就诊。10%～40%的患者会出现副肿瘤综合征，表现为高血压、贫血、体重减轻、恶病质、发热、红细胞增多症、肝功能异常、高钙血症、高血糖、血沉增快、神经肌肉病变、淀粉样变性、溢乳症和凝血机制异常等。20%～30%的患者可由于肿瘤转移所致的骨痛、骨折、咳嗽和咯血等症状就诊。

▐▶ 肾癌的发病因素有哪些？

肾癌的病因未明。与肾癌有关的因素有遗传、吸烟、肥胖、职业、经济文化背景、高血压、输血史、糖尿病、放射线侵害、药物、饮酒和饮食习惯等。

▐▶ 如何预防肾癌？

(1)戒烟，避免放射线侵害，慎用激素，减少与铅及铅化合物等化学致癌物的接触。

(2)养好良好的生活习惯，不食用霉变、腐烂、腌制食品。清淡饮食，适当进食鱼、鸡蛋及少量瘦肉。

(3)加强锻炼，增强抗病能力。

(4)保持乐观的心态，稳定情绪，提高生活质量。

▍▶ 肾癌检查与诊断包括哪几种方式？

诊断肾癌需要进行实验室检查、影像学检查和病理检查。目前,肾癌的检测尚无特异性的肿瘤标志物。常用影像学检查项目包括胸片(正、侧位)、腹部超声、腹部 CT 和腹部 MRI 检查。PET 或 PET-CT 检查一般很少用于诊断肾癌,而多用于晚期肾癌患者,以便能发现远处转移病灶。未进行增强 CT 检查而无法评价对侧肾功能者应进行核素肾血流图或静脉尿道造影检查。有下列三项内容之一的肾癌患者应进行核素骨显像检查:有相应骨症状、碱性磷酸酶高、临床分期≥Ⅲ期。医师会根据患者的具体情况选择检查项目。

▍▶ 穿刺活组织检查前的注意事项有哪些？

(1)了解该检查的必要性、安全性及可能出现的并发症,消除恐惧心理,练习憋气(肾穿刺时应短暂憋气)及卧床排尿(肾穿刺后应卧床24h)。

(2)配合完成检查前的血常规、凝血功能和肾功能等相关检查。

(3)清洁穿刺活检部位皮肤。

(4)严重肾衰竭者检查前应做血液透析数次,并在检查前 24h 停止透析。

(5)排空膀胱。

▍▶ 穿刺活组织检查后的注意事项有哪些？

(1)按压局部伤口数分钟。

(2)平卧 24h 后,若病情平稳,无肉眼血尿,可下地活动。若出现肉眼血尿,应延长卧床时间至肉眼血尿消失或明显减轻。必要时,护士会遵医嘱为患者静脉输入止血药或输血。

(3)多饮水,以尽快排出少量凝血块。

(4)卧床期间应安静休息,减少躯体移动,避免引起伤口出血。

(5)如出现血尿、腹痛、腹胀和发热等不适时,应及时处理。

(6)检查后 3 天内卧床休息,多饮水,吃易消化的食物。一般情况下,检查后 1 周内患者便可逐步恢复至检查前的状态。

▮▶ 肾癌的治疗方法有哪些?

肾癌的根治主要依靠手术。目前,肾癌的手术方式分为根治性肾切除手术和肾部分切除手术(又称保留肾单位手术),操作方式有开放手术和微创(腹腔镜、机器人)。放疗和化疗一般可作为姑息治疗,以减轻痛苦,延长生命,或作为手术前后的辅助治疗。晚期肾癌患者应用内分泌治疗可使少数患者的肿瘤部分退化。免疫治疗可能对肿瘤的发展有一定的抑制作用。手术治疗配合靶向药物的综合治疗方案,效果比较令人满意。

▮▶ 小肾脏肿瘤还有其他治疗方法吗?

目前国际上还可应用射频或冷冻治疗肾癌,但它们目前无法取代保肾手术这一治疗小肾脏癌金标准的地位。目前对于高龄或伴有严重并发症者及其他不适合手术治疗的患者,可采用射频或冷冻治疗方法。此外,对于 3cm 以下的肿瘤,其直径越小,射频治疗效果越好。

▮▶ 晚期肾癌有哪些好的治疗方法?

对于一些局部晚期肾癌,肿瘤在局部长得比较大,但它并没有转移到身体的其他部位,这种类型的肿瘤理论上有一定的机会通过手术治愈。如果病灶直接转移到肺或骨骼,则手术较难治愈。

目前来说,治疗晚期肾癌,首先就是要看能不能切除肿瘤的原发病灶,也就是减瘤手术。对切除的肿瘤组织进行病理检查,根据病理检查结果,指导下一步用药。目前可以使用靶向药物治疗,或者一些其他的治疗方式。自靶向药上市后,肾癌治疗取得了比较令人满意的效果。总的来说,一部分患者的肿瘤会逐渐缩小、消退,一部分患者的肿瘤会维持稳定状态,不再生长,患者"与瘤共存"。目前对于晚期肾癌更多的是用靶向治疗。

▮▶ 支持治疗有哪些?

支持治疗包括姑息性放疗和转移灶切除,若为骨转移,应使用双膦酸盐或 RANK 配体抑制剂。

▮▶ 术前准备有哪些?

(1)配合完成各项功能检查。

(2)根据血糖及特殊生化指标,合理调整膳食结构,使血糖、血钠和血钾等指标尽量控制在适当水平,同时注意补充营养。

(3)做好心理调节,避免紧张。

(4)术前 1 天,沐浴、更衣,配合完成皮肤准备、肠道准备。术前 6h 禁食,术前 2～3h 禁水,保证良好的睡眠。

▮▶ 术后留置引流管的作用及注意事项有哪些?

术后患者应在肾窝或腹膜后留置引流管,以引流出积血和积液。如引流量逐渐减少,一般在 48～72h,医师会为患者拔除引流管。

在带管期间,患者应注意以下几点。

(1)床上翻身活动时防止牵拉引流管,以免造成引流管脱出。

(2)引流管应妥善固定,勿受压、扭曲,以免造成引流不畅。

(3)医护人员会严密观察引流液的颜色、性质和量,并定期进行消毒及更换引流袋。

▶ 术后什么时候开始复查？间隔多长时间复查？

Ⅰ期、Ⅱ期肾癌患者术后每 3~6 个月复查 1 次，连续 3 年，以后每年复查 1 次。Ⅲ期、Ⅳ期肾癌患者术后每 3 个月复查 1 次，连续 2 年，第 3 年每 6 个月复查 1 次，以后每年复查 1 次。

▶ 术后复查要做哪些检查项目？

(1)病史询问。

(2)体格检查。

(3)血常规和血生化检查。检查肝、肾功能以及术前检查时异常的血生化指标，如血沉、C 反应蛋白和血钙等。

(4)胸部 X 线检查(正、侧位)。建议胸部 X 线检查发现异常的患者进行胸部 CT 检查，或者患者可直接选择胸部 CT 检查。

(5)腹部超声检查。腹部超声检查发现异常的患者以及保肾手术和中晚期肾癌手术后的患者应进行腹部 CT 检查，可每 6 个月 1 次，连续 2 年，以后视具体情况而定。

▶ 术后饮食应注意什么？

术后应注意采取"五低一高"饮食，即低盐、低脂、低蛋白、低磷、低钾、高维生素饮食。除原则上要低蛋白饮食外，应多食淀粉类食物，以保证足够的热量，要根据水肿状况确定水和盐的摄入量。

▶ 为什么说肾癌是一个"沉默杀手"？

与其他癌症相比，肾癌是一个"沉默杀手"。早期肾癌基本无任何明显症状，临床上 90%以上的肾癌患者都是在体检或其他疾病检查中无意发现的。肾癌早期无明显症状的特性与肾脏的生理机制有关。人体的肾脏由约百万个肾单位构成，每个肾单位都是一套微小而精密的过滤系统。这数百万个肾单位并不是同时工作，而是实行有规律的"轮休制"，这样的生理机制可有效保护肾单位的功能，使其不至于过劳。这一机制会使人们难以察觉到肾脏疾病的早期症状，待出现血尿、腰痛和腰腹部肿块等典型症状才去就诊时，病程往往已经进展到晚期，错过最佳的诊疗时间。

▌▶ 早期肾癌的预后相对较好吗？

早期肾癌的预后相对较好，原因主要有以下几点：①由于大众健康意识的提高，每年进行一次正规体检的观念已为很多人所接受，不少肾癌初期患者的肾肿瘤在只有 2~3cm 时就被发现。②每个人有两个肾脏，因此在其中一个肾脏出现问题时，我们可以果断地将其完整切除，而余下的另一个肾脏可以基本满足身体的需求。③肾脏自身及周围的结构决定了肾癌不容易出现早期转移。肾脏本身有一个完整的包膜，在它周围有一个厚厚的脂肪囊，这两层屏障就限制了肿瘤的早期转移。但如果发现太晚，肿瘤突破包膜，转移的概率就会明显增加。④肾脏肿瘤中约 90% 是恶性的，而良性肿瘤中占大多数的错构瘤在 CT 和 B 超上都有特定的表现，因此也不会像其他癌症那样容易误诊，患者可以得到及时诊断和治疗。

▌▶ 切掉一个肾脏后，仅剩余一个肾是否会对生活有影响？

正常情况下，人只有一个肾脏基本可以正常生活。因此，如果对侧肾脏是完好的，那么，一侧肾脏进行了根治手术并不影响患者未来的生活。但相对而言，孤立肾脏患者的医疗风险更高。如果仅剩的一个肾出现了结石，堵塞了尿路，就非常危险。此外，如果患者有糖尿病、高血压等对肾功能有影响的疾病，仅有的一个肾出现肾功能不全或其他心脑血管疾病的风险就会高很多。因此，原则上来讲，对于只有一个肾且有肾肿瘤的患者，如果疾病处于早期，且在肿瘤大小、位置合适的前提下，建议患者进行肾脏保留手术。

▮▶ 肾癌患者可以进行哪些简单的体育锻炼？

有研究发现，运动不仅有助于预防肾癌，还可以促进肾癌患者的恢复，提升其生活质量。经研究发现，相较于未做运动的癌症患者，做运动（有氧运动、阻力训练或肌肉训练）的患者在血糖水平、体重控制、身体功能、情绪和生活质量等方面都有明显改善。

▮▶ 摄入哪些食物能够预防肾癌？

食疗是预防肾癌的秘方，可多吃一些能增强体质并有抗癌作用的食物，如蘑菇、大麦、薏仁、荸荠、香菇和黄豆等。可多食用具有分解致癌物——亚硝酸胺作用的食物，包括胡萝卜、豌豆、龙须菜、南瓜、菜瓜和豆芽菜等。

▮▶ 体检对于发现肾癌有帮助吗？

资料显示，早期肾癌手术治疗后 5 年生存率可达 90% 以上，由此可见，若早期发现，早做手术，可改善大部分肾癌患者的预后。因此，定期体检就显得很重要。在常规体检中，B 超是发现肾癌最为经济有效的方式，通过超声，可发现直径 1cm 的肾肿瘤。如果 B 超发现异常，应进行 CT 检查，该方法可发现 0.5cm 以上的肿瘤。因此，建议 40 岁以上人群应坚持每年进行肾脏 B 超检查，尤其是有肾癌家族史，或患有糖尿病、高血压和慢性肾病，特别是长期接受透析治疗的高危人群更要注意。

第二十二章 ◀◗

膀胱癌

▮▶ 膀胱癌的概念及发病因素

膀胱癌是指发生在膀胱黏膜上的恶性肿瘤，是泌尿系统最常见的恶性肿瘤。膀胱癌可发生于任何年龄，甚至是儿童，其发病率随年龄的增长而增加，高发年龄为 50～70 岁。男性膀胱癌发病率较女性高。

膀胱癌的发病因素尚不清楚，一般认为与经常接触致癌物，如萘胺和联苯胺等有关。日常生活中常见的染料、橡胶、塑料制品、油漆和洗涤剂等也有潜在的致癌危险。吸烟不仅对呼吸系统有害，还会引起膀胱癌。某些疾病，如膀胱白斑、腺性膀胱炎、尿道结石和尿潴留等也可能会诱发膀胱癌。

▮▶ 膀胱癌的临床表现有哪些？

当突然出现无痛性全程血尿时，患者应及时到医院就诊。血尿多为间歇性或持续性，这一症状往往是膀胱癌出现的最早信号。有的患者可以合并膀胱刺激症状，如尿频、尿急、尿痛等，有的还会出现排尿困难、腰痛和发热等症状。

▮▶ 膀胱癌检查与诊断包括哪几种方式？

膀胱癌可以通过 B 超、CT、静脉肾盂造影和尿液等检查来诊断。同时，膀胱镜是诊断膀胱癌最重要的方法之一，它不仅可以确定有无膀胱肿瘤，而且可以明确肿瘤的部位、大小、数目及浸润范围。医师会根据患者的具体情况选择检查项目。

▮▶ 膀胱镜检查需要注意什么？

膀胱镜检查属于有创检查，检查前须排空膀胱内小便，检查后应大量饮水（2000～2500mL），以达到自行冲洗膀胱的目的。如果出现排尿困难和血尿严重时，应及时就医。

▎▶ 膀胱癌的治疗方法有哪些？

膀胱癌的治疗方法包括外科治疗、放射治疗、内科治疗和中医药治疗等。膀胱癌的手术方式主要包括经尿道膀胱肿瘤电切术、膀胱部分切除术和根治性膀胱切除术。医师会根据患者的具体情况，提供个体化治疗建议。

▎▶ 经尿道膀胱肿瘤电切术和膀胱部分切除术的术前准备有哪些？

（1）皮肤准备：术前 1 天在护士的指导和协助下，用毛巾蘸沐浴液进行全身沐浴，重点加强手术部位皮肤的清洁。若有腹部区域手术，应用液状石蜡清洁脐部污垢。手术当天早晨再次清洁手术部位皮肤。

（2）肠道准备：术前 1 天下午口服泻药，术前 6h 禁食、禁水。

（3）心理准备：医务人员会为患者介绍相关的疾病知识，帮助患者树立战胜疾病的信心。

▎▶ 膀胱全切除术的术前准备有哪些？

（1）心理准备：充分了解造口及相关护理知识，接受造口对生理的改变，重获生活信心。

（2）参与造口定位：了解造口定位对生活质量的重要意义。

（3）肠道准备：根据医务人员的指导及安排，清除所有粪便，减少肠腔内细菌，防止术后腹胀和切口感染。

▎▶ 经尿道膀胱肿瘤电切术后会有不适感吗？

经尿道膀胱肿瘤电切术属于微创手术，术后腹部没有伤口，所以不会出现明显的疼痛感。但患者术后常会感到憋尿不适，这是由膀胱创伤引起的刺激症状，请不必紧张。若出现上述情况，患者不要惊慌，可告知护士,护士会指导患者做深呼吸、放松全身或调整导尿管,从而减轻症状。

▮▶ 经尿道膀胱肿瘤电切术后需要做什么治疗?

经尿道膀胱肿瘤电切术后,为了预防肿瘤复发,医师会为患者进行膀胱灌注,而微创手术后也会即刻为患者进行膀胱灌注。膀胱灌注就是将一定的化疗药物经导尿管注入膀胱,根据药物性质决定灌注时间。同时需要患者每 15min 变换一次体位,尽量使药物与膀胱黏膜多接触,然后将尿排出。

▮▶ 术后复查需要做哪些检查? 间隔多长时间复查?

经尿道膀胱肿瘤电切术和膀胱部分切除术后 3 个月时复查 B 超,6 个月时做膀胱镜检查。根治性膀胱切除术后每 3～6 个月进行 1 次复查,内容包括 B 超和胸片。

▮▶ 手术对性生活有影响吗?

目前来讲,经尿道膀胱肿瘤电切手术和膀胱部分切除术对性生活没有影响,只是在手术后初期,患者生理和心理尚未完全康复和适应。一般要在 3 个月后才能逐步恢复性生活。但对于根治性膀胱切除术后未保留性功能的患者来说,性生活会受到影响。

▮▶ 造口会被人察觉吗?

只要避免穿紧身的衣裤,选用隔臭功能好、摩擦声音小的造口袋,造口和造口袋都不会被旁人察觉。

▮▶ 造口术后饮食方面应注意些什么?

造口术后,患者饮食无须做特别改变,均衡饮食就好。平时应注意多饮水,多吃新鲜水果和蔬菜,补充维生素 C,以提高抵抗力,降低感染概率。而莴笋会使尿液产成强烈的臭味,应尽量避免食用。

▫▶ 造口术后还能洗澡或游泳吗?

患者可以洗澡和游泳。患者可在造口袋粘胶周围用防水胶布密封,以免水渗入粘胶而影响产品的使用寿命。注意不要用力擦洗造口或碰撞造口。洗澡时,可用造口袋覆盖造口或拿开造口袋,以淋浴的方式清洗身体及造口,中性肥皂不会刺激造口,水也不会流入造口。

▫▶ 晚上睡觉时常要起床排空尿袋,也不敢翻身,影响睡眠质量,有什么办法可以解决吗?

患者可以在造口袋排放阀处接上引流袋,这样排尿时,尿液便可直接进入引流袋内。引流袋容量大,可省去患者夜间排放的麻烦。将引流袋挂在床边,患者就可以安稳地睡觉了。

▫▶ 造口术后还能继续工作吗?

只要精力允许,在完全康复后,患者仍然可以参加工作,因为造口本身并不影响工作。但应避免经常提举重物,因为这可能会使腹压增加而引起造口疝的发生。

▫▶ 造口术后可以旅行吗?

患者依然可以参加旅行甚至是长途旅行,但记得要带足够的造口护理用品,并对皮肤加强护理。

▫▶ 腺性膀胱炎会恶变吗?

腺性膀胱炎是一种比较少见的非肿瘤性炎性病变,是一种上皮增生与化生同时存在的病变。其过程为上皮内形成 Brunn 巢,从而成为囊 /

腺性膀胱炎。腺性膀胱炎的病因目前仍不清楚,可能与膀胱慢性炎症、结石、梗阻、神经源性膀胱、膀胱外翻等疾病有关。在膀胱三角区、膀胱颈部及输尿管口周围等位置较易发生腺性膀胱炎。

目前,大多数学者认为腺性膀胱炎就其本身而言是一种良性病变,但存在恶变可能,因此其被视为一种癌前病变。临床上腺性膀胱炎发展为腺癌最常见。腺性膀胱炎患者如果出现腺瘤样增生病变,应高度怀疑恶变可能。腺性膀胱炎伴非典型增生和细胞结构紊乱是癌变的征兆。

Ⅲ▶ 根治性膀胱切除术风险大吗?

根治性膀胱切除术属于高风险大手术,术前、术中及术后患者并发症发生率可达28%～64%,死亡率达2.5%～2.7%。主要并发症有大出血、直肠损伤、感染、伤口愈合不良、性功能障碍、心血管并发症及肺栓塞等,这些都是十分严重的情况,某些甚至可危及生命。

Ⅲ▶ 什么是膀胱重建术?

膀胱重建术也叫原位新膀胱术,就是在膀胱切除的位置,按照整形的手术方法,利用肠道制作成新的贮尿囊,上端连接输尿管,下端直接连接尿道,避免了尿液从腹壁皮肤改道。新的"膀胱"不但有一定容量,而且保持较低张力,经过一定的训练后,患者基本能做到通过腹压或间歇清洁导尿排空尿液,满足其正常排尿的生理需求。膀胱重建术近年来已被很多治疗中心作为尿流改道的主要术式,此术式的主要优点是无须腹壁造口或终身挂尿袋,明显提高了患者的生活质量。缺点是夜间尿失禁并需要间歇性自我导尿。

膀胱重建术的先决条件是完整无损的尿道和外括约肌功能良好,术中尿道切缘阴性。前列腺尿道受到侵犯、膀胱多发原位癌、骨盆淋巴结转移、高剂量术前放疗、复杂的尿道狭窄以及不能忍受长期尿失禁为膀胱重建术的禁忌证。

▮▶ 什么是不可控尿流改道术？

不可控尿流改道分为两种。一种是回肠膀胱术，即为截取一段带系膜的游离回肠，将其近端关闭，将两侧输尿管吻合在肠管中，远端行腹壁皮肤造口，尿液即经此造口排出体外。另一种为输尿管皮肤造口术，是指完全切断输尿管后，将输尿管近端引出皮肤，并将输尿管口与皮肤固定，形成造口。两种方法均不能控制尿液，是通过佩戴集尿袋，将不自主流出的尿液收集至造口袋中。

▮▶ 什么是可控尿流改道术？

可控尿流改道主要包括建立可控贮尿囊和利用肛门控制尿液两种术式。建立可控贮尿囊术式是指利用一段肠道做成囊状储尿囊和单向"阀门"腹壁造口，患者需要定时通过导尿的方式将尿液排出。可控贮尿囊适用于预期寿命较长、能耐受复杂手术、双侧肾脏功能良好、可保证电解质平衡及废物排泄、无上尿路感染、肠道未发现病变及能自行导尿的患者。

▮▶ 为什么要精心护理造口？

造口的特点包括：①造口无神经末梢，对疼痛无感觉。②造口无膀胱和括约肌以储存和控制尿液，尿液持续流出。③造口位置需要贴尿路造口袋来收集尿液。因此就会出现以下风险：①损伤不易被察觉。②尿液的腐蚀性较强，如直接接触周围皮肤，易引起皮肤炎症。如不注意造口护理，易出现各种并发症，影响生活质量。

▮▶ 没有了膀胱，如何将尿液收集储存？

尿道造口者必须用专门的尿道造口袋，造口袋下端为排放阀，便于小便的排放。同时应选用有抗反流装置的尿道造口袋，因为尿道造口者丧失下尿道,较易发生逆行感染,预防泌尿系统感染很重要。有了抗反流装置,当体位改变或躺下时,尿液不会反流污染造口。

▐▶ 如何观察每天小便是否正常?

小便颜色浑浊、有沉淀物或强烈异味是细菌感染的征兆,此时患者应及时就医。造口有时会排出黏液,这是小肠的正常分泌物。

▐▶ 更换造口袋时有没有小窍门?

更换造口袋的最佳时间是早上起床后,因为此时尿量最少。更换造口袋的最佳地点是浴室,最佳清洁液是温水,切勿用消毒液清洁造口及周围皮肤,以免刺激造口并引起皮肤干燥。最佳洗浴方法是淋浴,淋浴时宜选择不残留的肥皂或清洁液,最佳擦洗用品是手纸或小毛巾。造口本身是回肠的一部分,黏膜上布满微细血管,用粗糙的物品擦洗会引起出血。

▐▶ 造口袋可以反复使用吗?

造口袋是一次性用品,倡导每天更换。在正常人的泌尿系统中,输尿管和膀胱可以抵御细菌侵袭,在一定程度上可减少尿路感染的发生。尿路造口缺乏上面的防御机制,如果出现细菌,其很容易沿着造口进入输尿管甚至抵达肾脏,造成很危险的尿路感染。尿路造口袋2天不换,其内部就会出现细菌。

▐▶ 泌尿造口后特有的并发症是什么?

尿酸结晶是泌尿造口患者特有的并发症。正常情况尿液呈弱酸性,pH 值为 5.5~6.5,而饮食中的酸碱度含量往往会影响尿液的 pH 值。若进食蛋类、鱼类、瘦肉、动物内脏、核桃、花生等酸性食物,则尿液呈酸性,若进食菠菜、绿豆芽、芥菜、杏仁等碱性食物,则尿液呈碱性。若机体摄入较多量的碱性食物,再加上水分摄入不足,尿液呈浓缩状态,会形成晶体析出。

▉▶ 预防尿酸结晶最好的方法是什么?

为了预防尿路感染并减少尿酸结晶情况的发生,建议多饮水,可每天饮水 2500~3000mL,同时补充大量维生素 C,以减少尿酸结晶的形成。更换造口底盘时要清洗干净,保持皮肤清洁干燥,同时常规使用造口粉、皮肤保护膜以及防漏膏等护肤用品,减少排泄物渗漏。

第二十三章 ◀︎

前列腺癌

▮▶ 什么是前列腺癌?

前列腺癌来自前列腺组织,顾名思义,是来自前列腺组织的一个恶性肿瘤。前列腺的恶性肿瘤又分两种情况,一个是前列腺癌,另一个叫前列腺肉瘤。前列腺癌是指发生在前列腺的上皮性恶性肿瘤,按照病理类型分为腺癌(腺泡腺癌)、导管腺癌、尿路上皮癌、鳞状细胞癌和腺鳞癌,其中,前列腺腺癌占95%以上,因此,通常我们所说的前列腺癌就是指前列腺腺癌。

▮▶ 前列腺增生和前列腺癌的关系

良性前列腺增生(BPH)是引起中老年男性排尿障碍最常见的一种良性疾病,该病通常发生在40岁以后,到60岁时,50%以上的男性易发此病,80岁时发病率达83%。前列腺增生是良性病变,不是肿瘤,主要是由于前列腺肥大影响尿液的排出。前列腺癌是恶性肿瘤,发生于前列腺外周区,前列腺增生主要是前列腺移行区增生。目前认为,前列腺增生和前列腺癌之间无必然因果关系,二者是两种不同疾病,但可同时存在于同一个体中,也可先后发生。前列腺增生手术后发生前列腺癌者并不少见。

▮▶ 前列腺癌的发病因素有哪些?

(1)年龄:绝大多数前列腺癌患者的年龄在65岁以上。一般来说,在40岁以后,年龄每增加10岁,前列腺癌的发病率就几乎加倍,50~59岁男性前列腺癌的发病率为10%,而80~89岁男性前列腺癌的发病率陡增至70%。

(2)家族史:当家族中有直系男性亲属患前列腺癌时,该家族中男性发病率明显增高。直系男性亲属一般指父亲和兄弟。

（3）前列腺内出现细胞异常的病理改变，如前列腺高级别上皮内瘤变。

（4）饮食：一些研究显示，经常食用高动物脂肪食物的男性也是前列腺癌的易发人群，因为这些食物中含有较多的饱和脂肪酸。

（5）雄激素水平高。

前列腺癌的临床表现有哪些？

逐渐增大的前列腺腺体压迫尿道可引起进行性排尿困难。肿瘤压迫直肠可引起排便困难或肠梗阻，也可压迫输精管引起射精缺乏，压迫神经引起会阴部疼痛，并可向坐骨神经放射。前列腺癌可侵及膀胱、精囊和血管神经束，引起血尿、血精和阳痿。盆腔淋巴结转移可引起双下肢水肿。前列腺癌常易发生骨转移，引起骨痛或病理性骨折、截瘫。前列腺癌也可侵及骨髓引起贫血或全血象减少。

如何预防前列腺癌？

预防前列腺癌要注意：①戒烟。②不吃动物性脂肪。③豆类和硒含量丰富的食物可能对预防前列腺癌有益。④常喝茶，尤其是富含抗氧化剂的绿茶也有助益。⑤番茄红素作为抗氧化剂，有助于防止自由基对DNA 的损害，红色葡萄柚与西瓜是番茄红素的丰富来源。⑥维生素 E可以降低患前列腺癌的概率，当维生素 E 与硒共同服用时，效果更佳。⑦年龄超过 50 岁的男性应每年做一次前列腺癌检查，可做血液检查或直肠检查。

性生活对前列腺癌有影响吗？

男性性生活和前列腺癌的风险是流行病学界的一个研究热点。从20 世纪六七十年代起，就有人提出猜想：性生活频繁度过高的男性患前列腺癌的风险也大。然而迄今为止，这一关系并未得到证实。之所以学者们会提出这一猜想，并非因为他们相信性生活本身会导致前列腺癌，而是因为他们猜测感染性病和雄性激素水平高这两个与性生活紧密相关的因素，很可能同时也是患前列腺癌的风险因素。然而，关于性病和雄性激素水平与前列腺癌风险的研究，依然未得出确切的结果。近年来，有科学家却得出了与原始猜想完全相反的研究结果：他们发现平均每月射精次数高的男性患前列腺癌的风险不升反降。然而，由于研究结果的复杂性且尚未有大量其他研究支持这一论断，要得出射精频率高可降低患前列腺癌风险的结论为时过早。

▮▶ 确诊前列腺癌需要做哪些检查？

目前常用的方法包括直肠指检（DRE）、前列腺特异性抗原（PSA）检查、经直肠超声（TRUS）检查、前列腺 MRI 检查和 TRUS 引导下经直肠前列腺穿刺活检等。医师会根据患者的具体情况选择检查项目。

▮▶ 经直肠超声检查前需要做哪些准备工作？

经直肠超声检查一般是在门诊即可完成的检查，检查过程大约持续 15min，通常是在检查室进行。检查前，患者要在家里或门诊处理室使用肠道清洗剂排空大便，以减少对超声图像的干扰。

▮▶ 前列腺穿刺活检应注意什么？

为减少感染，接受前列腺穿刺活检前，医务人员会为患者灌肠。前列腺穿刺前，部分患者可能会精神紧张，必要时医师会为其开具镇静药物，从而保证穿刺顺利进行。前列腺穿刺后，部分患者可能会尿中带血或大便带血，一般 1~2 天后症状会自然消失，极个别患者可能会出现一过性尿潴留，需留置导尿管。穿刺后当天应尽量少下床活动，一般建议在床上休息 24 h,穿刺后 3 周内严禁做剧烈腰部活动。

▶ 前列腺穿刺会引起癌细胞扩散吗?

国外早有学者进行了科学、系统的研究。有学者应用目前最为精密的检测方法,对 400 例前列腺穿刺后的患者进行了血液学检查,发现无一例患者因为穿刺导致肿瘤细胞进入血液。这就说明前列腺穿刺引起癌细胞扩散和转移的概率几乎为零,且迄今为止,还没有任何资料报道由于穿刺引起肿瘤转移的案例。前列腺穿刺活检技术在临床上已经被成功使用了几十年,长期临床实践表明,前列腺穿刺活检事实上是非常安全的临床检查。

▶ 前列腺癌的治疗方法有哪些?

前列腺癌的治疗方法包括手术治疗、化疗、核素治疗、体外适形放射治疗、放射性粒子种植治疗(近距离放疗)、冷冻治疗、高能聚焦超声治疗、组织内肿瘤射频消融治疗以及前列腺癌内分泌治疗。医师会根据患者的具体情况,提供个体化治疗建议。

▶ 什么是机器人辅助下前列腺癌根治术?

机器人辅助下前列腺癌根治术,是应用现在最前沿的机器人辅助下的腹腔镜技术进行手术。该手术的术者通过操纵手术操作台来控制手术台上的机械臂进行手术,机械臂能够完全模拟术者的动作,从而操作相应器械进行手术。该手术通过 3 ~ 4 个机械臂进行手术,还能通过创造辅助孔便于助手协助手术。与腹腔镜手术相比,机器人辅助的腹腔镜手术具有更好的视野,术者可以自由调整视野,并且机器人应用了 3D 技术,可以传送给术者三维立体图像,更加便于术者判断术中情况。机器人的机械臂不同于腹腔镜器械,可以 360° 旋转,具有多个关节,可以最大限度地模拟人手的动作，操作更加精细，可以完成一些腹腔镜手术无法完成的动作。此外，机器人的操作台在感知术者的动作后，能够识别和过滤术者的肌颤动作，能够实现更加稳定的操作，降低了误伤和误操作的风险。因此，机器人可以轻松完成几乎所有腹腔镜手术，手术效果更好，手术时间更短，术后恢复更快，术后并发症风险更低。机器人辅助手术的缺点是费用远高于腹腔镜及开放手术。

▌▶ 选择哪种手术方式合适？

前列腺癌根治性手术是治疗局限性前列腺癌的最有效方案，目前主要的手术方式有开放经耻骨后前列腺癌根治术、腹腔镜和机器人辅助腹腔镜前列腺癌根治手术。不管是开放还是腹腔镜微创手术，在肿瘤控制效果上类似，但腹腔镜手术术中和术后并发症明显减少。机器人辅助腹腔镜手术更是在保留神经血管束上有明显优势，易于掌握，学习曲线短，有成为前列腺癌根治手术方式"金标准"的趋势。术前准备参见肾癌相关部分。

▌▶ 转移或复发的前列腺癌的治疗方法有哪些？

局部复发的患者可以选用挽救性治疗和内分泌治疗等。远处转移的患者则只能选用内分泌治疗。

▌▶ 术后注意事项有哪些？

（1）术后出现渗血要进行膀胱冲洗，在此期间应保证各引流管通畅，妥善固定，防止脱出。

（2）术后可能出现暂时性尿失禁，这往往是前列腺压迫增大所致，多数在 1～2 周即可恢复，个别患者可长至 6 个月或 1 年。

（3）术后患者应采取平卧位，当麻醉恢复后可适当活动四肢，次日改为半卧位。

（4）胃肠功能恢复后，进流质食物，次日改为半流质食物，以后进软食或易消化的普通食物，避免刺激性饮食，要多饮水。

（5）术后因膀胱痉挛，可出现频繁憋尿感，用解痉剂可缓解。要保持大便通畅，大便时不宜过分用力。应注意多饮水，适当吃水果、蔬菜等有利于排便的食物，必要时可服用润肠剂或缓泻剂。

（6）术后体内激素也会受到一定影响。患者需做好心理调节，遵医嘱用药。

▊▶ 前列腺癌根治术后尿失禁的风险及对策

部分患者对前列腺癌根治术的惧怕，除了来源于对手术创伤的惧怕外，更多的是害怕前列腺癌根治术后尿失禁的发生，其可能会大大降低生活质量。在前列腺癌根治手术术后的确可能出现尿失禁的情况，但随着手术技术的提高及对保留尿控能力的重视，大多数患者通过后期恢复，在术后1年甚至更短的时间内即可大体恢复尿控功能。一些研究证实，近90%的患者术后1年时可以不依赖尿垫，这些患者中98%的患者并不存在明显的尿控问题。同时医师在前列腺癌根治术后会嘱咐患者在控尿完全恢复前尽量减少液体摄入，不饮用含咖啡因和乙醇的饮料。同时术后及时的提肛训练有助于尿控。

提肛锻炼需用足力气缩住几秒钟，具体屏住多长时间以患者自身能够忍受又不至于过于难受为准。一般收缩 2~6s，松弛休息 2~6s，尽可能久地收紧盆底肌肉，如此反复 10~15 次。可每天训练 3~5 次，持续 8 周以上。排尿时，可人为收住尿流，反复训练。后期可行膀胱训练，通过膀胱训练的方法，可以增加膀胱容量并延长排尿间隔时间。应训练患者逐渐延长排尿间隔至每 2~3h 一次，使排尿情况不断得到改善。具体方法：①每次如厕前站立不动，收缩盆底肌直至紧迫感消失再放松，逐渐推迟排尿时间,渐进性增加膀胱容量,减少如厕次数。②指导患者保证液体摄入,说明水分刺激排尿反射的必要性,解除其思想顾虑,保证每天液体摄入量为2000～3000mL。训练4～6周为1个疗程。

▐▶ 治疗后的随访检查有哪些项目?间隔多长时间随访?

监测血清PSA水平的变化是前列腺癌随访检查的基本内容,随访检查的项目还包括直肠指检、经直肠超声检查、活检、骨扫描检查与腹部CT/MRI检查。前列腺癌放疗后随访指南:放疗后每3个月进行1次PSA和DRE检查,2年后每6个月检查1次,5年后每年检查1次。若无特殊症状,不推荐做骨扫描和其他影像学检查。前列腺癌内分泌治疗后随访指南:治疗后每3个月进行1次PSA检查。抗雄激素治疗应注意肝功能情况,治疗开始前3个月应每月检查肝功能,以后每3～6个月检查1次。病情稳定者不推荐做常规影像学检查。血清PSA持续升高或出现骨痛者,则需要进行骨扫描。疾病进展时随访间隔时间应更短。

▐▶ 食用哪些食物有助于预防或减少前列腺癌?

(1)减少饮食中脂肪的摄入,应进食低脂食物,如低脂肪的奶制品,食物中少加油,吃瘦肉。

(2)多吃豆类和蔬菜。大豆中的异黄酮能降低雄性激素的破坏作用,并抑制和杀死癌细胞。西红柿含有番茄红素,对前列腺癌有防治作用。

(3)相关研究还表明,喝绿茶也可对防治前列腺疾病起到一定作用。随着喝茶数量和时间的递增,绿茶的作用就表现得越明显。

(4)钙。每天摄入2000mg以上的钙可导致前列腺的患病风险增加3倍。但为了骨骼健康和预防骨质疏松,每天摄入适量的钙是必要的,建议每天摄入 1000～1200mg 钙。

前列腺癌根治手术后注意事项

前列腺紧贴直肠,在行耻骨后前列腺癌根治术后 3 个月内,直肠可能会比较脆弱,容易损伤,应尽量避免在短期内灌肠或在肛表测体温。此外,术后一定要保证大便通畅,可口服大便软化剂或轻泻剂。6 周之内,不要提举重物,这样会增加腹压,有导致伤口裂开的风险。长时间保持相同坐姿或坐着不动,可能导致血管内血流缓慢而形成血栓。这些注意事项患者本人可能不适应,需要家属配合监督,不能掉以轻心。

为什么要重视前列腺疾病?

前列腺疾病属于男性特有的疾病,不管是前列腺炎还是前列腺增生、前列腺癌,对男性身体影响都较为严重。前列腺疾病对男性身体的影响包括如下几点。

(1)影响性功能,导致阳痿和早泄。

(2)慢性疼痛,影响工作和生活。

(3)影响生育,可导致不育。

(4)前列腺增生,尿液不能完全排空,易导致尿路感染,如肾盂肾炎等。

(5)前列腺癌属于老年男性高发疾病,容易被前列腺炎和前列腺增生掩盖症状,以至于延误病情,后果严重。

前列腺癌与哪些生活习惯有关?

(1)吸烟。根据调查,吸烟者的前列腺疾病患病率比不吸烟者高 1～2 倍。烟草中含有的化合物多达 1200 余种,其中绝大多数对人体有害,吸烟越多,前列腺受危害越大。

（2）久坐。前列腺的位置决定了男性在很大程度上是坐在前列腺上的，所以经常久坐的人前列腺负担较重。坐位使血液循环变慢，尤其是会阴部，导致前列腺慢性充血、瘀血，局部代谢产物堆积，前列腺腺管阻塞，腺液排泄不畅，导致慢性前列腺炎的发生。

（3）憋尿。经常憋尿可使膀胱充盈胀大，导致排尿无力，引起局部压力增大和血流不畅，加重前列腺肥大的症状。憋尿会让膀胱过度充盈，压迫前列腺。

（4）肥胖。一项新的研究发现，与体重正常的人相比，肥胖男性患前列腺癌的危险会增加一倍。研究人员认为，任何减肥的努力都有可能降低患前列腺癌的危险。

▮▶ 前列腺癌根治手术能够保留性功能吗？

经典的前列腺癌根治手术因手术范围较大，可能切除前列腺包膜（前列腺外的疏松结缔组织）内的神经，因此在手术后会出现勃起功能障碍。研究证实，局限于前列腺叶内、分期较早、恶性度较低的前列腺肿瘤，在充分与医师沟通复发风险的前提下，可以行保留性神经的前列腺癌根治术。术中要解剖出紧邻前列腺的神经血管束并加以保护，这就降低了术后性功能障碍的发生率。若出现神经损伤，也可取患者小腿上的一段神经，移植并替换受损神经，以降低性功能障碍的发生率。因此，在确保切除病灶的同时，医师会尽量保留与勃起有关的神经和血管，但手术有一定失败的可能。术后患者应尽早主动地恢复性生活。

▮▶ 高脂血症和肥胖对前列腺癌有影响吗？

目前研究证实，肥胖确实对前列腺癌的治疗存在影响，甚至能够提高前列腺癌的潜在患病风险。前列腺癌是依赖雄激素水平的，较高的雄激素水平对前列腺癌的治疗不利。雄激素主要靠内源合成，体内的胆固醇经过一系列代谢,形成雄激素发挥作用。因此,肥胖患者和高脂血症患者体内的高胆固醇水平为雄激素的合成提供了充足的原料,在一定程度上能够导致雄激素水平异常。肥胖和高脂血症、高胆固醇血症并行的可能性较大。因此,前列腺癌患者应减少胆固醇的摄入,控制体重,为前列腺癌的治疗创造一个良好的条件。

第二十四章

骨肉瘤

▮▷ 骨肉瘤的概念和发病特点

骨肉瘤是原发于骨组织内的高度恶性肿瘤，其特征为增殖的肿瘤细胞直接形成肿瘤性骨样组织。典型的骨肉瘤源于骨组织,如骨髓、骨质和骨膜,其他类型骨肉瘤可源于软组织。骨肉瘤在恶性肿瘤中发病率不高,约占恶性肿瘤发病率的 0.2%。

骨肉瘤好发于 10~30 岁人群,常见于青少年。好发部位主要是长骨干骺端,如股骨远端、胫骨近端和肱骨近端等处,主要通过血行转移,易发生肺转移。

▮▷ 骨肉瘤的发病因素有哪些?

骨肉瘤的发病因素包括放疗史、化学物品(如氯乙烯、砷)接触史、外伤史、免疫缺陷、畸形性骨炎和遗传性肿瘤综合征等。

▮▷ 骨肉瘤的临床表现有哪些?

骨肉瘤初期无典型症状,疼痛可逐渐加剧并持续发作,出现局部肿胀,触痛明显,多表现为局部疼痛。随着病情进展,可出现病变附近关节功能障碍、软组织肿胀和浅表静脉怒张等现象,少数患者可出现骨质溶解而导致病理性骨折。

▮▷ 骨肉瘤检查与诊断包括哪几种方式?

骨肉瘤的准确诊断依赖于临床表现、影像学检查(如 X 线片、CT 检查、MRI 检查、骨扫描及血管造影检查等)和病理检查的结合。医师会根据患者的具体情况选择检查项目。

▮▷ 骨肉瘤病理活检的相关注意事项有哪些?

骨肉瘤病理活检十分关键,活检结果将直接影响病理诊断的准确性、手术方式及预后。所以活检前,患者(或家属)应与外科医师、放射科医师和病理科医师做好沟通,根据患者的具体情况及所选择的手术方式,进行恰当的活检取材,以免延误诊断。活检前皮肤准备遵照医护人员要求进行。

骨肉瘤的治疗方法有哪些?

目前,骨肉瘤采用以手术和化疗为主的综合治疗方法。手术治疗包括截肢和保肢,化疗包括术前化疗(新辅助化疗)和术后化疗(辅助化疗)。经过"化疗-手术-化疗"的综合治疗,患者 5 年生存率可达 60% ~ 80%。医师会根据患者的具体情况,提供个体化治疗建议。

术前化疗和术后化疗各有什么作用?

术前化疗是指在恶性肿瘤局部实施手术或放疗前,进行全身性药物治疗。术前化疗有 3 个目的:①体内药敏试验。②杀灭潜在转移灶或循环肿瘤细胞。③缩小肿瘤以保肢。术后化疗可继续杀灭体内可能残存的癌细胞,提高局部治疗后患者的生存率。

骨肉瘤的术前准备有哪些?

(1)皮肤准备:骨肉瘤手术的皮肤准备要求严格,术前两天开始,每天两次使用抑菌消毒剂对皮肤进行深度清洗,术日早晨深度清洗后还应使用消毒液进行术区皮肤消毒。

(2)药物准备:骨肉瘤保肢手术一般有植入物或持续时间长,术前可能会预防性地使用抗生素。护士将根据医嘱,为患者进行药物过敏试验(皮试)。皮试后 20min 内,如出现穿刺部位皮肤不适,忌抓挠,以免影响试验结果。

(3)肠道准备:患者术前一天晚餐进流质食物,术前 6 ~ 8h 禁食、禁水,遵医嘱口服甘露醇或使用甘油栓灌肠清洁肠道。

▋▶ 保肢手术和截肢手术哪个更好？

施行截肢还是保肢手术，主要依赖于肿瘤分期以及肿瘤对化疗的反应。两种手术方式术后长期生存率无差异，保肢手术由于术后患者机体功能和心理优势强于截肢手术，多为首选。但保肢手术较为复杂，手术时间较长，易发生复发、感染和假体松动等并发症。因此，医师应结合患者病情、预后、意愿和经济承受力等因素综合考虑，为患者选择最佳手术方案。

▋▶ 保肢手术的并发症有哪些？

保肢手术的手术方式主要有关节融合、异体骨移植、灭活再植和人工假体置换等。与截肢手术相比，保肢手术切除范围相对较小，容易出现肿瘤局部复发，此外还会出现血肿、关节不稳、移植骨与宿主骨不愈合、皮肤坏死及感染、神经血管损伤及栓塞，以及泌尿系统感染等并发症。假体置换术后，易引起感染、关节脱位和关节活动受限等并发症。由于保肢手术的术后并发症较截肢手术多，保肢患者术后将面临较多问题，应做好术后康复。

▋▶ 保肢手术后如何进行康复训练？

保肢手术后康复训练的目的是让患者尽可能早地独立正常生活。保肢患者术后需进行相应的放、化疗，因此康复训练强度及频次应根据患者手术部位、自身耐受程度及综合治疗方案而定。一般主要进行关节活动训练和肌力训练。下肢保肢术后患者除上述训练外，还应进行行走训练。上肢保肢术后患者可适当进行主动和被动活动训练，具体训练内容和强度应由康复医师结合患者情况确定。

▪▶ 上肢和下肢术后常见的康复训练有哪些?

上肢术后常见的康复训练如下。

(1)术后患者需佩戴三角巾或肩外展支具。

(2)肘关节屈伸练习:将三角巾或肩外展支具取下,用健肢手支撑患肢肘关节,避免患肢外展。患肢屈肘,前臂与上臂呈90°,再恢复至伸直位,每天20~30次。

(3)肩关节前屈练习:拔除引流管后,患者进行 Bobath 握手(两手交叉垂直于地面),双上肢完全伸直,由垂直位抬高,再恢复至原垂直位,每天20~30次。

(4)肩关节绕肩练习:拔除引流管后,双肩自然放松,由前向后或由后向前转动肩关节,每天20~30次。

(5)肩外展练习:拔除引流管后,患肢自然下垂贴于身侧,逐渐向外展并抬高,再恢复至原位,每天20~30次。

以上活动的起始时间患者应遵医嘱执行,并根据自身情况进行练习。练习时应循序渐进,逐渐增加练习时间和频率。

下肢术后常见的康复训练如下。

(1)术后患者需佩戴膝限位固定支具。

(2)踝关节背伸、跖屈练习:脚尖用力向上勾至最大限度后,持续3~5s,然后放松脚尖,每天20~30次。

(3)股四头肌等长收缩练习:仰卧位,下肢伸直,尽可能用力绷紧肌肉,保持大腿肌肉收缩状态10s,然后放松,每天20~30次。

(4)伸膝练习:仰卧位,足跟垫高,保持20~30min。

(5)股四头肌等张收缩练习:将腿完全伸直,下肢抬高至足跟距床面约20cm,保持该姿势5s,然后慢慢放下,每天20~30次。

(6)下地练习:下地时,患者根据自身情况逐渐过渡使用助行器、双拐和单拐,注意待站稳后再行走。

（7）上下楼梯：上楼梯时，先上健肢，下楼梯时，先下患肢。

以上活动的起始时间患者应遵医嘱执行，并根据自身情况进行练习。练习时应循序渐进，逐渐增加练习时间和频率。

▐▶ 下肢截肢术后的常见康复训练有哪些？

（1）上肢肌力锻炼：利用沙袋和哑铃进行上肢肌力练习，确保患者能够较好地使用拐杖。

（2）残端肢体肌力练习：提高患肢肌力，使患者穿戴义肢时，能更好地控制义肢（同下肢术后康复练习）。

（3）健肢肌力锻炼：利用沙袋和哑铃等增加患者健肢肌力。

（4）站立练习：使用助行器或拐杖进行站立练习，保持身体平衡。

以上活动的起始时间患者应遵医嘱执行，并根据自身情况进行练习。练习时应循序渐进，逐渐增加练习时间和频率。

▐▶ 膝、髋关节假体置换术后的注意事项有哪些？

膝关节假体置换术后，患肢应伸直、抬高，膝关节下垫软枕，保持功能位，必要时遵医嘱佩戴支具。术后活动要从肢体功能锻炼开始，逐渐增加练习时间和频率。早期，患者可抬高患肢，主动活动踝关节和趾关节，进行腿部肌肉收缩活动。需缓解背部皮肤受压时，由护士协助轻抬患肢，患者双上肢肘部及健侧下肢支撑床面，抬高上半身或臀部，适当进行背部按摩，一般 2 ~ 3 周后使用膝关节连续被动式运动（CPM）训练器进行膝关节屈伸训练。在 CPM 训练器上练习由 0°~30° 开始，每天 2 次，每次 30min 至 1h，逐渐增加活动度。当患肢在床上锻炼到可自行做直腿抬高运动时，即可下地活动或扶双拐活动。

髋关节假体置换术后当天，患者应平卧，患肢外展 15° ~30° 中立位，双腿间置梯形枕，患侧肢体下可放置适当厚度软垫，使髋、膝关节稍屈曲。术后两周内，以平卧为主，禁止屈髋、屈膝及内收髋关节。术后两周后,允许向健侧侧卧,但双下肢之间应放置枕头,保持双下肢外展位,同时开始下床康复训练。

骨肉瘤化疗常见的不良反应有哪些？如何预防？

骨肉瘤化疗常用药物有甲氨蝶呤、异环磷酰胺、表柔比星和顺铂等。患者易出现恶心、呕吐、骨髓抑制、口腔溃疡、肝肾毒性、脱发和便秘等不良反应。

(1)甲氨蝶呤:化疗前 1 天开始,口服碳酸氢钠片及别嘌呤醇,每天 3 次,连续 3 天。用药期间应注意口腔卫生,每 2h 使用漱口液漱口 1 次,每次含漱 5～10s,漱口后 5min 内禁食、禁水。输液期间应记录 24h 尿量,监测每次尿液的 pH 值,保持 pH 值≥7,每天尿量应＞3000mL。患者应多饮水,保证每天饮水量＞3000mL,有条件的话可监测血药浓度。

(2)异环磷酰胺:膀胱毒性较大,患者可出现出血性膀胱炎。输液期间除使用膀胱黏膜保护剂外,还应注意记录 24h 尿量,观察尿液的颜色。

(3)表柔比星:药物代谢易导致用药后尿液颜色变红,患者应多饮水、多排尿,以消除症状。

(4)顺铂:输注顺铂主要会引起胃肠道反应,输液期间应摄入清淡、易消化食物。应多饮水,定时监测尿量。恶心、呕吐严重者,必要时遵医嘱用药,便秘者可多摄入高纤维食物或咨询医师使用润肠通便药物。

截肢手术后幻肢痛怎么办？

截肢手术后,患者仍有被切断的肢体还存在的感觉,这是正常现象,多可在数周内自行消退。但幻肢痛持续存在或逐渐加重者,须进行治疗。一般来说,患者会先出现刀割样和针刺样疼痛,后多为烧灼样或挤压样疼痛。目前治疗幻肢痛主要采用多样性治疗方法,一方面可适当给予镇痛药物或镇静剂,缓解患者的紧张和焦虑情绪,另一方面可使用物理疗法(如音频电疗、低频电疗、磁疗等)或封闭疗法,抑制疼痛传导。此外,还可尝试其他形式的治疗,如针刺疗法、催眠和松弛疗法或安装义肢等,以缓解幻肢痛。

▐▶ 术后什么时候开始复查？间隔多长时间复查？

建议患者术后第1~2年,每3个月复查一次。第3~4年,每6个月复查1次。第5年及以后每年复查1次。

▐▶ 复查都需要检查哪些项目？

定期复查项目主要包括体格检查、血常规、肝功能、肾功能、胸片、B超、局部X线及CT、全身骨显像等检查,具体情况由医师根据患者病情决定。

复查时,患者应注意携带既往病历及相关检查资料(如CT片),及时向医务人员咨询居家期间身体不适的解决方法。

▐▶ 髋关节假体置换术后,日常生活中的注意事项有哪些？

(1)常用的物品应放在容易拿到的地方,避免踮起脚尖或蹲下身去拿。电话应放在床旁,洗漱用具应伸手可及,厨房间的设备不应让患者过多屈髋和转身。为座椅、坐便器和楼梯安装可靠的扶手,清除家中活动区域内所有可能让患者摔跤的物品。同时家中要有充足的照明,使患者在夜间也能看得清楚。

(2)床要有一定高度,使患者坐在床边时不至于屈髋90°。常用的椅子、餐桌、马桶也应抬高,使患者在屈髋<90°的情况下同样也能保持舒适自然。注意不要坐沙发等柔软及过矮的家具,这样的家具会使患者站起困难,容易引起关节脱位。

(3)在穿鞋袜时,请将脚置于床上,屈体屈髋穿,避免双下肢交叉。

(4)建议在术后6周内不要开车。

▮▶ 骨肉瘤患者还没手术，可以下床活动吗？

部分骨肉瘤会对骨质有所侵犯，轻微外伤就可导致病理性骨折。尤其是脊椎骨肉瘤发生病理性骨折时常压迫脊髓神经，导致功能障碍，如截瘫等。所以，骨肉瘤骨皮质破坏严重的患者术前应避免下床活动，在床上活动时也应小心，以防出现跌倒、坠床等意外。

▮▶ 假体置换手术后，可以上学、工作、结婚生育吗？

假体置换术后患者是可以正常工作和生活的，但生育建议在放化疗停止1年以后进行。

▮▶ 上肢截肢术后，下床活动时身体会失衡吗？

会失衡。一般可在术后早期，先摇高床头呈半坐位或坐位姿势，以适应身体平衡，适应后1~2天可下床活动。

▮▶ 下肢截肢手术后佩戴义肢，需要做哪些准备？

一般截肢前要进行健足站立平衡和持拐训练，以便为术后早日康复打好基础。术后还应注意以下几点。

（1）术后固定或包扎患肢时，维持残肢残端于伸展位（用支具、石膏托和皮肤牵引），保持残端固定于功能位。病情稳定后开始残肢功能锻炼，以增强肌力。

（2）对已出现的轻、中度关节挛缩，可通过强化肌肉力量运动、增加关节的伸屈和平衡运动来获得改善。

（3）伤口完全愈合后，用弹性绷带每天包扎数次，给予残端经常的、均匀的压迫，促进残端软组织收缩。对残端进行按摩、拍打，用残端蹬踩，先蹬踩在柔软物品上，物品逐渐由软到硬。

▌▶ 安装义肢后的注意事项有哪些?

（1）每天用中性肥皂清洗残肢,勿浸泡。不可在残肢上涂擦霜或油,以免软化残肢的皮肤。残肢不可用乙醇擦,以免皮肤干裂。

（2）每天观察残端的皮肤有无压痛、发红或受到刺激、撕裂,不可在残端上贴胶布,以免皮肤糜烂。

（3）使用义肢时,应内穿质地松软的棉袜套,以防磨破皮肤,并应适时更换。

第二十五章

恶性黑色素瘤

▮▮▶ 什么是恶性黑色素瘤？

恶性黑色素瘤（简称恶黑）是好发于白种人的一种皮肤癌。我国恶性黑色素瘤发病率不高，但往往由于就诊期过晚，治疗效果不理想。恶性黑色素瘤会转移。恶性程度越高，越易发生淋巴结、肺、脑、肝和胃肠道等部位的转移。

▮▮▶ 恶性黑色素瘤的发病因素及易感人群

恶性黑色素瘤的发生与环境和遗传因素密切相关。过度日晒、紫外线照射、遗传易感性、易受摩擦的交界痣、着色性干皮病、巨大的先天性痣、免疫抑制及血液恶性肿瘤等，均是引起该病的高危因素。

恶性黑色素瘤好发于青年人、中年人、50 岁以上男性及部分黑痣患者，以黑痣发生于足底、外阴及肛门周围多见。

▮▮▶ 恶性黑色素瘤的临床表现及预防

恶性黑色素瘤早期表现为痣或色素斑迅速增大、隆起、破溃不愈、边缘不整或有切迹和锯齿、颜色改变、局部形成水疱、瘙痒和刺痛等，进而可出现卫星灶、局部淋巴结肿大和远处转移（如远处皮肤、淋巴结、肺、肝、脑、骨转移等）。

针对恶性黑色素瘤，首先应加强一级预防，即从儿童时期就开始减少大量阳光暴露。尽量不使用化学类化妆品，特别是用化学腐蚀剂来去除黑痣，减少对黑痣部位挤压和摩擦的机会。应定期体检，做好皮肤肿瘤的早期诊断。尤其是有黑痣者，应尽早就诊检查，明确诊断。

▮▮▶ 恶性黑色素瘤检查与诊断有哪几种方式？

恶性黑色素瘤检查与诊断的方式包括胸片、超声检查、CT 检查、MRI 检查、淋巴结活检、病变病理检查、ECT 检查和 PET–CT 检查等。医师会根据患者的具体情况选择检查项目。

恶性黑色素瘤的治疗方法有哪些？

恶性黑色素瘤的治疗方法主要包括手术治疗、放射治疗、化学治疗、生物免疫治疗、分子靶向治疗和中医药治疗等。医师会根据患者的具体情况，提供个体化治疗建议。

恶性黑色素瘤手术前的准备有哪些？

（1）皮肤准备：术前患者应洗澡，护士会为患者术区皮肤做特殊清洁。如做手足部位手术，术前3天应用温水浸泡手术部位，每天2次，以软化角质。

（2）胃肠道准备：术前1天午餐常规进餐，忌油腻，晚餐进流质食物。术前6~8h禁食、禁水，术前可使用甘油栓助便。

皮瓣转位术后应注意什么？

（1）保持皮瓣血运通畅，预防手术部位缺血或瘀血。禁烟，避免尼古丁刺激造成血管痉挛，影响皮瓣成活。

（2）进行感觉功能锻炼。术后2周，若皮瓣愈合良好，即可拆线。拆线后，可用手掌反复轻柔触摸或按摩皮瓣，主动感受皮瓣刺激，促进皮肤感觉恢复。应注意保护患处，防止冻伤、烫伤等意外损伤。感觉恢复需要6个月，故锻炼应循序渐进，勿急躁。

（3）进行运动功能锻炼。拆线后即可开始运动功能锻炼。一般术后2周皮瓣血供良好、软组织基本愈合后，护士可协助患者做被动功能锻炼，每天3~4次，注意手法应由轻至重，活动范围应由小到大，以患者无剧痛为限。

▐▶ 恶性黑色素瘤化疗常用什么药物？有哪些副作用？

达卡巴嗪是恶性黑色素瘤的常用化疗药物，其主要副作用为胃肠道反应和骨髓抑制。一般用药后 1～12h，患者易出现食欲缺乏、恶心、呕吐等不适。用药后 7 天左右，患者会偶有流感样综合征，持续 1～3 周。白细胞减少常发生于用药后 16～20 天，血小板减少发生于用药后 16 天左右。

▐▶ 化疗期间如何进行饮食调理？

化疗期间，患者宜补充高蛋白食物（如奶类、鱼、动物肝脏等）。白细胞减少者，建议增加红枣、赤豆、河蟹、黄鳝、黑鱼、牛肉等食物的摄入。如出现食欲缺乏和消化不良等不适症状，可食用健脾开胃食物（如山楂、白扁豆、萝卜、陈皮等）。

▐▶ 如何缓解化疗期间的便秘症状？

建议化疗期间多摄入纤维素含量高的蔬菜和水果，如土豆、南瓜、韭菜、芹菜、菠菜、苹果等。应注意补充水分，如晨起喝温水，睡前喝蜂蜜水等，润肠通便。可适当运动，以促进胃肠道蠕动。必要时应遵医嘱使用通便药物。

▐▶ VSD 技术的概念及优点

VSD 技术，即负压封闭引流技术，是指通过采用内含有引流管的聚乙烯乙醇水化海藻盐泡沫敷料，来覆盖或填充皮肤、软组织缺损的创面，再用生物半透膜对之进行封闭，使创面成为一个密闭空间，最后把引流管接通持续吸引负压源，通过可控制的负压来促进创面愈合的一种治疗方法。

VSD 技术的优点包括：①可控制负压，促进血流量增长，促进肉芽生长,加快创面愈合,同时可为全方位主动引流提供动力,避免创面局部渗液残留,保证创面干燥、清洁。②生物半透膜的封闭隔绝了创面与外环境接触的感染机会,最大程度维持了术后创面的无菌环境。③全方位引流是将传统的点状或局部引流变为了面状引流,可保证将创面的每一处坏死组织和渗出液及时排出体外。

什么情况下可选用 VSD 技术?

①肿物切除后较大的软组织缺损。②植皮术后的植皮区。③手术后切口感染。④开放性骨折可能或合并感染者。⑤关节腔感染需切开引流者。⑥急、慢性骨髓炎需开窗引流者。⑦体表脓肿和化脓性感染。⑧骨筋膜室综合征。⑨大的血肿或积液。⑩溃疡、压疮。

什么是免疫治疗?

免疫治疗指通过激活机体内的免疫细胞,对肿瘤细胞进行杀伤。免疫治疗可重建患者的免疫微环境,并可调节机体的免疫耐受,发挥抗肿瘤作用。同时,免疫治疗可提高肿瘤对化疗的敏感性,而化疗可通过增强肿瘤细胞的免疫原性,杀伤免疫抑制细胞,进而起到调节肿瘤免疫的作用。

免疫治疗有哪些不良反应?

免疫检查点抑制剂与其他抗肿瘤药物一样,在表现出明确疗效的同时,也会伴随出现各类与其作用机制相关的不良反应,称为免疫治疗相关不良反应(irAE)。理论上这种不良反应可发生于任何组织和器官,其中比较常见的是皮肤、肝脏、胃肠道、肺。类风湿性/骨骼肌不良反应以及输注反应等也较为常见,而神经、血液、肾脏、心脏以及眼的不良反应较少见。

▐▶ 免疫治疗不良反应,是治疗结束就不需要监测了吗?

不良反应监测包括治疗中监测和治疗后随访。治疗中监测是指正在接受 PD-1 抑制剂治疗期间,定期或不定期通过对某些检验指标和脏器功能进行检测,从而及时发现不良反应。治疗后随访是指 PD-1 抑制剂治疗结束后一段时间内,定期或不定期通过对某些检验指标和脏器功能进行检测,从而早期、及时发现一些延迟性不良反应。目前认为患者在 PD-1 抑制剂治疗结束后应至少监测 1 年。

▐▶ 出现免疫治疗不良反应,可逆吗?

PD-1 抑制剂的不良反应可出现在治疗开始后的任何时间,甚至治疗停止后,但大多数在治疗后的数周至 6 个月内发生。大部分不良反应是轻微的,通过早期不良反应监测,可达到不良反应有效预防和治疗的目的。

▐▶ 出现免疫治疗不良反应如何自我管理?

(1)患者首次用药需有家属/陪护人员监护。

(2)遵医嘱进行相关不良反应项目的定期监测。

(3)用药期间或用药后出现下述症状,应及时就诊和(或)告知主管医师:①输液期间或输液后出现过敏反应症状,如头晕、心悸、面部肿胀或呼吸困难等。②出现疑似感染症状,如发热(≥38℃)伴寒战、严重咽痛伴咳痰(咳脓痰或发绿痰)、尿液浑浊或发臭、皮肤红肿/疼痛/触痛/疮。③腹泻/排便习惯改变:黑色柏油便、血液/黏液便、严重的腹痛。④出现肺部症状,如新出现的或恶化的咳嗽、胸痛、咯血、呼吸急促或呼吸困难。⑤出现肾脏症状,如腰痛、血尿、脚/小腿肿胀、尿量/颜色改变。⑥出现血糖症状,如出现口渴和(或)经常需要排尿等。以及其他尚未报道的不适症状。

（4）用药期间或用药后出现下述症状应及时告知主管医师：①贫血症状，如异常疲倦或虚弱。②肝脏症状，如巩膜／皮肤黄染、粪便呈白色或黏土色。③甲状腺症状，如体重异常增加或减轻、怕冷／热、声音嘶哑等。④视力变化、眼痛或发红。⑤皮肤出现皮疹、水疱或瘙痒。以及其他尚未报道的不适症状。

▮▶ 术后什么时候开始复查？间隔多长时间复查？

建议患者术后第1～2年，每3个月复查1次。第3～4年，每6个月复查1次。第5年及以后，每年复查1次。

▮▶ 术后随访要做哪些检查？

随访常做的检查主要有局部查体、血常规检查、免疫功能检查、X线检查、B超检查和CT检查等。具体情况由医师结合患者病情进行选择。

▮▶ 长在哪个部位的黑痣应引起注意？

手、足、颈部等易摩擦部位的黑痣应引起注意，摩擦或刺激黑痣易引起癌变。经常摩擦或刺激黑痣，可引起黑痣形态和颜色的改变。若出现疼痛、瘙痒、破溃、渗液或结痂等表现，应及时就诊。

▮▶ 食用哪些食物有利于康复？

手术后，在排除过敏的前提下，宜食用高蛋白、补气养血、易消化之食物，如粳米、扁豆、大枣、龙眼、荔枝、香菇、鹌鹑蛋、胡萝卜、山药、藕粉粥和豆类等。同时，多食用新鲜蔬菜和水果，如菠菜、水白菜、藕、白梨、香蕉和葡萄等，有助于预防术后便秘的产生。化疗患者应根据体质，食用高能量、易消化的食物，如核桃仁、桑葚、白木耳、香菇、菱角、薏米粥等。

■▶ 恶性黑色素瘤能治愈吗?

根据病理情况和 TNM 临床分期考虑预后效果。有研究表明,早期发现且未发生淋巴结转移的恶性黑色素瘤经过综合治疗,5 年生存率超过 70%。

第二十六章

骨转移瘤

▮▶ 骨转移瘤的概念及好发部位

骨转移瘤是由于身体其他部位的肿瘤(原发肿瘤)经血行转移到骨骼,使骨骼正常结构遭到破坏,造成骨骼疼痛或骨折。

发生骨转移的部位以中轴骨及下肢为多,发生于脊柱的骨转移瘤最多,其次为骨盆和下肢长骨,膝、肘关节较少见。

▮▶ 哪些癌症容易发生骨转移?

乳腺癌、前列腺癌、甲状腺癌、肺癌、肾癌和肝癌等容易发生骨转移,75%的骨转移瘤来自上述部位。对于女性患者来说,乳腺癌常易发生骨转移。对于男性患者来说,肺癌和前列腺癌常易发生骨转移。

▮▶ 骨转移瘤的临床表现有哪些?

骨转移瘤的临床表现多样,常以骨痛、脊髓压迫和病理性骨折等骨相关事件为主。其中,骨痛最具特征,常表现为持续性疼痛,夜间及休息时均无缓解,继而出现进展性骨破坏,活动时疼痛加剧,伴病理性骨折。

▮▶ 什么是病理性骨折?临床表现有哪些?

骨转移瘤可产生溶骨和(或)成骨的结局,使正常骨质结构遭到破坏,进而导致骨骼的应力改变。当骨骼承受的应力大于其极限时,便可出现骨折,即病理性骨折。病理性骨折依据骨折位置及性质的不同,症状各异。常见症状与普通骨折相似,如运动异常、疼痛和畸形。发生在脊柱的病理性骨折可出现截瘫症状。

▮▶ 预防病理性骨折,活动时应怎样做?

预防病理性骨折的主要方法有积极治疗原发肿瘤、减少活动量、避免剧烈运动、进行外固定或预防性内固定。病理性骨折的高危患者可使用外固定支具固定后再活动,以减少骨折发生。同时,应根据骨破坏程度,定时给予骨保护剂治疗。

骨转移瘤检查与诊断有哪几种方式?

骨转移瘤的诊断需要具备两项基本条件:一是诊断原发恶性肿瘤,二是影像学及病理学诊断骨转移。影像学检查与诊断方法包括 X 线、CT、MRI、ECT 和 PET-CT。骨转移瘤的最终诊断结果要由病理学证实,并要明确转移瘤的性质及诊断原发恶性肿瘤。医师会根据患者的具体情况选择检查项目。

PET-CT 检查时需要注意什么?

为保证检查顺利进行,患者应提前 30min 到达检查中心,检查时应携带病历、病理、化验及影像学相关资料,具体情况可提前咨询主管医师。检查当天须禁食、禁饮(水除外)4～6h,葡萄糖及肠外营养液输入应同时停用 10～12h。检查前 48h 内禁服二甲双胍类药物,其他降糖药、心脑血管药及止痛药可正常服用。整个检查过程需 1.5～2h,显影时患者需保持相对固定的姿势 15～20min。检查过程中切勿移动身体,以免影响检查结果。因疼痛无法保持固定姿势者,应与主管医师联系,提前服用止痛药。对于不能自控的婴幼儿,家属应提前准备好催眠药。检查前应取出衣物内的金属物品(如钥匙、首饰、腰带扣、拉链、硬币等)。检查后应尽量多饮水,以促进显像剂排出。

ECT 检查时需要注意什么?

为保证检查顺利进行,请患者按预约时间准时到 ECT 室检查。妊娠及哺乳期女性禁止做 ECT 检查。检查时请携带相关实验室检查结果及影像学检查报告或片子(X 线、CT、MRI 等)。ECT 检查一般不需要空腹,可正常进食。因骨扫描患者注射药物 3～4 h 后方可检查,注射显像剂后应尽量多饮水,在 1000mL 以上。患者等待检查期间请远离妊娠期女性和儿童,不要乘坐公共汽车和到人口密集的地方去,也尽量不要进行其他检查。检查前应排尿,以排空膀胱,如有尿液污染衣裤和皮肤,应擦洗皮肤及更换衣裤后方可检查。有植入金属义肢和假乳房的患者应告知医师所植入的部位。一般注射药物后第二天体内已无放射性残留,不会对患者及他人造成不便。

▶ 骨转移瘤的治疗方法有哪些?

骨转移瘤的治疗方法主要包括手术治疗(如病变刮除加骨水泥填充、射频消融术、内固定术和假体置换术等)、放射治疗、化学治疗、生物免疫治疗、中医药治疗和综合治疗等。其预后与原发肿瘤的治疗密切相关。原发肿瘤治疗效果好且骨转移瘤为单发者,应积极进行手术治疗,以提高患者的生活质量。原发肿瘤治疗效果不佳者,应避免较复杂的外科手术而考虑非手术治疗。医师会根据患者的具体情况,提供个体化治疗建议。

▶ 术前准备有哪些?

(1)皮肤准备:骨转移瘤手术皮肤准备的要求要高于一般手术,从术前两天开始,每天两次使用抑菌消毒剂对皮肤进行深度清洗,术日早晨深度清洗后还应使用消毒液进行术区皮肤消毒。

(2)胃肠道准备:术前一天午餐常规进食,忌油腻,晚餐进流食。术前 6 ~ 8h 禁食、禁水。特殊患者应遵医嘱提前 3 天进无渣食物。一般患者术前一天应使用甘油栓通便,特殊患者应遵医嘱清洁灌肠。

(3)术前行抗菌药物过敏试验并取血做相应检测及备血准备。

▶ 术后卧床有特殊要求吗?

骨转移瘤患者术后卧床时间主要由原发肿瘤情况、手术部位和手术方式等因素决定(如脊柱转移瘤患者应卧床 2～6 周)。卧床期间应定时翻身,适当进行床上锻炼。一般手术对翻身无特殊要求,脊柱转移瘤患者术后应进行轴线翻身,翻身时应保持整个脊柱平直,颈椎手术者应做好颈部保护,勿扭曲或旋转头部。床上锻炼应量力而行,逐渐增加运动量,可根据患者的具体情况,进行翻身训练或坐起训练等。翻身后应使用辅助用具(如软枕)支撑体位,使肢体和关节处于功能位。翻身时也要注意各种导管的安全,避免脱管。

▌▶ 术后患者下床活动时应注意什么?

患者术后经适当的床上锻炼后,可由专业人员陪同进行下床活动。活动量应逐步增加,不能急于求成。活动前,应保持地面干燥、无杂物,做好防滑、防跌倒的保护措施。活动时,应注意患者的病情变化,避免出现脊柱或肢体的突然扭转,以防发生跌倒。脊柱或下肢受累患者应佩戴矫形支具后下床,不要让受累肢体完全负重。佩戴矫形支具时,患者应使用拐杖或助行器,加强身体支持,协助步行。

▌▶ 术后需要佩戴支具吗?

四肢及脊柱骨转移瘤患者术后应佩戴支具,以增加骨的稳定性,预防病理性骨折的发生。使用的支具主要包括颈托、胸腰椎体衣和上肢外展支架等。患者应严格按照医嘱要求佩戴支具,活动时不可随意去除,佩戴同时应注意皮肤护理,预防压疮。

▌▶ 术后需要进行功能锻炼吗?

骨转移瘤手术后功能锻炼非常必要,主要包括关节活动度锻炼和肌力锻炼。前者用于恢复关节功能,先从远端小关节开始锻炼,后者主要用于预防肌肉萎缩,一般从直腿绷紧或下压膝关节收缩肌肉开始锻炼。锻炼的开始时间、强度与频次等具体情况应咨询康复医师,由专业人员对患者进行相应指导。

▣▶ 椎体术后常进行的功能锻炼有哪些？

（1）术后患者需佩戴胸腰椎固定支具。

（2）翻身练习：轴线翻身，根据病情逐渐延长侧身时间，预防压疮发生。

（3）下肢关节活动练习：术后引流管拔除后，患者在帮助下进行双下肢被动活动，保持关节活动度。

（4）下肢肌力练习：术后引流管拔除后，患者进行双下肢肌力练习、股四头肌等长收缩练习和股四头肌等张收缩练习（同骨肉瘤章节）。

（5）坐起练习：术后经 X 线检查，手术部位恢复良好，可戴胸腰椎外固定支具，从 30° 角开始坐起，逐渐增加角度，每次不超过 30min。

（6）下地练习：利用助行器支撑，练习下地行走。

▣▶ 哪些药物可用于治疗骨转移瘤？

双膦酸盐类药物（如帕米膦酸钠、唑来膦酸钠）可抑制破骨细胞活性，抑制骨溶解，能明显缓解骨痛及骨破坏，改善骨转移瘤患者的生活质量，已作为基础药物，广泛应用于骨转移瘤的治疗中。这类药物对血管损伤较小，可从外周静脉输注。输注时应注意滴速，帕米膦酸钠应缓慢滴入，唑来膦酸钠应快速滴入，不可自行调节药物滴速。

▣▶ 术后饮食应注意什么？

骨转移瘤患者术后应补充高蛋白和高维生素食物，如肉类、水果、蔬菜等。化疗者可多吃胡萝卜、荸荠、番茄等食物，以缓解化疗导致的胃肠道不适症状。骨转移瘤患者由于易发生高钙血症，所以无须刻意补钙。术后是否需要补钙，应根据患者状况、血钙水平和骨密度测量等结果综合考虑。

▶ 什么时候开始复查？间隔多长时间复查？

骨转移瘤治疗后，建议患者第 1～2 年每 3 个月复查 1 次，第 3～4 年每 6 个月复查 1 次，第 5 年及以后每年复查 1 次。

▶ 复查需要做哪些检查？

一般需要做局部转移灶影像学检查（如 X 线片、B 超等）和全身影像学检查（如 ECT、MRI 等），由医师根据患者病情，选择合适的检查方法。出现不适时，请患者及时就诊。

▶ 骨转移瘤患者居家应注意什么？

骨转移瘤患者居家活动时应注意安全，预防病理性骨折的发生。下床活动时，需佩戴支具，量力而行，最好有家属陪同。应注意科学饮食，多摄入富含膳食纤维的食物，如新鲜水果和蔬菜，多饮水，保证大便通畅，按时服用止痛药。疼痛无法缓解时，及时就诊。家属应多给予患者鼓励和支持，关注患者的心理变化。

▶ 骨转移瘤截瘫患者居家应注意什么？

骨转移瘤截瘫患者应注意预防长期卧床的并发症的发生。

（1）压疮：注意保持床铺平整、清洁、柔软，每 2 h 进行轴线翻身 1 次。注意保持受压部位皮肤干燥，翻身后应适当按摩。家庭条件允许时，可使用气垫床，预防压疮形成。

（2）坠积性肺炎：家属可在患者翻身时对其进行叩背，鼓励患者咳嗽，必要时湿化空气，协助排痰。

（3）肌肉萎缩：可自主活动者应加强自主功能锻炼，不能自主活动者应定时进行肌肉及关节被动运动，运动后保持肢体的功能位。

（4）便秘：多饮水，摄入高纤维素饮食，注意生活规律，养成定时排便的习惯。对于无法排便者,可每天定时(如晚 8 点)用开塞露或按摩协助排便。

(5)尿路感染:可正常排尿者应注意排尿后会阴部的清洁。留置导尿管者,每 3h 放尿 1 次,每 7 天更换集尿袋 1 次,每月更换导尿管1 次。

▌▶ 如何发现有无骨转移瘤?

骨转移瘤多由原发肿瘤病灶转移而来,因此原发肿瘤癌症患者应按时进行随访复查。若出现腰腿痛等不适应及时就诊,以便及早诊断和治疗。

▌▶ 如果患者发生病理性骨折,其他人该怎么办?

发生病理性骨折首先要制动,不要随意搬动患者。应拨打 120 急救电话,评估患者的生命体征,优先处理危及生命的并发症(如休克、大出血等)及内脏伤(如颅脑、胸、腹、骨盆等损伤)。待患者病情稳定后再处理骨折,但骨折部位应予以临时固定。

▌▶ 如何区分普通腰腿痛和骨转移瘤的疼痛?

普通腰腿痛多由外伤、扭伤、负重和长期受寒引起,常见于急性腰扭伤、腰肌劳损、腰骶劳损、骶髂劳损和腰椎间盘突出等。大多数患者会出现腰部或脊柱活动受限,且久坐或长时间弯腰时疼痛加剧。部分患者晨起可出现腰腿部发僵症状,一些患者局部疼痛点进行封闭治疗后,疼痛症状可明显减轻或消失。

骨转移瘤患者则以夜间疼痛为主,因癌肿转移位置不同而出现特征性疼痛症状。例如,肿瘤转移至胸骨中段时,可产生围绕胸背部呈束带状的放射性疼痛。肿瘤转移至腰椎时,可产生一侧或两侧骶髂骨、髂前上棘和腹股沟部位的放射痛。肿瘤侵及骶骨时,可引起下腰部或骶尾部疼痛,可放射到会阴及肛周。骨转移瘤疼痛用普通止痛药无法缓解,需到医院就诊治疗。

▌▶ 骨转移瘤容易出现脊髓压迫症状吗?

脊柱骨转移瘤患者易出现脊髓压迫症状。患者早期出现感觉和运动功能异常,随着病程进展,最终将导致脊髓功能丧失,出现受压平面以下运动、反射、感觉、括约肌功能以及皮肤营养障碍,严重影响患者生活和劳动能力。

▌▶ 骨转移瘤患者的生存期为多久?

骨转移瘤患者的生存期主要由病情、骨转移瘤部位、患者的合并疾病和原发肿瘤诊疗效果决定。部分患者经治疗后生存期相对延长。

第二十七章

白血病

▐▶ 什么是白血病？

白血病属于造血系统的恶性肿瘤，是一类造血干细胞的恶性克隆性疾病,俗称血癌。此类白血病细胞在骨髓和其他造血组织中大量增生和积累,可浸润体内各器官和组织,使各个脏器的功能受损,产生相应的症状和体征。临床可见不同程度的贫血、出血、发热、感染,以及肝、脾、淋巴结的肿大和骨骼疼痛。

▐▶ 白血病为什么被称为血癌？

白血病具有与其他恶性肿瘤相同的特点,包括如下几点。

(1)白血病细胞和恶性肿瘤细胞一样,可以无限增生。

(2)白血病细胞也可像其他恶性肿瘤细胞一样,侵犯人体的各种脏器,影响脏器功能,甚至导致全身器官衰竭。

(3)白血病也可表现为局部浸润,像肿瘤一样形成肿块,如皮肤浸润结节及儿童常见的眼窝部绿色瘤等,故一般常将白血病称为血癌。

▐▶ 哪些人容易患白血病？

(1)曾因某些特殊需要或意外事故而受到电离辐射者，如接受 X 线、γ 射线照射或核素 32P 治疗的肿瘤患者,以及受原子弹爆炸等核辐射伤害的幸存者。

(2)长期或慢性接触某些化学试剂(如苯及其衍生物)、某些抗肿瘤药物(如烷化剂等)或某些免疫抑制剂等。其中,氯霉素对骨髓的抑制作用已得到广泛证实。

(3)曾受某种反转录病毒感染者。

(4)患某些先天性、遗传性疾病者,如唐氏综合征、范科尼贫血和面部红斑侏儒综合征患者。

▶ 白血病的临床表现有哪些？

（1）贫血。因成熟红细胞减少而出现贫血，可表现为头晕、乏力、心悸和面色苍白等。

（2）发热或感染。正常成熟白细胞（主要是粒细胞）减少，导致抗感染能力下降，反复出现发热或感染的征象。

（3）出血。因成熟血小板减少，皮肤黏膜区出现自发出血倾向。例如，鼻黏膜、牙龈区自发性渗血；拔牙或其他创伤后，伤口出血不易止住；皮肤出现瘀血、出血点等；女性患者经期延长等；少数患者可出现消化道出血而伴有黑便、血便及有眼底或颅内出血等。

（4）器官浸润。依据受累的部位不同，表现各异，如肝（脾、淋巴结）大、牙龈增生、胸骨压痛，少数患者出现睾丸肿大、皮肤或皮下结节。若神经系统受累，还可表现有头痛、呕吐和视力改变等。

▶ 如何预防白血病？

（1）不要滥用药物，在使用氯霉素、细胞毒性抗癌药和免疫抑制剂等药物时，必须有医师指导，切勿长期使用或滥用。

（2）注意饮食卫生，尤其在进食蔬菜和水果等食物时，其残存的化肥、农药会经消化、吸收进入血液，容易破坏骨髓的正常造血功能，从而引起白血病。所以，蔬菜、水果在食用前要清洗干净，把化肥、农药的残留量降至最低。

（3）对白血病高危人群应做好定期普查工作，特别注意白血病警示信号的出现。

（4）避免接触某些致癌物，做好职业防护及监测工作。如从事酚、氯苯、硝基苯、香料、药品、农药、合成纤维、合成橡胶、塑料和染料等生产作业的人员，应注意实施标准防护，避免直接接触有害和有毒物质。此外，尽量少用或不用染发剂。

（5）避免接触过多的 X 线及其他有害放射线。从事放射工作的人员应做好个人防护，妊娠期女性及婴幼儿尤其应注意避免接触放射线。

（6）防治各种感染，特别是病毒感染。

（7）装修住宅最好选用符合环保要求、对人体无害的材料，入住前最好开窗通风一周以上。请室内环境监测部门进行监测，合格后再入住。一旦出现不明原因的出血、低热、关节痛和头晕等症状要到医院进行检查。

▮▶ 白血病检查与诊断有哪几种方式？

医师会根据患者的具体情况选择检查项目，包括如下项目。

（1）实验室检查：检查项目有血常规，血钙、磷，肝、肾功能，病毒抗原抗体检查、凝血检查、血沉等。

（2）细胞组织学检查：骨髓穿刺、免疫组化。

（3）影像学检查：X 线、B 超、CT 或 PET–CT、MRI。有神经系统浸润时还应检查眼底。

▮▶ 白血病的治疗方法有哪些？

白血病的治疗方法有化疗和造血干细胞移植。医师会根据患者的具体情况，提供个体化治疗建议。

▮▶ 什么是造血干细胞移植？

造血干细胞移植是经大剂量化疗或其他免疫抑制剂预处理且清除受者体内的肿瘤细胞后，把自体或异体造血干细胞移植给受者，使受者重建造血和免疫功能，从而达到治疗疾病的目的。可根据造血干细胞的来源或供者进行分类：按照来源可分为骨髓移植、脐血造血干细胞移植和外周血造血干细胞移植；按照供者可分为自体造血干细胞移植和异体造血干细胞移植。

接受造血干细胞移植前,患者需要做哪些准备?

(1)进入移植病房前一周,所食用的食物需要蒸熟。不要吃腌制的食品,可食新鲜、无破损的水果,水果最好去皮。

(2)不要与其他病室或病房的患者接触,防止感冒或交叉感染。

(3)入移植病房前 1 日剔除全身毛发,包括头发、腋毛、阴毛、浓密汗毛等。剔除毛发后行全身沐浴,如有条件最好盆浴泡澡。去除全身皮屑,特别是耳朵、腋下、脐部、腹股沟等皮肤皱褶处。

(4)注意保持皮肤黏膜的完整性,防止划伤和割伤。

(5)请普外科、口腔科、耳鼻喉科和皮肤科医师为患者会诊,消除各种感染灶,并做牙齿清洁。

(6)对于移植后有生育愿望的患者,移植前要考虑采取相关措施,冻存精子/卵子/受精卵。

(7)患者需备好纯棉睡衣、口罩、帽子、指甲刀、小镜子、纸巾、卫生巾(女性)、刮胡刀(男性)、内裤、袜子、毛巾(大、小)。其他物品根据个人需要准备,如手机、书、杂志、报纸等。

接受造血干细胞移植后,患者需要注意什么?

(1)保持室内空气新鲜,每天早晚开窗通风各 30min,减少家庭聚会。

(2)预防感染。移植后半年内或血白细胞计数低于正常时,外出时必须戴口罩。养成良好的卫生习惯,注意保暖,以免感冒或感染其他疾病。

(3)为了避免被细菌污染,不要养宠物。

(4)适当锻炼。移植后,患者不但免疫力低下,双下肢肌肉还可能略有萎缩。因此,患者应先在室内活动,然后再到室外活动,循序渐进地增加活动量,以恢复体力、增强抵抗力。

(5)调整好心态,保持轻松、愉快的心情。充足的睡眠对患者尤为重要。

▋▋▶ 接受造血干细胞移植后,患者在饮食上需要注意什么?

患者在接受造血干细胞移植的过程中,能量消耗较大,一般会出现一定程度的营养不良和体质下降。因此,一定要补充适量的营养,多食高热量、高蛋白、高维生素食物,以清淡半流质或面食为主,可以多吃排骨汤、鸡汤、鱼汤等易消化的食物,再加以蔬菜、水果,尽量不吃生冷食物。注意加强蛋白质、叶酸、维生素 B 等的摄入,可在餐间增加点心,应多进食补血食品。

▋▋▶ 什么是鞘内化疗?

鞘内化疗是临床上常用的一种治疗方法,指在进行腰椎穿刺术时将不易通过血脑屏障的药物直接注入蛛网膜下隙的方法,也叫作鞘内注射化疗,是治疗中枢神经系统白血病最有效的方法之一。

鞘内注射用的化疗药物可能会引起一定程度上的化学性蛛网膜炎、蛛网膜粘连或中枢神经系统的化学损伤,但不会影响人的智力。

▋▋▶ 鞘内化疗后为什么需要去枕平卧数小时?

这主要是由于脑脊液呈单向循环,去枕平卧可促使从椎管内注入的药物扩散至头部,使之能对脑膜或脑实质内的白血病细胞发挥作用。此外,平卧还有利于减少由腰椎穿刺后脑压变化而产生的头痛等不良反应。

▮▶ 常见化疗药物会引起哪些副作用？

化疗药物的副作用常表现为恶心、呕吐、腹泻、食欲缺乏、躯体疼痛，以及白细胞数量和血小板数量急剧下降。白细胞数量极度下降，会导致身体免疫力受到破坏，无法接受进一步的治疗，需要用升高白细胞的药物来进行治疗。恶心、呕吐属常见的消化道反应，需应用止吐药物来对症治疗。腹泻患者可应用止泻药物进行治疗。

▮▶ 白血病治疗结束后什么时候开始复查？间隔多长时间复查？

通常治疗结束后1~2年，应每隔2~3个月到医院复查1次，从第3年开始每半年1次。

▮▶ 白血病治疗结束后，复查要做哪些检查项目，为什么？

检查项目主要包括肝、肾功能，心电图、胸片、CT、PET-CT、B超等。

肝、肾功能检查是为了解化疗药物对肝、肾产生的毒性作用情况。心电图是为观察化疗药物是否对心脏产生了毒性作用。胸片、CT、B超、PET-CT检查是为鉴别是否有深部淋巴结肿大的现象。

▮▶ 患者出院后近期内居家饮食应注意哪些问题？

（1）来医院化疗前，患者应注意饮食调节，以高蛋白、高碳水化合物、高维生素和易消化食物为主，如豆类、瘦肉、鱼、蔬菜、水果等。

（2）化疗期间，因药物毒性反应，患者会有食欲减退、恶心、呕吐等不良反应。此时患者应根据口味，选择清淡、易消化的食物，且少食多餐，也可以食用一些补气益血的汤汁，如排骨汤等。呕吐严重时，不要强迫进食，要多饮水，每天饮水3000mL以上。

（3）应注意饮食卫生，避免食用生冷、隔夜或变质食品。新鲜水果必须洗净、削皮后再食用。

（4）应注意避免食用坚硬或油炸食品。如鱼肉制品应尽量去骨、去刺，以防进食中硬物刺破口腔黏膜，致口腔溃疡甚至继发局部感染。

（5）注意多食富含纤维素的食物，以保持每日排便通畅，防止便秘导致痔疮发生或诱发肛裂，增加局部感染的机会。

▓▶ 如何锻炼？

患者可根据身体情况做适当的锻炼，如散步、打太极拳等非剧烈性活动。

▓▶ 出院后提示患者及时就医的情况有哪些？

出院后提示患者及时就医的情况有：①持续性疼痛，尤其是在同一部位。②出现严重且无法缓解的消化道不良症状时，如恶心、呕吐、腹泻和厌食等。③不明原因的明显体重减轻。④持续发热或咳嗽。⑤不寻常的皮疹或出血。

请注意，患者一定要及时到接受移植的医院，在医师的指导下接受治疗，并在移植后的两年内，在接受移植的医院做全面复查，听取医师意见。待病情稳定后，患者可以去其他医院定期复查。

▓▶ 为什么必须保持大便通畅？

便秘或大便干燥时，常易发生肛裂。白血病本身或化疗等因素会致抗感染能力明显低下，一旦出现肛裂，极易引起肛周感染。严重者细菌可经局部破损处进入血液，导致菌血症或败血症等严重情况，不但增加痛苦，还会给治疗带来极大的影响。因此，保持大便通畅并注意局部清洁卫生对患者十分重要。

▌▶ 白血病患者化疗期间需要注意什么？

（1）注意卫生，饭前、便后洗手，以防在抵抗力低下时病从口入。

（2）减少与外界的接触，减少不必要的探视。如遇人多的环境或周围有感冒患者，应戴口罩以减少交叉感染的机会。

（3）患者居室不宜摆放过多的鲜花，尤其应避免摆放花盆，这样可减少花草或泥土中带有的霉菌孢子和细菌等引起的感染。

（4）尽量不以硬物挖耳或剔牙，以防局部破损并导致感染。

▌▶ 白血病会传染或遗传吗？

白血病不是传染病。目前关于人类白血病的确切病因尚不明确，有关白血病发病机制的学说也颇多，但尚无由于与白血病患者密切接触而传染上白血病的病例。有研究发现，某些病毒感染可诱发白血病，但这主要是由这类病毒本身所含的逆转录DNA引起患者基因突变所致。虽然是由于感染这类病毒而发病，主要还与这类患者的内在因素有关。此外也曾有报道，在某些家庭中，先后数位家庭成员患同一类型白血病，但这并非是相互传染所致，而主要是由于这类家庭成员中共有的某些遗传性缺陷。若是白血病会传染的话，那与白血病患者密切接触的医护人员势必成为首当其冲的受害者了，可实际工作中，并未见有医护人员因此患白血病。

应该说并非所有白血病都有遗传倾向，但临床上确实见到某些白血病在某一人种（如白种人）、某些有遗传性缺陷和某些有家族性疾病的人群中较容易发生。同卵双胞胎中，若一人患急性白血病，则另一人患急性白血病的概率（25%）显著高于普通人。以上均提示某些遗传因素可能会对白血病的发病产生影响。

▐▶ 白血病患者的发热是否一定是感染所致？

　　白血病患者的发热不一定都是感染所致，白血病本身也可引起发热。白血病患者，尤其是白血病细胞增多的患者，由于血细胞分化和增殖异常，核酸代谢异常旺盛，释放的能量亦较多，患者常会发热。这种发热只能通过化疗后白血病的缓解而控制。但总的说来，白血病患者的发热大多数是由感染引起的。即使暂时找不到明确的感染灶，也应及时使用抗生素治疗。

▐▶ 白血病常见的感染部位有哪些？

　　（1）口腔：最为常见，包括牙龈、颊黏膜和软腭部。表现为溃疡或糜烂、出血，严重者可有软组织感染引起的蜂窝织炎。

　　（2）鼻腔：鼻黏膜出血、糜烂，严重时可致鼻中隔穿孔等。

　　（3）呼吸道：包括气管、支气管及肺部感染。患者常有咳嗽、咳痰、胸痛及憋气等症状。

　　（4）肛周：在痔疮、肛裂或排便不畅患者中容易发生。常表现为局部疼痛、红肿、糜烂及软组织感染引起的蜂窝织炎。

　　（5）泌尿道：女性相对多见。表现为尿频、尿急、尿痛等尿道刺激症状或血尿。

　　（6）皮肤：局部出现脓疖、溃烂等。

▐▶ 白血病患者为何会贫血？

　　（1）红细胞生成减少：骨髓中血液肿瘤细胞极度增生与干扰，造成正常红细胞生成减少。

　　（2）造血微环境受损所致贫血：骨髓被异常细胞和组织所浸润（如白血病、淋巴瘤、多发性骨髓瘤等），可使骨髓基质细胞及造血微环境的其他组成部分受损而影响血细胞的生成。

（3）此外,无效红细胞生成、溶血,以及某些阻碍 DNA 代谢的抗血液肿瘤药物,如阿糖胞苷、甲氨蝶呤的应用影响正常红细胞的生成。

▶ 白血病患者出现贫血后有哪些表现？

（1）患者会出现疲乏无力、头痛、头晕、畏寒、记忆力减退和注意力不集中等中枢神经系统症状。

（2）皮肤黏膜苍白:是贫血患者共同和最突出的体征。

（3）呼吸系统由于贫血的程度不同呈现不同的症状。

1)轻度贫血——心肺活动影响不明显。

2)中度贫血——活动后可出现心悸、气短。

3)重度贫血——轻微活动或休息状态均可发生呼吸困难。

（4）食欲降低、厌食、胃肠胀气、腹泻或便秘、舌炎和口腔炎等。

（5）可出现多尿、尿比重低和肾功能障碍等。

▶ 白血病患者为什么容易出血？

（1）白血病会导致血小板数量减少和功能障碍。

（2）凝血因子被破坏和凝血机制障碍。

（3）由于白血病细胞在血管内堆积和血管壁损坏,容易发生出血。

▶ 白血病患者常见的出血部位有哪些？

白血病患者的出血部位甚为广泛,几乎人体所有部位都可发生出血,尤其是急性白血病患者。

（1）皮肤:表现为瘀点、瘀斑或大片的紫癜甚至血肿,在静脉穿刺处或外伤处更甚。

（2）口腔:表现为牙龈出血及口腔黏膜出血。轻者于刷牙后、吃硬质食物后出血。严重时无任何诱因即可出血不止,甚至出现血疱、血肿。

（3）鼻腔:于外伤后或无诱因时出血。

(4)其他:眼球结膜出血、胃肠道出血、泌尿生殖系统出血(女性患者出现阴道出血)和脑出血。

▎▶ 白血病患者的骨痛、关节痛或胸骨压痛是如何引起的?

白血病患者的骨髓腔内有大量的白血病细胞增生,导致骨髓腔内的压力增加。此外,骨膜及关节腔受白血病细胞浸润时,亦会侵犯骨膜神经并造成关节腔压力增加和骨质破坏,引起疼痛。

▎▶ 输血会传染白血病吗?

输血在极少数情况下可引起某些传染病(血源性病毒性疾病,如乙型肝炎、丙型肝炎、艾滋病及疟疾等)的传播,但一般不会导致白血病。

▎▶ 白血病是不治之症吗?

白血病是一种造血组织的恶性疾病,但医学技术的发展使白血病成为可治的病。通过化疗、放疗、骨髓或外周血干细胞移植、生物反应调节剂应用等联合治疗手段,一些患者可达到延长生存期的效果,少数患者还能得到治愈。

▎▶ 白血病与败血症是一回事吗?

白血病与败血症在临床上有相似的表现,如贫血、发热、皮肤紫癜、肝脾大、血象中白细胞异常增多并可出现幼稚细胞等,但两者本质上属于截然不同的两类疾病。前者是造血组织的恶性肿瘤性疾病,而后者则系某一细菌进入血循环后引起的全身感染现象。白血病患者可在病程的某一阶段因继发严重感染而发生败血症,败血症则绝不会转化为白血病。

ⅢＩＤ 白血病患者为什么要检查眼底？

（1）为明确眼底有无白血病细胞浸润。

（2）为明确有无合并眼底出血，因为眼底出血常被视为颅内出血的先兆。

（3）当患者因出现头痛、呕吐等症状被怀疑合并有颅内出血或中枢神经系统症状时，检查眼底有助于通过视盘的变化明确患者是否合并有颅内压升高，后者常为危及生命的紧急状况，须及时予以积极治疗。

ⅢＩＤ 骨髓穿刺的概念及常见穿刺部位

骨髓穿刺是采集骨髓液的一种常用诊断技术，其检查内容包括细胞学、原虫和细菌学等几个方面，适用于各种血液病的诊断、鉴别诊断及治疗随访，不明原因的红细胞、白细胞、血小板数量增多或减少及形态学异常的诊断，不明原因的发热的诊断与鉴别诊断。通过骨髓穿刺，可进行骨髓培养，或通过骨髓涂片寻找寄生虫等。

骨髓穿刺术通过吸取适量的骨髓液进行骨髓象检查，以达到协助诊断、了解骨髓造血功能及了解有无肿瘤侵犯的目的。常见穿刺部位有髂骨（髂前上棘、髂后上棘）、棘突和胸骨。

ⅢＩＤ 患白血病后为什么要反复做骨髓穿刺？

（1）明确诊断：对于已经过形态学确诊的白血病患者，有必要进一步行骨髓细胞化学、免疫学及细胞遗传学方面的检查，以明确白血病亚型，判断其预后。

（2）观察疗效：对于病情尚未得到缓解的白血病患者，通常化疗后一段时间，均应进行骨髓穿刺，以了解上次化疗的治疗反应，帮助医师确定进一步治疗方案及用药。

（3）判断预后：若患者经多种方案联合化疗，但其骨髓中白血病细胞百分比无明显下降,或一度下降但短期内又升高达治疗前水平,则此患者白血病细胞存在原发耐药性,较为难治,预后不佳。

(4) 监测病情变化:对于经化疗病情已得到完全缓解的患者,骨髓象已近正常,但仍应定期复查,其目的在于尽早发现病情的变化并进行及时、有效的治疗。

▮▶ 骨髓穿刺对人体有危害吗?

一般来说,骨髓穿刺对人体健康并无影响。但骨髓穿刺与静脉取血毕竟有所不同,属于创伤性检查之一,故有可能在操作过程中发生意外情况,如疼痛、出血和感染等。

▮▶ 造血干细胞的来源有哪些?

造血干细胞的来源有:①自体或同种异体(符合配型要求的兄弟姐妹或无关供者)的骨髓。②自体或同种异体外周血造血干细胞。③脐带血造血干细胞。

▮▶ 白血病患者何时拔牙安全?

患者的断齿残根处常有细菌藏匿,一旦化疗致白细胞减少,患齿局部很容易发生感染,重时可引起颌面部软组织蜂窝织炎。因此,有必要选择适当的时间拔除患齿。一般可选两次化疗间的休息期,待血象中中性粒细胞绝对值 $> 1.5 \times 10^9$/L、血小板计数 $> 50 \times 10^9$/L 时,拔牙相对安全。若局部情况允许,患者能坚持到白血病完全缓解后再拔牙,伤口局部感染、出血不止等症状的发生率也将进一步降低。

▮▶ 患白血病后还能生育吗?

目前对白血病的治疗是以细胞毒性药物联合化疗为主的综合性治疗。所用的细胞毒性药物在极大程度杀伤白血病细胞的同时,往往也对体内所有增殖力旺盛的细胞，如性腺细胞和黏膜上皮细胞等有相当程度的杀伤或致畸作用。尤其当白血病患者合并有睾丸或卵巢等处白血病细胞浸润时，为治疗这些髓外白血病病灶，尚需在全身化疗的同时辅以必要的局部放射性治疗。这些措施会使正常的生殖细胞与白血病细胞同时受到杀伤。因此，经上述治疗后的白血病患者生育力将受到极大影响，可致婚后不育，或一旦妊娠，流产或胎儿畸形、致残、死亡的发生率均极高。基于优生学等方面的考虑，不建议白血病患者生育。

▶ 常见的生殖能力保护措施有哪些？

（1）胚胎冻存试管婴儿：因年龄不同，这一技术的成功率为 15%~39%，年轻患者冻存成功率 >90%。

（2）卵子冻存：玻璃化卵子冻存技术可使卵子的冻融成功率达 90%~95%，卵子移植的受孕成功率为 50%~65%。

（3）卵巢组织冻存与初潮前患者生殖力保护：卵巢组织冻存指移除部分卵巢皮质或切除整个卵巢进行冻存，当患者治疗结束有生育意愿时再行自体移植。自体移植卵巢功能的恢复时间为 4~7 年。

▶ 白血病复发后是否还有救治的方法？

复发后的白血病较初治病症而言，治疗有一定难度，但仍有相当多的复发患者经过积极治疗，病情再次获得完全缓解，而本人甚至能够长时间生存。

第二十八章

淋巴瘤

▮▶ 什么是淋巴瘤？

淋巴瘤是源于淋巴造血系统的恶性肿瘤，主要表现为无痛性淋巴结肿大和肝脾大，全身各组织器官均可受累，伴全身发热、盗汗、消瘦和瘙痒等症状。淋巴瘤分为非霍奇金淋巴瘤和霍奇金淋巴瘤两类。

▮▶ 淋巴瘤的发病因素有哪些？

霍奇金淋巴瘤的发病因素包括 EB 病毒（一种疱疹病毒）、艾滋病病毒、麻疹病毒等，以及遗传倾向。

非霍奇金淋巴瘤的发病因素如下。

（1）感染因素：EB 病毒、嗜人类 T 细胞淋巴瘤或白血病病毒、艾滋病病毒（HIV）、丙型肝炎病毒、幽门螺杆菌和空肠弯曲杆菌等。

（2）免疫抑制：包括先天性免疫缺陷、获得性免疫缺陷、自身免疫性疾病（如类风湿关节炎）、免疫抑制治疗等。

（3）环境和职业因素：如接触染发剂、除草剂、杀虫剂及微生物、苯类有机物、激素等。

（4）饮食（摄入过多的动物蛋白和动物脂肪）、饮酒和吸烟。

（5）遗传因素。

▮▶ 淋巴瘤的临床表现有哪些？

一般为外周淋巴结的无痛性肿大，较易发生于颈部、锁骨上以及腹股沟。如侵犯呼吸系统，可导致咳嗽和呼吸困难等症状。如侵犯消化系统，可导致腹痛、肠梗阻和消化道出血等症状。如侵犯中枢神经系统，可导致头痛和视力下降等症状。淋巴瘤患者患病初期可能仅表现为不规则的发热，随着病情进展，恶性淋巴瘤患者会出现全身症状，如发热（常38℃以上）、盗汗和体重减轻（就诊前 6 个月内无其他原因体重减轻10%以上），称为"B 症状"。

▌▶ 如何预防淋巴瘤？

（1）严防病毒侵袭，可通过接种疫苗（如肝炎疫苗等）、保证充足睡眠、勤运动等，在体内建立一道防线，不给病毒可乘之机。

（2）强化体内免疫系统，吃好三餐，摄取足够多的提高免疫力的食物，防止营养不良。合理用药，尽量避开抗生素、皮质激素等有损免疫系统的药物。

（3）重视食品卫生，不吃霉变食品，少吃腌制、煎炸及高脂食物。戒烟（包括二手烟），可适当饮酒，但绝不能过量。

（4）净化环境，居室装修力求环保，正确使用手机、电脑，将电离辐射控制在允许的范围内。

（5）避开有害化学物质，如不用或少用染发剂、对果蔬等进行去除农药等抗污染处理。

（6）适度日光浴。日光浴对淋巴瘤有明显的预防作用，但不能过分暴晒，否则可能会引发皮肤癌。

（7）高危人群，如有遗传因素或年老体弱者，或工作压力大、经常熬夜、长期过度疲劳者，经常处于电子辐射或射线环境中、经常使用劣质染发剂、经常接触含苯或有机溶剂的化学制剂者，都需要定期自查，触摸身体表层以检查是否有肿大的淋巴结，一旦发现应立即就诊，做到早发现、早治疗。

▌▶ 确诊淋巴瘤，患者需要做哪些检查？

医师会根据患者的具体情况选择检查项目。

（1）体检：淋巴结检查、韦氏环（由鼻咽、软腭、扁桃体、口咽、舌根及咽侧壁等组成的环状淋巴组织）检查、肝脾检查等。

（2）实验室检查：血常规、血沉（ESR）、乳酸脱氢酶（LDH）、白蛋白、肝、肾功能。检查前，患者需空腹，前一天夜间12点开始禁食、禁水，直到静脉抽血结束。

（3）影像学检查：胸片、B超、CT或PET–CT（颈、胸、腹、盆腔）、MRI。

（4）细胞组织学检查：组织活检、骨髓穿刺、免疫组化。

▌▶ 组织（淋巴结）活检前及活检后的患者注意事项

进行淋巴结活检前，患者要接受全面、仔细的体格检查，以确定最佳取活检部位。对有出血倾向的患者应检查血小板计数、出血时间和凝血时间等。

活检后，应注意活检伤口不要接触水，保持伤口清洁，避免感染。

▌▶ 骨髓穿刺后，患者需要注意什么？

（1）患者需保持敷料干燥，以防感染，约3天取下敷料。

（2）穿刺点如有出血，应及时告知医护人员。

▌▶ 淋巴瘤的治疗方法有哪些？

淋巴瘤的治疗方法包括化疗、靶向治疗、放疗、造血干细胞移植和生物免疫治疗等。目前淋巴瘤的治疗多采用综合治疗模式，医师会根据患者的具体情况，提供个体化治疗建议。

▌▶ 什么是造血干细胞移植？

造血干细胞移植是对淋巴瘤患者先进行大剂量放化疗的预处理，最大限度地杀灭患者体内的癌细胞，然后再将治疗前采集的造血干细胞回输体内，使造血和免疫功能恢复。接受造血干细胞移植前患者准备和接受造血干细胞移植后注意事项参见白血病相关部分。

▌▶ 生物免疫治疗的概念及注意事项

生物免疫治疗是一种新兴的、具有显著疗效的肿瘤治疗模式，是一种自身免疫抗癌的新型治疗方法。它是运用生物技术和生物制剂,对从患者体内采集的免疫细胞进行体外培养和扩增后回输到患者体内的方法,来激发、增强机体自身免疫功能,从而达到治疗肿瘤的目的。

在生物免疫治疗过程中,患者要注意观察有无过敏反应,如心悸、出汗、憋气、抽搐、瘙痒等症状。

▌▶ 分子靶向治疗的概念及注意事项

分子靶向治疗是指针对已经明确的病灶部位,选择相应的治疗药物,并将药物输送到患者体内的一种治疗方法。输送的药物进入患者体内后会特异地与肿瘤组织相结合,使肿瘤细胞死亡,而不会波及肿瘤周围的正常组织细胞。

在分子靶向治疗过程中,患者要注意观察有无过敏反应,如心悸、出汗、憋气、瘙痒、抽搐等症状。

▌▶ 治疗结束后什么时候开始复查？间隔多长时间复查？

淋巴瘤患者应坚持随访,包括与医师的定期或不定期联系。通常化疗结束后 1~2 年,应每隔 2~3 个月到医院复查 1 次,第 3 年开始每半年复查 1 次,第 5 年开始每年复查 1 次

▌▶ 复查要做哪些检查项目,为什么？

检查项目主要包括肝、肾功能,乳酸脱氢酶、心电图、胸片、CT、B超、PET–CT 等。

肝、肾功能检查是为了解化疗药物对肝、肾所产生的毒性作用。乳酸脱氢酶是淋巴瘤预后判断的重要辅助指标。心电图是观察化疗药物是否对心脏产生了毒性作用。胸片、CT、B 超、PET–CT 检查是为鉴别是否有深部淋巴结肿大的现象。

▐▶ 出院后继续化疗期间,患者居家饮食需要注意什么?

(1)若出现白细胞减少时,宜补充动物肝脏、鱼类、大枣、桂圆、赤豆、猪蹄、瘦肉、蘑菇、核桃等有抗癌和升白细胞的食物。

(2)出现食欲减退、消化不良、便秘等症状时,可食用大枣、葵花子、核桃、薏仁、萝卜、山楂、猕猴桃、莼菜、虾、蟹、鲤鱼、银鱼、泥鳅、鳙鱼(胖头鱼)、塘鱼、草鱼等。这些食物能健脾开胃,保护消化功能,减轻化疗副作用。

(3)如发生口腔黏膜破溃,可用蔷薇花、玫瑰花或桑芽代茶饮。

(4)多吃一些具有抗癌作用的食物,如大蒜、海藻、蘑菇、黑木耳、芥菜等。多吃富含维生素的食物,如蔬菜、水果、芝麻油、谷类等,少吃人工复制和精加工的食品。饮食要平衡,荤素搭配,粗细搭配,保持食物品种多样。不吃霉变、烟熏、酸渍、盐腌食物,不喝烈性酒。

▐▶ 如何锻炼?

对于淋巴瘤患者,运动应不拘泥于形式,在两次化疗的间歇期,在体力允许的情况下,可像平常一样做一些力所能及的家务,陪家人散步。如果一个阶段的治疗结束后,病情得到了完全缓解,患者可以做一些低强度的运动,如慢跑、骑自行车等。

▐▶ 出院后提示患者及时就医的情况有哪些?

出院后提示患者及时就医的情况有:①持续性疼痛,尤其是在同一部位。②恶心、呕吐、腹泻、厌食。③不明原因的体重明显减轻。④持续发热或咳嗽。⑤皮疹或出血。

▐▶ 患者排泄物对家人有影响吗?

患者体内的大部分化疗药物会在化疗结束后48h内降解或排出。

化疗药物存在于血液中,并通过体液排出,包括尿液、粪便、呕吐物、眼泪以及唾液等。当这些化疗药物从体内排出时,可刺激患者皮肤,甚至可对患者周围人的皮肤造成伤害。对于儿童来说,洗手间是个非常危险的场所,家长需要特别小心,保护儿童免受排泄物的污染。

▶ 如何正确处理排泄物?

在化疗期间和化疗结束后 48h 内,患者需注意以下几点。

(1)使用马桶后冲洗两遍,冲洗时盖上马桶盖,以防排泄物溅出。如有可能,在此期间最好使用单独的洗手间。

(2)无论男女,如厕时均坐于马桶上,防止飞溅。

(3)如厕后一定要用温水和肥皂洗手,用纸巾擦干。

(4)如在马桶内呕吐,呕吐后冲洗马桶两遍。

(5)如在脸盆内呕吐,向马桶内倾倒呕吐物时务必小心,防止飞溅。先冲洗马桶两遍,然后用洗涤剂和热水清洗脸盆,废水倒入马桶冲走,用纸巾擦干脸盆。

(6)当需要接触有可能沾染化疗药物的任何体液时,应戴一次性防水手套。即使戴了手套,清洁完毕之后,也要用温水和肥皂洗手。

(7)如不慎接触被排泄物污染的体液、物体或化疗药物时,应立即用温水和肥皂仔细清洗接触部位。通常情况下,这种接触不会造成任何伤害,但还是要尽量避免。

(8)化疗药物可经唾液排出,因此应避免和患者接吻和共进饮食。使用一次性吸管喝饮料。用洗涤剂和温水仔细清洗患者使用过的餐具,浸泡,然后再连同其他餐具清洗一遍。

(9)所有沾染体液的衣物一律用洗衣机单独清洗。普通洗涤剂即可,用热水清洗两遍。不要用手清洗,也不要与其他衣物混合清洗。如衣服不能立刻清洗,应放入塑料袋内并密封。

(10)被排泄物沾染的物品,如一次性手套、纸尿裤或卫生巾等,应放入塑料袋并密封后再扔掉。

（11）化疗药物也会随精液和阴道分泌物排出，性生活时请使用安全套。

▐▶ 淋巴瘤会传染吗？

淋巴瘤是不会传染的。淋巴瘤是淋巴细胞生长不受控制导致的疾病，本身不具有传染性。

▐▶ 生物免疫治疗对淋巴瘤有作用吗？

作为一种新兴的治疗手段，生物免疫治疗不仅可以有效清除血液、淋巴中残存的癌细胞，有效抑制淋巴瘤的复发和转移，更可以显著提高机体免疫力。生物免疫治疗与放、化疗联合交替使用，既可增强放、化疗的效果，又可以降低放、化疗的副作用，修复受损细胞。

如果对肿瘤能做到早发现、早治疗，并联合进行生物免疫治疗，这种科学、规范的治疗方案就可以使淋巴瘤患者得到很好的临床治疗，且副作用也相对较小。

▐▶ 化疗期间能正常工作吗？

通常说来，化疗期间人体的免疫力较低，容易被感染，一般不建议患者上班，但患者可根据自己的身体及血象情况来选择。

第二十九章 ◀❚❚

多发性骨髓瘤

▐▶ 什么是多发性骨髓瘤?

多发性骨髓瘤(MM)是最常见的一种浆细胞肿瘤,其显著特点是骨髓中恶性浆细胞多灶性增生, 外周血或尿中出现单克隆免疫球蛋白或其片段(M 蛋白),进而导致骨质破坏、贫血和肾功能不全等靶器官功能损伤。多发性骨髓瘤是一种老年疾病,我国中位发病年龄为 55 岁。

和多数血液肿瘤一样, 多发性骨髓瘤主要影响骨髓的正常造血和免疫系统,因此贫血发生率为 50%~60%,几乎所有患者有免疫功能低下,尤其是体液免疫功能。由于骨髓与骨组织的天然内在关系,骨髓瘤细胞侵蚀"骨组织"引起骨量减少,临床上表现为骨损害(包括骨质疏松、溶骨性病变、骨痛、压缩性骨折甚至病理性骨折等),其发生率超过80%。与此同时,骨髓瘤细胞分泌大量的无功能的免疫球蛋白,尤其是过量的轻链会导致肾功能损害(发生率为 20%~40%)。

▐▶ 多发性骨髓瘤的发病因素有哪些?

多发性骨髓瘤的发病因素尚不清楚,但遗传、环境因素、化学物质、电离辐射、病毒感染、慢性炎症及抗原刺激等可能与多发性骨髓瘤的发病有关。

▐▶ 多发性骨髓瘤的临床表现有哪些?

(1)骨骼损害。骨骼损害为多发性骨髓瘤的常见并发症,临床表现为骨骼疼痛和骨骼变形。X 线表现有:①溶骨性病变,多发性圆形或卵圆形穿凿样改变。②弥漫性骨质疏松。③病理性骨折。④骨质硬化,发生在溶骨性病变周围。

(2)肝、脾、淋巴结和肾脏浸润。可见肝、脾轻、中度大,颈部淋巴结肿大,有骨髓瘤肾。

(3)肾脏损害。肾脏损害是本病的重要表现之一。高钙血症、高尿酸血症、高黏滞综合征、淀粉样变性、肿瘤浸润和细胞因子(促红细胞生成素)减少均可加重肾脏损害而引发肾型贫血。肾脏损害为多发性骨髓瘤患者的重要死亡原因之一。

(4)继发感染。继发感染是本病的首位致死原因。患者易继发各种感染,其中以细菌性肺炎及尿路感染较常见,严重者可发生败血症而死亡。也可见真菌和病毒感染,病毒感染以带状疱疹病毒多见。

(5)贫血和出血。骨髓内瘤细胞大量增生,所以正常造血受到抑制。贫血常为首发症状。疾病早期贫血轻,后期贫血严重。出血则以鼻出血和牙龈出血较多见,皮肤紫癜也可发生,严重者可见内脏及颅内出血。

(6)高黏滞综合征。发生率为 2%～5%,临床表现为头昏、眩晕、耳鸣、视力障碍,并可突发晕厥和意识障碍,可有手指麻木、冠状动脉供血不足和慢性心力衰竭等。

(7)淀粉样变性和雷诺现象。10%～15%的多发性骨髓瘤患者可发生淀粉样变性。主要表现为舌肥大、皮肤苔藓样变、心脏扩大、腹泻或便秘,肝、肾功能损害及外周神经功能病变等。当出现雷诺现象时,可表现为皮肤苍白、青紫及疼痛等症状。

(8)高钙血症。主要是指血清离子钙浓度的异常升高。研究报道,高钙血症发生率约为 30.3%,表现为疲劳、乏力、头痛、抑郁,以及厌食、恶心、呕吐和便秘等消化道症状。

▶ 多发性骨髓瘤患者的生存期大概有多长?

未经治疗的多发性骨髓瘤患者中位生存期仅为 6 个月左右,常规化疗后的中位生存期为 3 年,经综合治疗后中位生存期可达 5～10 年,甚至更长。

▶ 如何预防多发性骨髓瘤?

(1)注意饮食卫生。除注意食品清洁、煮熟等,在进食蔬菜、水果等食物时,其残存的化肥、农药经消化、吸收进入血液,容易破坏骨髓的正常造血功能,从而发病。所以,蔬菜、水果在食用前要清洗干净,把化肥、农药的残留量降至最低。

(2)避免接触某些致癌物质,做好职业防护及监测工作。如从事酚、氯苯、硝基苯、香料、药品、农药、合成纤维、合成橡胶、塑料、染料等生产作业的人员,应注意实施标准防护,避免直接接触有害和有毒物质。

(3)避免接触过多的 X 线及其他有害放射线。从事放射工作的人应做好个人防护,妊娠期女性及婴幼儿尤其应注意避免接触放射线。

(4)装修住宅最好选用符合环保要求、对人体无害的材料,入住前最好开窗通风一周以上。请室内环境监测部门进行监测,环境质量合格后再入住。一旦出现不明原因的出血、低热、关节痛和头晕等症状要到医院进行检查。

▐▶ 多发性骨髓瘤检查与诊断包括哪几种方式?

(1)实验室检查:检查项目有血常规,血钙、磷,肝、肾功能,血、尿免疫固定电泳,白细胞介素 –6(IL–6)、C 反应蛋白(CRP)、血沉等。患者检查前应空腹,即从前一天夜间 12 点开始禁食、禁水直到静脉抽血结束。

(2)细胞组织学检查:骨髓穿刺、免疫组化。

(3)影像学检查:X 线、B 超、CT 或 PET–CT、MRI。

▐▶ 多发性骨髓瘤的分型、分期及预后是怎样判断的?

(1)根据免疫球蛋白情况,多发性骨髓瘤可分为 7 个类型,包括 IgG 型、IgA 型、轻链型、IgD 型、IgE 型、IgM 型和不分泌型。

(2)临床分期及预后判断。

目前最新的多发性骨髓瘤分期标准为国际分期系统(ISS),见下表。

多发性骨髓瘤分期标准

分期	分期依据	中位生存期
Ⅰ期	血清 β2-MG<3.5mg/L且白蛋白>35g/L	62个月
Ⅱ期	介于Ⅰ期与Ⅱ期间	44个月
Ⅲ期	血清 β2-MG>3.5mg/L	29个月

注:血清 β2-MG 为血清 β2 微球蛋白。

多发性骨髓瘤的治疗方法有哪些?

多发性骨髓瘤的治疗方法有化疗、造血干细胞移植、放疗及手术治疗。放疗应用较少,局限性骨髓瘤、局部骨痛及有脊髓压迫症状者才进行放疗。医师会根据患者的具体情况,提供个体化治疗方案。

治疗多发性骨髓瘤的常用药物有哪些?

(1)激素治疗:肾上腺糖皮质激素可缓解骨痛,缓解出血,纠正高钙血症。

(2)骨质破坏的治疗:双膦酸盐有抑制破骨细胞的作用,常用如帕米膦酸钠、唑来膦酸等,可减少疼痛,部分患者可出现骨质修复。

(3)沙利度胺(反应停):有抗新生血管生成、促进瘤细胞凋亡及免疫调节作用,对硼替佐米的抗肿瘤作用有增强效果。

(4)硼替佐米(万珂):一种蛋白酶体抑制剂,是治疗多发性骨髓瘤的新型靶向药物,可提高患者生存率。硼替佐米尤其对难治、复发性多发性骨髓瘤有较好疗效,且不良反应相对较轻,患者多可耐受,已成为常用治疗用药,联合地塞米松可增强其抗肿瘤作用。

多发性骨髓瘤患者为什么要进行造血干细胞移植?

化疗可延长多发性骨髓瘤患者的生存期,但总体而言效果不佳。目前,造血干细胞移植可提高缓解率,延长患者总生存期并保持病情相对稳定,特别是对于高危患者,获益更明显。但必须清楚的是,造血干细胞移植后病情仍有可能复发,其作用在于推迟复发时间,从而延长总生存期。

▐▶ 治疗后什么时候开始复查？间隔多长时间复查？

多发性骨髓瘤患者应坚持随访,包括与医师定期或不定期联系。

(1)无症状骨髓瘤:每 3 个月复查相关指标。骨骼检查每年进行 1 次或在有临床症状时进行。

(2)孤立性浆细胞瘤:随访和监测开始时每 4 周进行 1 次,每 6 ~ 12 个月进行 1 次影像学检查。

(3)有症状骨髓瘤:诱导治疗期间每 2~3 个疗程进行 1 次疗效评估。骨骼检查每 6 个月进行 1 次,或根据临床症状进行。

▐▶ 治疗后复查要做哪些检查项目,为什么？

一般常规检查项目主要包括血、尿免疫球蛋白定量,骨髓穿刺,肝、肾功能,以及心电图、胸片、B 超、CT 或 PET-CT 等。具体由医师根据患者病情,选择合适的检查方法。如出现发热和骨痛等不适症状时,请患者及时就诊。进行上述检查的原因如下。

(1)血、尿免疫球蛋白定量及骨髓穿刺检查是为了判断疗效。

(2)肝、肾功能检查是为了观察化疗药物对肝、肾产生的毒性作用的情况。

(3)心电图是为了观察化疗药物对心脏产生的毒性作用的情况。

(4)胸片、B 超、CT、PET-CT 等是为了鉴别是否有其他局部髓外病变现象。

▐▶ 多发性骨髓瘤患者居家时,其家属应该如何照料？

(1)多发性骨髓瘤患者由于患有疾病,容易产生焦虑、易怒等负面情绪。家属应给了支持和关心,帮助患者树立战胜疾病的决心。

(2)骨痛症状严重影响多发性骨髓瘤患者的生活,建议家属为患者营造舒适的睡眠环境,积极帮助患者转移注意力,另外还需要预防骨折。

(3)家属要密切观察患者疾病的变化情况。如果患者出现不适,应尽快陪同其去医院检查,同时还要督促其按时治疗。

(4)多发性骨髓瘤患者日常饮食应保持清淡,适度摄入高蛋白及高维生素的健康食物,做到营养均衡搭配。

▮▶ 出院后近期内,患者居家饮食应注意哪些问题?

(1)来医院化疗前,注意饮食调节,应以高蛋白、高碳水化合物、高维生素、易消化食物为主,如豆类、瘦肉、鱼、新鲜蔬菜和水果等。饮食要平衡,不偏食,荤素搭配,粗细搭配。

(2)化疗期间,因药物毒性反应,患者会有食欲减退、恶心、呕吐的不良反应。此时可根据口味,选择清淡易消化的食物,且少食多餐。也可以喝一些补气益血的汤汁,如排骨汤等。呕吐严重时,不要强迫进食,要多饮水,每天饮水 3000mL 以上。

(3)若出现白细胞下降,宜补充动物肝脏、鱼类、大枣、桂园、赤豆、猪蹄、瘦肉、鹌鹑、蘑菇、鹅血、核桃等食品。

(4)若发生口腔黏膜破溃,可用蔷薇花、玫瑰花或桑芽代茶饮。

(5)恢复期可多吃一些具有抗癌作用的食物,如大蒜、海藻、蘑菇、黑木耳、芥菜及蜂王浆等。多吃维生素丰富的食物,如新鲜蔬菜和水果、芝麻油、谷类、豆类等,少吃精加工食品,不吃霉变、烟熏、酸渍、盐腌以及含色素、香精的食物,不喝烈性酒。

▮▶ 如何锻炼?

(1)患者由于易出现病理性骨折,应注意卧床休息,使用硬板床或硬床垫。

（2）适度活动可促进肢体血液循环和血钙在骨骼的沉积,减轻骨骼脱钙。应特别注意不做剧烈活动和扭腰、转体等动作。

（3）注意劳逸结合,尤其是中老年患者,应避免过度劳累、剧烈运动或做快速转体等动作。

（4）易发生病理性骨折的患者要避免长时间站立、久坐或固定一个姿势,以防负重引起骨骼变形。

（5）请在可以活动的限度内活动,鼓励行走,适度活动,以促进肢体血液循环。

（6）患者可使用拐杖、手杖和靠背架等,并由专人陪护以防跌伤。

（7）截瘫患者应保持肢体处于功能位,定时按摩,防止肢体萎缩。

▮▶ 患者出现便秘怎么办?

（1）正确使用便盆或增强排便意识:尽快建立床上排便的习惯。病情恢复期可适当锻炼身体,如散步、慢跑和经常做腹部按摩。

（2）**饮食**:营养饮食调配是治疗便秘的最佳方法,要做好一日三餐调配,食入高蛋白、高纤维素和富含维生素的食物,如每天早晚各加 1 个鸡蛋,半斤牛奶,中午可适量进食肉类。每天三餐均应有新鲜蔬菜,如豆芽、白萝卜、菠菜、大蒜、韭菜、芹菜、丝瓜、藕等,就餐前 1h 或晚餐后吃水果,如柿子、葡萄、杏、梨、苹果、香蕉等含纤维素多的水果。每天三餐主食可搭配粗粮,如地瓜、玉米等。高纤维素膳食是使肠道功能正常的重要因素之一,纤维素吸收水分后增加粪便量,可刺激肠壁感受器产生排便感觉和排便反射。每次进食应尽量细嚼慢咽,避免快速吞咽过程中胃肠吞进较多空气而引起腹胀。还应多饮水,水是润滑剂,食物纤维在肠道中充分吸收水分才能膨胀、软化大便,增加粪便体积和重量,从而达到顺利排便。

（3）**促进胃肠蠕动**:在病情允许的情况下,患者可加强床上功能锻炼,增加活动量。另外可行腹部环形按摩,腹部按摩可从右下腹开始向上、向左,再向下方向按摩,每天 2 ~ 3 次,每次 10 ~ 20 回,从而起到刺激肠蠕动,帮助排便的作用。

（4）保持心情愉悦:通过看电视、阅读书籍等方式转移注意力,以保持心情愉悦。

▮▶ 出院后提示患者及时就医的情况有哪些?

出院后提示患者及时就医的情况有:①持续性疼痛,尤其是在同一部位。②出现严重且无法缓解的消化道不良症状,如恶心、呕吐、腹泻和厌食等。③不明原因的体重明显减轻。④持续发热或咳嗽。⑤皮疹或出血等。

▮▶ 患者的骨痛是如何引起的?

骨髓瘤细胞在骨髓腔内大量增生的同时, 由基质细胞演变而来的成骨细胞过度表达 IL-6,激活破骨细胞,使骨质溶解、破坏,引起疼痛,疼痛随病情的发展而加重。疼痛部位多在腰骶部,其次是胸廓和肢体。

▮▶ 针对骨痛,患者可通过哪些方式进行缓解?

（1）局部按摩:采用变换体位 / 适当按摩等以缓解肌肉紧张,增加舒适感,但应避免用力过度,以防发生病理性骨折。

（2）采取轴线翻身,翻身动作要轻柔、协调且用力要均匀。其次,患者可让家属给予生活照护。

（3）放松止痛:患者可屈髋、屈膝平卧,闭上双目,做叹气、打哈欠等动作放松腹肌和背肌。或者在幽静环境里闭目,进行深而慢的腹式呼吸,从而达到止痛目的。

▮▶ 患者为什么容易发生病理性骨折？

多发性骨髓瘤患者骨破坏处，活动或扭伤后可能出现病理性骨折。骨折多发生于肋骨、锁骨、下胸椎和上腰椎，多处骨折可同时存在。

预防病理性骨折的主要方法是积极治疗原发肿瘤，减少活动量，避免剧烈运动，必要时可进行手术治疗。

▮▶ 患者为什么容易出现高黏滞综合征？

血液中的 M 蛋白过多可引起血液黏稠度增高，导致血流缓慢和组织缺血、缺氧，在视网膜、中枢神经和心血管系统尤为显著。患者休息时可能无明显不适，但需要注意的是，当突然活动时，由于重要脏器缺血、缺氧，患者会有一过性晕厥或意识丧失，应预防跌倒等意外情况的出现。

患者在出现高黏滞综合征时常表现为头晕、眩晕、耳鸣和视力障碍，并可突发晕厥和意识障碍，可有手指麻木、冠状动脉供血不足和慢性心力衰竭等。当患者感到肢体麻木时，一方面可通过加强保暖和肢体运动等方式缓解症状，另一方面也要注意与温度过高或过低的物品隔离开来，以防烫伤或冻伤。

▮▶ 使用硼替佐米治疗时有哪些注意事项？

硼替佐米是用于难治、复发性多发性骨髓瘤的新型药物，它在应用过程中不可避免地出现了许多副作用，其中，周围神经病加重是最常见和最严重的不良反应之一。患者用药时可出现指尖麻木、皮肤感觉异常、足底感觉刺痛和肢体无力等症状，如出现上述症状，应及时通知医师。停药后，患者上述症状可自行缓解，不会有后遗症。可增加 B 族维生素的摄入，食用富含 B 族维生素、易消化的清淡食物，不进冷饮及冷食。注射时，每天检查注射部位皮肤是否有硬结和表皮凹陷，是否感到疼痛，皮肤颜色有无改变等。如皮肤注射部位出现局限性红斑也不要紧张,红斑可自行消退。

▐▶ 使用药物治疗时有哪些注意事项?

常用的药物有帕米膦酸钠和唑来膦酸等,可减少疼痛,部分患者用药后可出现骨质修复。但严重肾功能损害者、有心血管疾病者、驾驶员、儿童、妊娠及哺乳期女性应慎用。大量使用该类药物时可见轻度及暂时性低钙血症,如出现明显的低钙血症,应补充钙剂治疗。

▐▶ 使用激素治疗时有哪些注意事项?

肾上腺糖皮质激素可缓解骨痛及出血,纠正高钙血症。但大剂量应用肾上腺糖皮质激素易引发血糖增高、胃反酸、消化道溃疡、水电解质紊乱,以及诱发或加重感染等。应监测患者的血糖和电解质等,并注意有无感染征象。如发现感染,请通知医师处理。

▐▶ 使用沙利度胺治疗时有哪些注意事项?

沙利度胺可致畸胎,妊娠期女性应禁用。本药的副作用还有嗜睡、疲乏、头晕、便秘、口干、周围神经病、血栓形成和水肿等。特别是沙利度胺对多发性骨髓瘤患者的血管内皮细胞、抗凝及纤溶活性存在直接或间接的影响,可增加患者并发动静脉血栓的风险。因此,在使用沙利度胺时,应密切监测凝血功能的变化,遇到问题时及时处理,降低沙利度胺诱发血栓形成的概率。

▐▶ 使用美法仑治疗时有哪些注意事项?

美法仑最常见的不良反应是骨髓抑制,可导致白细胞和血小板减少。此外,高达30%的患者在口服常规剂量美法仑后会出现胃肠道不适,包括恶心和呕吐。因此,通常可在饭后30min后用药,并大量饮水,以减轻药物对胃肠道的刺激。

▶ 为什么推荐选用经外周静脉穿刺中心静脉置管（PICC）输液？

外周细小静脉血流速度较慢,输入某些刺激性药物(如化疗药物)时,血液不能及时稀释药物,会使药物停留在周围血管内的时间较长,血管内局部药物浓度过高,从而导致血管内皮损伤,造成静脉炎、血栓和药物外渗等并发症。

PICC是指经外周贵要静脉、肘正中静脉和头静脉等处穿刺,置入导管,使导管末端位于上腔静脉或锁骨下静脉等中心静脉内,借助中心静脉的高速血流,迅速稀释药物,以减少血管内皮损伤。

PICC可为患者提供中长期静脉输液治疗,可减少反复静脉穿刺给患者带来的痛苦。因此,对于静脉输液治疗周期较长的患者,为增加治疗的安全性并减少治疗的痛苦感受,推荐选用PICC输液。

▶ 留取24h尿液以做化验的步骤是什么？

首先,准备一个足够大的带盖的集尿容器。然后,准确记录收集的起始时间。在这24h内,患者每次排出的尿液均应倒入集尿容器,并保持集尿容器处于密闭状态。满24h后,摇晃集尿容器将尿液混匀后留取适量尿液于试管中,并用量杯测量24h尿液总量(量取时视线与量杯液面保持水平,以保证记录的数值准确)。最后,应及时将留取的尿标本送检。

第三十章

儿童肿瘤

▮▶ 儿童肿瘤有哪些特点?

同成人肿瘤一样,儿童肿瘤也有良性与恶性之分,如血管瘤、淋巴管瘤等多属于良性肿瘤。恶性肿瘤大多源于间叶组织,表现为肉瘤或胚胎瘤,常侵犯造血系统、淋巴系统、神经系统及肌肉骨骼系统等。儿童恶性肿瘤的表现形式与预后和年龄关系密切,易通过手术完整切除,且对放、化疗的敏感性均高于成人恶性肿瘤。

▮▶ 常见的儿童恶性肿瘤有哪些?

白血病、中枢神经系统肿瘤、淋巴瘤以及各种实体瘤(如神经母细胞瘤、肝母细胞瘤、肾母细胞瘤、视网膜母细胞瘤和横纹肌肉瘤等)在儿童中多发。

▮▶ 引起儿童肿瘤的因素有哪些?

(1)遗传因素:患儿细胞染色体易受某些诱因影响而产生基因突变。

(2)影响胚胎孕育:如果父母感染某些疾病,或长期接触化学物品、电离辐射、服用某些药品等,胚胎的正常发育会受到影响。

(3)生活环境危害:如环境污染、不良饮食习惯、高脂低纤维素饮食、医疗性放射、化学药品及致癌物、反复轻微损伤等。

▮▶ 儿童肿瘤早期有哪些危险信号?

许多肿瘤缺乏早期症状或与常见病症状相似,会给诊断带来困难。家长应细致观察,当儿童出现以下症状时,应提高警惕:不明原因的发热、贫血或出血、无痛性淋巴结肿大、血尿、血便、头痛伴视力下降、进行性消瘦,以及身体任何部位发现肿块等。肥胖儿童同时伴有性早熟或外生殖器异常。

▶ 儿童肿瘤的常见转移途径有哪些？

血源性转移最常见，肺部为常见的肿瘤转移部位。淋巴结转移在肾母细胞瘤和神经母细胞瘤中较为常见，淋巴瘤和横纹肌肉瘤都易扩散到区域淋巴结。肝母细胞瘤很少侵犯淋巴结而直接发生肺部转移，神经母细胞瘤可发生骨转移。

▶ 如何预防儿童肿瘤？

父母在孕育前应做好计划，注意生殖健康，避免长期接触化学物质，如苯类、油漆、杀虫剂、染发剂和汽油等。经电离辐射或放射治疗的父母及患有慢性感染性疾病的父母应暂缓生育。应避免在服用避孕药或长期应用激素治疗停药不久后受孕。应注意妊娠期间保健，避免不必要的放射性和超声检查。注意保持儿童成长环境适宜，新居装修、新置家具、汽车及汽车尾气等均会对儿童造成不良影响。父母应教育孩子养成正确的饮食习惯，少食或不食垃圾食品，增加体育锻炼等。

▶ 非霍奇金淋巴瘤的发病特点、诊断和治疗方法有哪些？

非霍奇金淋巴瘤好发于 10 岁以下儿童。其发病原因尚不明确，临床表现差异性较大。非特异性全身症状包括发热、浅表淋巴结肿大和盗汗。晚期患者可出现消瘦、贫血、出血倾向、发热、肝脾大和浆膜腔积液等症状。

医师常根据患者的临床表现及相应检查结果进行综合判断。常用的检查方法包括实验室检查（如血常规，肝、肾功能，电解质等）、影像学检查（如 X 线及 CT 检查等）、细胞学检查（如骨髓穿刺及腰椎穿刺）和病理检查（如手术及针吸组织活检）等。医师将根据患者的具体情况，选择相应的检查方法。

非霍奇金淋巴瘤的治疗主要以化疗为主，可同时辅以放疗及手术治疗。化疗后局部存在残留病灶或出现中枢浸润、脊髓压迫等症状时可考虑实行放疗。手术治疗一般用于肿瘤组织活检或因肿瘤造成的肠套叠、肠梗阻等急腹症。

▮▶ 霍奇金淋巴瘤的发病特点、诊断和治疗方法有哪些？

霍奇金淋巴瘤好发于 10 岁以上儿童，主要累及淋巴结和脾脏，非特异性全身症状包括发热、乏力、厌食和轻度消瘦，锁骨上或颈部无痛性淋巴结肿大最为常见。合并免疫功能紊乱时可出现贫血、黄疸、网织红细胞升高、血小板减少和出血倾向等症状。

霍奇金淋巴瘤的诊断方法基本与非霍奇金淋巴瘤相同。

霍奇金淋巴瘤对放疗敏感，成人普遍采用放疗的方式。目前对生长期儿童的治疗以全身化疗为主，青少年局灶性病变采用化疗联合低剂量放疗的方法。

▮▶ 肾母细胞瘤的发病特点、诊断和治疗方法有哪些？

肾母细胞瘤是小儿时期常见的腹部恶性肿瘤，80%的患儿发病年龄在 5 岁以内，部分患儿由于先天性因素发病。最常见的表现为腹部膨隆并可扪及肿块，少数患儿以血尿为首发症状，表现为无痛性全程血尿，部分则出现腰腹部疼痛。中晚期患儿可出现低热、疲倦、贫血等症状。

除临床表现外，一般需进行实验室检查（如肝、肾功能）和影像学检查（如腹部 B 超），必要时可进行增强 CT 检查或肿物穿刺活检术，以明确诊断。具体检查方法由医师根据患者病情确定。

肾母细胞瘤一般采取手术联合放疗、化疗的方法进行综合治疗。

▮▶ 肝母细胞瘤的发病特点、诊断和治疗方法有哪些？

肝母细胞瘤是一种源于肝细胞，具有多种分化方式的恶性胚胎性肿瘤。婴幼儿发病率最高,80%的肝母细胞瘤确诊年龄在 3 岁以下。

该病早期症状不明显,可有轻度贫血。患者多以偶发腹部肿块而就诊,肿物可在短期内迅速生长,患儿可伴面色苍白、贫血、食欲差、消瘦等。约 1/3 患儿伴有血小板增多症。

甲胎蛋白(AFP)的测定对肝母细胞瘤的诊断、治疗及预后有重要价值。此外,医师会根据患者的临床表现,确定是否需要做腹部影像学检查(如 X 线、CT、增强 CT 以及 MRI 等)或腹腔肿物穿刺活检术等病理检查,以明确诊断。

肿瘤巨大者先进行术前化疗(新辅助化疗),待肿物缩小后再行手术。术后需进行多种药物联合化疗,以增强疗效。

▶ 神经母细胞瘤的发病特点、诊断和治疗方法有哪些?

神经母细胞瘤起源于交感神经节或双侧肾上腺,是儿童最常见的颅外实体瘤,多见于 5 岁以下儿童。临床症状因原发病灶不同而不同,以腹腔病灶最为常见。患儿可因不明原因的发热、贫血、腹泻及厌食而就诊,部分患儿有腹胀及腹部包块。发生在胸部时,肿瘤压迫呼吸道可出现咳嗽或呼吸困难等症状。

神经元特异性烯醇化酶(NSE)、香草扁桃酸(VMA)作为神经母细胞瘤的肿瘤标志物,对神经母细胞瘤的诊断、治疗及预后有重要意义。此外还应做影像学检查,如 B 超、CT、增强 CT 以及 MRI 等。腹腔肿物穿刺活检术可帮助明确病理诊断,骨髓活检可用于判断有无骨髓转移。医师将根据患者病情,选择相应的检查方法。

神经母细胞瘤多采用综合治疗方法,包括手术治疗、化疗、放疗、免疫治疗等。

▶ 横纹肌肉瘤的发病特点、诊断和治疗方法有哪些?

横纹肌肉瘤是儿童和青少年最常见的软组织肉瘤,起源于横纹肌母细胞。发病高峰为25岁和15～19岁两个年龄段,临床表现与发生部位密切相关。头颈部发生率最高,其中眼眶最多见,表现为眶睑部软组织样突出物。其次好发于泌尿系统,如膀胱,常有血尿和尿路梗阻等症状,此外还可发生于四肢和躯干等部位。

该病主要通过临床表现、影像学检查(X线片、超声、磁共振等)以及肿块切除或病理活检来明确诊断。具体检查方法由医师根据患者情况确定。

横纹肌肉瘤一经确诊,应尽早采取手术治疗、化疗、放疗、免疫治疗等相结合的综合治疗方法。

▮▶ 骨肉瘤的发病特点、诊断和治疗方法有哪些?

骨肉瘤是最常见的恶性骨肿瘤,起源于成骨性结缔组织,好发于长管状骨的干骺端,发病年龄多为10～20岁。疼痛是骨肉瘤最早、最常见的症状,可发生在肿瘤出现之前,初期为间断性疼痛,逐步发展为持续性或跳动性剧痛,尤以夜间为重。

除临床表现外,患肢骨的X线正位片是首选检查方法,此外还可借助其他影像学检查帮助诊断,如超声、ECT、CT、MRI等。具体检查方法由医师根据患者情况确定。

骨肉瘤目前主要采用以手术治疗(如截肢手术和保肢手术等)和化疗(如术前化疗和术后化疗)为主的综合治疗方法。一般经正规"化疗—手术—化疗"后,患者5年生存率可达60%～80%。

▮▶ 畸胎瘤的特点及治疗方法是什么?

畸胎瘤是一种由原始胚层的胚芽细胞演变而来的胚胎性肿瘤,排列结构错乱,往往含有外、中、内三个胚层的多种组织成分,主要分为良性畸胎瘤、恶性畸胎瘤和混合型畸胎瘤三种类型。畸胎瘤可发生于身体的任何部位,好发于骶尾部、腹膜后、纵隔、卵巢及睾丸等。良性畸胎瘤以手术治疗为主,恶性畸胎瘤则采用手术治疗、放疗、化疗相结合的综合治疗方法。

▇▶ 视网膜母细胞瘤的特点及治疗方法是什么?

视网膜母细胞瘤是婴幼儿最常见的原发于眼内的恶性肿瘤。早期可无症状,难以被发现。最常见的临床表现为"白瞳",即在夜间或灯光下通过患儿瞳孔会看到黄白色反光,俗称"猫眼"。部分患儿有斜视、视力下降、眼红和揉眼等表现。随着肿瘤增大,眼压升高,可出现眼痛、头痛、瞳孔散大和患儿哭闹等表现。可通过手术治疗、化疗等方式进行综合治疗。

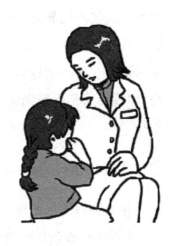

▇▶ 血管瘤的特点及治疗方法是什么?

血管瘤由胚胎期残留的血管细胞生长而来,是血管网过度增生且结构紊乱所形成的一种先天发育异常。临床分为四大类型,即毛细血管瘤、海绵状血管瘤、混合性血管瘤及蔓状血管瘤。血管瘤属良性肿瘤,如果不影响容貌及生理功能,一般无须治疗。

▇▶ 淋巴管瘤的特点及治疗方法是什么?

淋巴管瘤又称脉管瘤,属于先天性胚胎性淋巴管网瘤样畸形,为多房囊状良性错构组织,囊内充满淋巴液。淋巴管瘤根据形态分为毛细淋巴管瘤、海绵状淋巴管瘤和囊状淋巴管瘤。根据年龄、肿瘤类型、生长部位和肿瘤大小来选择治疗方法。一般来说,手术为主要治疗方法,非手术治疗包括局部穿刺抽液或平阳霉素等药物局部注射。

▮▶ 肿瘤标志物是什么？儿童常见的实体肿瘤标志物有哪些？

肿瘤标志物是指肿瘤组织和细胞由于癌基因或抗癌基因和其他相关基因及其产物异常表达所产生的抗原和生物活性物质。通过肿瘤标志物检测，可高度怀疑某种肿瘤的出现。常见的儿童实体肿瘤标志物有甲胎蛋白、神经元特异性烯醇化酶和香草扁桃酸等，前者为肝母细胞瘤、卵黄囊瘤和生殖细胞瘤等的标志物，后两者则是神经母细胞瘤的标志物。

▮▶ 儿童肿瘤常见的检查有哪些？

儿童肿瘤常见的检查主要分为两大类，即无创性检查和有创性检查。无创性检查包括心电图、B超、X线、CT及MRI等。有创性检查包括各种血标本化验、穿刺细胞学检查、肿瘤组织切检、各类腔镜检查、骨髓穿刺及腰椎穿刺等。上述检查须让患儿保持安静，有时会使用镇静剂或麻醉剂。

▮▶ 患儿入院后实验室检查主要有哪些？有何注意事项？

（1）血液化验：①流行病学检测，检测患儿体内是否含有甲型、乙型、丙型、丁型等肝炎病毒或结核杆菌等。②血常规，主要了解患儿血红蛋白、白细胞及血小板的情况。③血型，化验血型以备日后输血。④肝、肾功能（须空腹取血），了解患儿肝脏及肾脏的解毒与代谢功能。⑤出血、凝血功能检测（须空腹取血），了解患儿凝血机制有无异常。⑥血培养，检测血液中是否含有细菌及细菌敏感的药物有哪些，以指导抗生素的使用。⑦肿瘤标志物监测，如AFP、NSE等，一般无须空腹。⑧快速真菌检验（G检验），检测患儿有无真菌感染，以明确抗感染用药。

（2）尿液化验：①尿常规，检测尿比重，判断尿液中有无红细胞、白细胞、蛋白及管型等，判断有无泌尿系统感染或肾脏损害。②尿培养，做尿液细菌培养，检测细菌种类。③24h尿香草扁桃酸检测，用于神经母细胞瘤的诊断。

（3）粪便化验：①大便常规，了解消化道有无细菌感染以及寄生虫感染。②大便菌群分布化验，了解肠道菌群状态。③大便隐血试验，判断消化道有无出血。

（4）咽拭子：从咽部和扁桃体取分泌物做细菌培养或病毒分离，以明确致病菌种类，从而指导用药。

（5）骨髓检查：了解骨髓造血功能及有无肿瘤侵犯。

▮▶ 如何看血常规化验单？

儿童血常规化验单：红细胞（RBC）正常值为$(4.0 \sim 5.3) \times 10^{12}/L$，白细胞（WBC）正常值为$(5 \sim 12) \times 10^9/L$，血小板（PLT）正常值为$(100 \sim 300) \times 10^9/L$，血红蛋白（Hb）正常值为$(120 \sim 140)g/L$。新生儿血常规化验单：红细胞正常值为$(6.0 \sim 7.0) \times 10^{12}/L$，白细胞正常值为$(15 \sim 20) \times 10^9/L$，血小板正常值为$(100 \sim 300) \times 10^9/L$，血红蛋白正常值为$(170 \sim 200)g/L$。

肿瘤患儿定期监测血常规主要是为了了解应用化疗药物后的骨髓抑制情况，通常以白细胞、血小板、血红蛋白的数值作为参考指标。如指标过低，应按医师意见延迟化疗并进行相应处理。

▮▶ 患儿如何留取尿液做香草扁桃酸化验？

化验尿香草扁桃酸需留取24h尿液。收集尿标本时应使用广口、清洁、干燥、便于收集尿液的容器。尿标本收集时间为第一天早晨8时，患儿排空膀胱，弃去此次尿液，再收集至次日晨8时全部尿液。监测前1周应禁食含有香草醛类的食物，如巧克力、咖啡、柠檬、香蕉，同时注意阿司匹林和一些降压药物对检测的影响。做此项检查的尿量应通过饮水调控在 1000~3000mL/24h,并应嘱咐患儿避免剧烈活动。

▐▶ 患儿进行增强 MRI 或增强 CT 等检查时为何要置留置针?

患儿进行增强 MRI、增强 CT、ECT 及 PET–CT 检查时,需静脉高压推注造影剂,以便检查能清晰显影。因此要在检查前置留置针,建立静脉通路,以便安全给药。值得注意的是,携带 PICC 导管的患儿不可由该导管高压推注造影剂,以免造成导管破裂。

▐▶ 为何年幼患儿在进行 CT 等检查时要使用镇静剂?

年幼患儿检查时不能有效配合,常因哭闹、扭动而影响检查定位的准确性。因此,医师会视患儿情况给予镇静剂。可采取肌内注射、口服、灌肠等方法给药。

▐▶ 骨髓穿刺对患儿有害吗? 穿刺后应注意什么?

骨髓穿刺所抽取的骨髓液是极少量的(0.1mL),占人体骨髓总量比例甚微,况且人体每天还在不断产生大量骨髓细胞,因此不会对机体造成伤害。穿刺后应按压穿刺点约 5min 并卧床休息 30~60min,观察穿刺点有无出血,72h 内保持穿刺点敷料清洁、干燥,避免潮湿和污染。

▐▶ 腰椎穿刺的目的及注意事项有哪些?

腰椎穿刺适用于淋巴瘤患儿,其目的是通过分析脑脊液的性质,协助诊断是否有中枢系统肿瘤浸润。其次通过鞘内注射化疗药物,来预防和治疗颅内肿瘤浸润(因为绝大部分化疗药物无法透过血脑屏障)。腰椎穿刺时,患儿背部与床面垂直,头向前,胸部屈曲,双手抱膝使双膝紧贴腹部,身体呈虾米状,以便于进针。穿刺后注意保持穿刺点的清洁、干燥,去枕平卧。穿刺后可能会出现局部酸痛或下肢麻木,可适当用热水袋热敷,不必做特殊处理,症状可于数天后消退。

▶ 儿童实体肿瘤的治疗方法有哪些?

儿童实体肿瘤的治疗方法主要包括手术治疗、化疗、放疗、免疫治疗(自体造血干细胞移植)等,通常联合应用多种治疗方式,以增强疗效。

▶ 常用的化疗途径有哪些? 如何选择化疗药物?

常用的化疗途径有口服、静脉注射、肌内注射、动脉注射、鞘内注射(通过脑脊髓流动进入中枢神经系统)、腔内注射和膀胱灌注等。医师会根据患儿肿瘤的类型、部位、程度以及患儿的身体状况等,确定化疗方案、用药剂量、给药途径以及化疗周期等。化疗可以单用一种药物,也可以合用几种药物。对大多数患儿,医师都会合用几种药物。几种药物合用比单用一种药物更有效。

▶ 自体造血干细胞移植的适应证有哪些?

自体造血干细胞移植的适应证包括:①急性白血病。②恶性淋巴瘤。③对放、化疗敏感的实体瘤,如神经母细胞瘤、横纹肌肉瘤等。④自身免疫性疾病。

▶ 自体外周血造血干细胞采集前后的注意事项

自体外周血造血干细胞的采集应在疾病早期,一般来说,化疗 2～3 个疗程为最佳时机。

自体外周血造血干细胞采集前,家长应注意避免患儿进食油腻、生冷食物,注意保证患儿睡眠充足,注意合理增减患儿衣物,避免患儿感冒。患儿在采集前一天应进行锁骨下静脉穿刺置管术,留置中心静脉导管。采集当天的早餐,家长应准备清淡、易消化饮食,患儿可适当饮水,不可空腹。采集前,患儿应复查血常规,血小板计数低于 70×10^9/L 时不可采集。准备采集前,护士将遵医嘱给患儿静脉补充葡萄糖酸钙,以预防采集过程中的不良反应。

自体外周血造血干细胞采集后,患儿应充分休息,避免剧烈活动。锁穿导管一般于采集后 1~2 天拔除。患儿带管期间,家长应注意在患儿穿脱衣服时保持锁穿导管固定稳妥,避免导管弯曲或脱出,注意保持患儿穿刺点皮肤清洁、干燥,避免感染。同时,应遵医嘱定期复查患儿血常规。

▮▶ 如何预防和减轻化疗引起的恶心、呕吐?

(1)遵医嘱于化疗前使用止吐药物,如雷莫司琼、托烷司琼等。

(2)化疗当天提前吃早餐,晚餐可适当推迟,进餐后适当活动,避免平卧。

(3)化疗期间饮食应以清淡、易消化为主,避免食用油腻、刺激性、过热、过甜、有异味的食物。

(4)患儿恶心时可做深呼吸,呕吐后注意口腔清洁。频繁呕吐者可暂停进食,必要时进行静脉营养治疗。

(5)化疗时患儿可通过看书、看动画片、听音乐、交谈等分散注意力,消除紧张情绪。

▮▶ 如何预防和处理化疗所致的口腔炎?

(1)坚持早晚用软毛牙刷刷牙,餐后用冷开水漱口。

(2)患儿白细胞计数低于 3×10^9/L 时,遵医嘱用 1% 碳酸氢钠溶液或含漱液每两小时漱口一次。

(3)口腔干燥者可饮用柠檬水或用口腔消毒喷雾剂喷口腔。

(4)出现溃疡者除继续按上述方法漱口外,疼痛明显者可加利多卡因含漱,必要时进行口腔护理,清除溃疡面分泌物,可涂抹溃疡散等。

（5）避免食用过酸、过热、过硬的刺激性食物，可静脉补充营养。

▶ 化疗期间发生腹泻怎么办？

（1）少食多餐，吃清淡、易消化、少渣食物，如米汤、米粥、面条等，保证食物新鲜，避免食用刺激性食品。

（2）遵医嘱使用止泻剂、肠黏膜保护剂或肠道菌群调节剂，如蒙脱石散（思密达）、金双歧等。

（3）患儿餐具应专用并单独放置，以保持清洁。患儿应勤洗手。

（4）注意保护肛周皮肤，每次排便后用温水清洗肛周皮肤黏膜，避免用力擦拭，可涂液体敷料，如赛肤润加以保护。

▶ 出现便秘怎么办？

（1）多吃富含纤维素的食物，如蔬菜、水果等，注意增加饮水量。

（2）适当增加运动量或按摩腹部，以增加肠蠕动，促进排便。

（3）适当服用缓泻剂或用开塞露射肛，以促进排便。

（4）注意保护肛周皮肤，便后用温水清洗肛周，必要时可进行 1∶5000 高锰酸钾坐浴，或外涂红霉素软膏予以保护。

▶ 如何预防肛周感染？

肛周感染与化疗后白细胞降低、机体免疫力下降、习惯性便秘及患儿卫生习惯不良有关。预防感染应做到保持肛周清洁、干燥，坚持每晚及便后清洗肛周并坐浴，以促进局部血液循环。正确的坐浴方法为取适量温水，水温以 40～50℃为宜，加入高锰酸钾配制成 1∶5000 高锰酸钾溶液（溶液颜色以淡粉色为宜），将患儿整个臀部（含生殖器）完全浸泡于溶液中 15～20min。应注意患儿手部卫生，鼓励患儿多饮水，增加饮食中的纤维素含量，让患儿多食蔬菜和水果，及时处理患儿腹泻和便秘。

▮▶ 什么是骨髓抑制期？

化疗可导致一定时间内骨髓造血功能受到抑制，增生低下，外周血各系血细胞(红细胞、白细胞、血小板)减少，可继发贫血、感染、出血，重者可危及生命，这段时期称为骨髓抑制期。

▮▶ 患儿骨髓抑制期如何预防贫血、感染与出血？

(1)贫血：当红细胞过少时，血红蛋白含量降低，人体组织得不到足够的氧，患儿就会表现出疲劳、面色苍白、身体发冷，甚至呼吸急促等症状，即贫血。饮食治疗是纠正贫血的常用方法之一。应注意患儿营养均衡，尽量做到食物多样化。可让患儿辅助口服一些补血制剂及食品(如阿胶糕等)，避免患儿过度劳累，保证患儿充足的睡眠。当血红蛋白 < 50g/L 时，就需要输注红细胞。

(2)感染：白细胞减少会降低机体抵抗感染的能力。患儿服用升白细胞药物(如地榆升白片、复方皂矾丸等)对预防白细胞减少有一定疗效。若患儿白细胞数量下降明显，医师会通过推迟治疗、减少化疗药物剂量或注射细胞集落刺激因子(如吉粒芬、瑞白、特尔立)等方法，提高白细胞数量。应特别指出，细胞集落刺激因子一般在化疗结束 24 ~ 72h 后开始注射，用药期间，可能会出现骨痛、发热、头痛、肌肉疼痛等症状，但大多数患儿能够耐受。白细胞数量下降期间应注意预防感染，保持室内空气新鲜，温度和湿度适宜，定时通风，每次通风 20min，通风时注意保暖，避免患儿受寒。应注意卫生，包括手卫生、饮食卫生、口腔卫生和肛周卫生。应避免患儿去人多的场所，外出时让患儿戴口罩。减少人员探视，使患儿远离患有感冒等传染性疾病者，远离刚接受小儿麻痹症、麻疹、腮腺炎和风疹等疫苗接种的儿童。

对白细胞计数在 1×10^9/L 以下的患儿，应及时采取保护性隔离。有条件者可进单人病房，定时通风，减少人员探视。保持患儿体表、床褥、衣裤等干净、整洁。陪护家属应注意更换干净的衣、裤、鞋,并佩戴口罩。

(3)出血:血小板降低容易引发出血,如鼻出血、牙龈出血或皮下瘀血。应及时观察出血倾向,预防出血。当血小板计数低于正常值时,可用注射用重组人白介素 –11 治疗,以增加外周血中血小板数量。治疗期间,能口服的药物尽量不进行注射,如必须进行注射,应用棉球按压针眼 10min 以上,同时注意查看皮肤有无瘀点、瘀斑。应注意口腔卫生,刷牙时用软质毛刷,避免牙龈出血。不要抠鼻,避免用力打喷嚏。可用液状石蜡涂局部以防口、鼻黏膜干裂引起出血。避免食用粗糙、过硬的食物,注意活动安全。当血小板计数 $< 30 \times 10^9$/L 时,应遵医嘱输注血小板,并严格卧床休息,避免磕碰导致外伤出血。

▮▶ 患儿出现发热症状怎么办?

体温未超过 38.5℃时,患儿可通过增加饮水量来帮助降温,不要盲目吃退热药。体温超过 38.5℃可遵医嘱口服美林、泰诺林等儿童退热药,两次用药间隔至少 4h,同时可用温水浴等物理降温法促进体温下降。3 岁以下患儿高热时,还应注意头部降温(如使用一贴凉、冰袋冷敷额头),以免引起小儿高热惊厥。此外,还应注意患儿皮肤清洁,及时为其清除汗液,更换衣裤。发热患儿要进清淡、易消化食物并保持口腔卫生,要定时通风,以保持空气新鲜等。

▮▶ 患儿术前应做哪些准备工作?

患儿完善术前各项相关检查后,于手术前一天进行术前准备。

(1)皮肤准备:家长可协助清洁手术区皮肤,剃除毛发,修剪指(趾)甲。腹部手术患儿还应清理脐部污垢。

(2)胃肠道准备:非哺乳期患儿术前 6h 禁食,母乳喂养患儿术前 4h 禁食,配方奶喂养患儿术前 6h 禁食。任何年龄患儿均于术前 2h 禁饮,术前 2h 可给予清水或 5%葡萄糖溶液,饮用量为 2mL/kg,总量不超过 100mL。术前需服用药物的患儿,可在术前 1~2h,将药片研碎服下后饮清水 0.25~0.5mL/kg。腹部手术患儿均于术前一天进食半流质或流质食物。行结肠、直肠手术患儿需进行机械性肠道准备,口服复方聚乙二醇电解质溶液,或用甘油栓灌肠。非肠道手术患儿不常规进行机械性肠道准备。

(3)术前用药及备血:术前一天进行抗生素皮肤过敏试验,根据手术情况配血、备血。术日于术前 30min 进行术前针注射及静脉输注抗生素,以减少麻醉副作用,预防术后感染。

(4)术日早晨,患儿应更换干净的衣裤,不可佩戴饰品,术前排尿、排便。家长应整理好患儿的术后用品,交与护士,等待手术。

▮▶ 患儿术后多长时间能进食?

根据术式及病情,鼓励患儿早期进食。非消化道手术患儿,术后 2h 可饮水、进食。消化道手术患儿病情允许时,可在麻醉清醒后 2~6h 咀嚼口香糖或吸吮棒棒糖(需评估患儿配合程度),以促进唾液分泌及胃肠蠕动。术后第一个 24h 如无腹胀、腹痛、呕吐等症状,患儿可少量饮水,如电解质饮料、糖水等,每次 10~20mL,每天 5~6 次。第二个 24h,根据肠蠕动恢复情况,患儿可进食藕粉、米汤、母乳等流质食物,其间如出现腹胀、恶心、呕吐等症状,应暂停进食、饮水。

▮▶ 为何鼓励患儿术后应尽早活动?

患儿清醒后,如无特殊禁忌,均可采取半卧位,以利于术后呼吸功能恢复,减轻伤口疼痛,促进伤口引流液排出。术后 6h,可协助患儿取半坐卧位。术后第一天,医师可指导患儿做床上运动,如抬臀运动、腿部蹬车运动和足踝部旋转运动,以上动作均每天 3 次,每次 20 下。根据病情,鼓励患儿尽早下床活动,以利于肠蠕动恢复,促进排气。根据病情尽早下床活动对术后机体各脏器功能的恢复十分有利。

▌▶ 患儿术后体温升高正常吗?

患儿术后因手术热而体温升高属正常现象,但体温一般不超过38.5℃。不必使用退热药,多饮水可利于降温,三天后体温会逐渐恢复正常。当体温过高或体温正常后又升高时,应考虑其他原因,主管医师应给予对症处理。

▌▶ 患儿术后伤口疼痛怎么办?

患儿年龄越小,对疼痛敏感性越低。手术后,患儿伤口疼痛一般可以耐受,不会影响进食和休息。骨科手术后,患儿伤口的疼痛较一般手术严重。患儿疼痛剧烈时,应请示医师给予止痛处理,或应用自控式镇痛泵予以止痛。

▌▶ 术后引流有何作用,该注意什么?

术后引流可将手术创面内残留的积血、积液等废物排出,有利于伤口愈合,防止术后伤口感染。护士会将引流管妥善固定。家长陪伴期间,应注意保持引流管通畅,勿扭曲、压迫引流管。应保持引流瓶低于伤口位置,以免引流液倒流引起感染。患儿下床活动时应及时取下引流瓶,勿过度牵拉,以免导管脱出。

▌▶ 患儿术后多长时间能拔除导尿管?

患儿术中留置导尿管可使尿液顺利排出,避免伤及膀胱,还可便于观察尿量,促进麻醉药代谢物快速排出。一般术后第一天便可拔除导尿管,多数患儿可自行排尿。如有排尿疼痛,是导尿管刺激尿道黏膜所致,可适当增加饮水量(禁水患儿除外),无须特别处理。

▌▶ **术前为何要置胃管？何时能拔出？**

患儿术前置胃管可减少术中胃肠胀气，降低术后腹腔压力，减轻腹胀，减少缝线张力和切口疼痛，有利于切口愈合。一般术后需等到患儿肠蠕动恢复、有肛门排气或夹闭胃管后试饮水无腹胀、呕吐等症状时方可考虑拔除胃管，一般为术后 2～3 天。

▌▶ **患儿化疗期间应吃哪些食物？**

（1）蛋白质类：蛋类、鱼类、肉类、豆制品等。这些食物为蛋白质的主要来源，同时还含有 B 族维生素及铁。

（2）乳类：所有乳制品，如全脂奶、脱脂奶、奶粉、炼乳、奶酪等。这些食物富含蛋白质及维生素。

（3）蔬菜和水果：所有蔬菜、水果及果汁。

（4）米面类：如米饭、各种面食等。这些食物富含碳水化合物及 B 族维生素。

（5）如病情允许，患儿每天可适当摄入脂肪，以供应人体热量及维生素 E。

▌▶ **患儿应用门冬酰胺酶期间，如何安排饮食？**

（1）用药前 3 天至停药后 3～5 天，应低脂饮食。禁食动物油脂、油炸食品（方便面、薯条、膨化食品）、火腿、黄油、各类蛋黄、毛豆、黄豆、花生、全脂牛奶等。可适量食用植物油、瘦肉、鸡肉、鱼虾类以补充蛋白质，可用水煮、清蒸等烹调方法。选择清淡、易消化食物，如谷物、面食类、薯类、水果、蔬菜等，做到少食多餐，切忌暴饮暴食。

（2）停药后第 6 天至第 2 周为饮食过渡期，该阶段应循序渐进地由低脂饮食过渡到普通饮食。可适当增加豆类（黄豆、毛豆、花生除外）、乳类（脱脂牛奶）、蛋类及鱼虾、瘦肉等的摄入，仍须禁食高脂油炸食物，如火腿、猪油、黄油等。

▶ 对于儿童,化疗毒性反应的饮食调理方法有哪些?

(1)提高血象的膳食:有些食物有助于提高血象,可在化疗间期适当补充,如牛奶、大豆、瘦肉、猪蹄、海参、鱼、动物肝脏、红枣、花生、核桃、黑木耳、胡萝卜、赤小豆、黑芝麻、黑米、黑豆、黑枣等。中医提倡"以脏补脏",因此也可适量摄入动物骨髓或食用鸡血、鸭血、鹅血、猪血等。

(2)减轻消化道反应的膳食:补充高营养、流质或半流质食物(如莲子羹、雪耳羹、牛奶、豆浆、鲫鱼汤等),可预防或减轻口腔黏膜炎。山楂、扁豆、山药、白萝卜、香菇等食物可减轻化疗引起的恶心、呕吐、纳差等症状。化疗期间,应注意少食多餐,避免辛辣刺激性饮食,进食要细嚼慢咽,餐后漱口,饭后1h内不要平卧。

(3)调理肝肾的膳食:苦瓜、绿豆芽、香菇、黑木耳、猴头菇等食品以及猕猴桃、桃、苹果、葡萄等富含维生素的水果有利于调节化疗引起的肝脏损伤,可适当摄入。若出现肾功能损伤,应适当限制蛋白质的摄入。合并水肿者要少吃盐,多吃动物肾脏、黑鱼、菠菜和红苋菜,也可多吃一些富含水分又有利尿作用的食物(如西瓜、黄瓜、冬瓜、丝瓜等)。

▶ 如何指导患儿正确漱口?

为预防化疗引起的口腔黏膜炎,家长应督促患儿正确漱口。一般饭后先用清水将食物残渣漱净,再将漱口液含漱30s后吐出。漱口后请勿立即饮水,以保证药液与黏膜充分接触。尽量每2h漱口一次,以维持药效。

▶ 如何处理患儿化疗期间的排泄物?

化疗患者停药后48h,其排泄物中还可检测到有害成分。因此,患儿化疗期间的排泄物、呕吐物应及时处理。建议家长为患儿准备带盖的尿壶及便器,用后及时倾倒并用清水彻底冲洗,以免排泄物中的有害成分散发到空气中造成二次污染,影响患儿及陪护人员健康。应及时更换被患儿排泄物污染的衣物并彻底冲洗。若患儿带尿布,应及时更换尿布,将换下的尿布置于塑料袋内并系紧袋口,同时为患儿清洗会阴部皮肤。

▎▎▶ 大剂量甲氨蝶呤化疗期间为何要碱化、水化尿液?

甲氨蝶呤(MTX)主要经肾脏由尿液排出,其代谢产物易在酸性环境中形成结晶,结晶沉积于肾小管可导致肾功能损害。大剂量使用 MTX 时,若尿液排出不足,MTX 在体内积聚,将增加药物副作用。碱化、水化尿液可促进 MTX 的排泄,保证治疗安全。

▎▎▶ 大剂量甲氨蝶呤化疗期间为何要记录 24h 尿量、测量尿液 pH 值?

尿量可反映静脉水化治疗的有效性,一般患儿 24h 尿量需达到 3000mL 以上。测量尿液 pH 值(尿液酸碱度)可衡量静脉碱化治疗的效果,患儿每天可分早、中、晚三次测量。理想尿液 pH 值应维持在 7~8,尿液偏酸、偏碱均应调整用药。

▎▎▶ 如何正确记录 24h 尿量、测量尿液 pH 值?

(1)记录 24h 尿量:需准确记录收集 24h 尿量的起始时间。从起始时间开始的 24h 内,患儿每次排尿后,均应将尿倒入量杯内并记录尿量。收集尿液的量杯中不可混入其他异物,以免数值不准确。每次记录尿量时,应将视线与量杯液面保持水平。

(2)测量尿液 pH 值:需用专用试纸,请家长将试纸妥善保存,置于清洁、干燥的塑料袋内,防止受潮而影响测量结果。测定时,先将试纸 1/2 部分浸于尿液中几秒钟后取出,然后立即用比色卡对照颜色变化以得出 pH 值。排尿后须立即测定,否则将影响结果的准确性。

▶▶ 应用大剂量环磷酰胺时为何要多饮水？

环磷酰胺的水解产物在膀胱内蓄积，会刺激膀胱黏膜，引起出血性膀胱炎，大量饮水有利于减轻该症状。饮水量要根据患儿体重及静脉输液量而定，一般每天液体总量（输液量＋饮水量）为 80～100mL/kg，减去输液量即为饮水量。建议家长鼓励患儿白天多饮水并每 2～3h 排尿一次，促进代谢物排出。

▶▶ 应用阿糖胞苷时为何要控制输液速度？

阿糖胞苷血浆半衰期仅为半小时，若输液速度过快，则会很快在体内代谢，影响疗效。因此，输注时一般需静脉维持一段时间，这样既可维持稳定的血药浓度，确保治疗效果，又可减轻副作用。因此，请家长不要擅自调节输液速度。

▶▶ 应用门冬酰胺酶前为何要做皮肤过敏试验？

门冬酰胺酶属于外源性蛋白质，其进入人体后会刺激免疫系统产生抗体，从而引起过敏反应，因此使用前必须做皮肤过敏试验。一般取配制好的药液 0.1mL 做皮内注射，观察 20min，如有红肿斑块，即为过敏反应，应使用脱敏疗法。

▶▶ 应用门冬酰胺酶期间为何要采取低脂饮食？

使用门冬酰胺酶期间，摄入高脂饮食易诱发急性胰腺炎。因此，用药期间及停药一段时间后，采取低脂饮食是预防胰腺炎发生的关键。

▶▶ 6-巯基嘌呤为何要在晚间服用？

有研究表明，夜间 6-巯基嘌呤的药物清除率低而血浆浓度较高，因此推荐晚间用药，以保证药效。

▶▶ 应用糖皮质激素类药物应注意什么?

该类药物会促进钙、磷排泄,长期使用会造成骨质疏松,严重者易诱发病理性骨折。因此,应鼓励患儿多食用含钙量高的食品,必要时可为其补充钙剂。

▶▶ 如何做好放疗患儿照射野的皮肤护理?

(1)放疗前,要保持患儿皮肤清洁、干爽,保持照射野定位线清晰可辨。

(2)放疗期间,患儿皮肤将出现红、肿、痒、痛、脱皮、脱屑、溃烂、色素沉着等现象。家长不必过分紧张,应注意给患儿穿宽大、透气、柔软的全棉衣裤,避免局部摩擦。

(3)避免患儿照射野皮肤受到冷热刺激,注意防晒,忌用肥皂、粗毛巾擦拭患儿皮肤,可用温水蘸洗。

(4)患儿皮肤瘙痒时不可搔抓,以免感染。皮肤破溃者应遵医嘱用药。

▶▶ 血液制品的种类有哪些?

人体输注的血液制品主要是全血及成分血,其中以成分血输注较常见。成分血包括红细胞、血小板、粒细胞、血浆等。输注哪类成分血,主要由患儿病情决定,一般是缺什么,补什么。

▶▶ 输血的不良反应有哪些?

输血后常见的不良反应主要包括发热反应、过敏反应、溶血反应、输血传递性疾病及细菌污染反应等。在患儿输血过程中,护士会密切监护,一旦出现上述不良反应,医护人员应及时给予处理。

▐▶ 红细胞、血小板的输注速度有何要求？

（1）红细胞输注时应遵循先慢后快原则，前 15min 输注速度不超过 20 滴 / 分，1 个单位的红细胞的输注用时最长不超 4h。

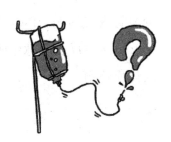

（2）取回血小板后应尽快输注，并以患儿能承受的最快速度输注，以免影响疗效。

▐▶ 输血的过敏反应有哪些？如何处理？

皮肤瘙痒或荨麻疹是过敏反应的常见表现，轻者皮肤潮红，有广泛皮疹，重者出现血管神经性水肿、喉痉挛、支气管痉挛甚至过敏性休克。轻者可给予抗组胺药，如肌内注射苯海拉明或静脉注射地塞米松等。重者应立即终止输血，有喉头水肿或过敏性休克者应立即实施抢救。

▐▶ 如何预防化疗药物外渗？

（1）首选中心静脉或深静脉置管，如 PICC、CVC 等。

（2）由外周静脉化疗时，遵循由远到近的顺序选择血管，避免同一部位反复输注化疗药物。穿刺见回血后方可加入化疗药物，输注过程中应严密观察。

（3）妥善固定穿刺侧肢体，避免过度活动。

▐▶ 为何推荐选用经外周静脉穿刺中心静脉置管（PICC）输入化疗药物？

外周细小静脉血流速度较慢，输入化疗药物时血液不能及时稀释药物，会使化疗药物停留在周围血管内的时间较长，血管内局部药物浓度过高，导致血管内皮损伤，造成静脉炎、血栓、药物外渗等并发症。PICC 是指经外周贵要静脉、肘正中静脉、头静脉（婴儿可选用颈外静脉）

等处穿刺,置入导管,使导管末端位于上腔静脉或锁骨下静脉等中心静脉内,这样就可以借助中心静脉的高速血流,迅速稀释化疗药物,以减少血管内皮损伤。PICC 可为患者提供中长期静脉输液治疗（7 天至 1 年）,可减少反复静脉穿刺给患者带来的痛苦。因此,推荐选用 PICC 输入化疗药物。

▮▶ PICC 的适应证和禁忌证有哪些?

（1）适应证：①需长期静脉治疗者。②需输入刺激性药物或高渗性、黏稠液体者。③需反复输血或血液制品者。④需使用输液泵或压力输液者。

（2）禁忌证：①插管途径有感染源者。②外周静脉通道缺乏或不易辨别者。③预定插管部位有放疗史、静脉血栓史、外伤史或血管外科手术史者。④严重出血性疾病者。⑤上腔静脉压迫综合征者。⑥血管顺应性差者。

▮▶ PICC 的常见并发症有哪些?

（1）穿刺点渗血:置管后 24h 内,穿刺点少量渗血属正常现象,但患儿活动过度或凝血功能异常会加重出血。一般通过延长按压时间、外置冰袋冷敷、压迫止血（如穿刺点上加纱布或使用弹力绷带）、避免穿刺侧肢体过度活动等方法可减轻出血。

（2）导管异位:发生率为 3.7% ~ 40%。常见原因为置管时体位不正确、胸腔内压力增加（如肿瘤压迫、胸腔积液、咳嗽、打喷嚏等）、静脉解剖位置异常、上肢剧烈运动等。一旦出现导管异位,应尽快调整导管位置或重新置管。

（3）机械性静脉炎:一般置管后 48 ~ 72h 为高发期,好发于穿刺点上方 8 ~ 10cm 处。在穿刺置管过程中,穿刺鞘和导管对血管内膜及静脉瓣产生摩擦刺激引发变态反应,使得穿刺侧手臂沿静脉走行方向出现红、肿、热、痛现象,并可有条索状改变或局部硬结。上述症状主要通过以下方法缓解:①保持肢体抬高(高于心脏水平20~30cm)。②避免过度活动。③于穿刺点上方8~10cm处外涂喜疗妥软膏(多磺酸黏多糖乳膏),每2h一次,连续3天。④必要时热敷治疗,每天3次,每次20min。

(4)感染:一种是导管相关性血行感染,临床表现为不明原因的发热、寒战,并从导管和血培养中分离出相同致病菌,无其他感染源侵入。另一种是穿刺点感染,表现为穿刺点红、肿、热、痛,有硬结或脓性分泌物。预防感染应严格遵守换药时间,保持穿刺点处贴膜完整,保持穿刺点皮肤清洁、干燥。出现穿刺点感染应增加换药频次直至感染消退,严重感染考虑拔除导管。

(5)血栓:导管对血管内皮的持续刺激和肿瘤患者血液的高凝状态易诱发静脉血栓,可表现为穿刺侧肢体肿胀、疼痛,皮肤颜色青紫,肢体活动受限等。血栓脱落后如阻塞肺动脉,则有肺栓塞危险,可危及生命。因此,置管前应评估患儿D-二聚体指标(正常值为0~500ng/mL)及血小板计数。若指标异常,需综合评估,谨慎置管。血栓一旦出现,应使患肢制动并抬高,避免局部按摩及热敷,遵医嘱进行药物抗凝治疗等。置管后24h,穿刺侧肢体做握拳运动。适当运动、多饮水、保持排便通畅等有助于预防血栓脱落。

(6)穿刺点渗液:不同原因造成穿刺点渗液的处理方法有所不同。若因纤维蛋白鞘堵塞导管头端导致液体流向改变,出现渗液,可试用尿激酶溶解,无效后考虑拔管。若因导管漂浮移位或反折而出现渗液,经X线片明确诊断后须拔除导管并重新置入。若因导管磨损、破裂而出现渗液,应根据破裂程度及位置,进行修复或拔除导管。若因患低蛋白血症而出现渗液,可给予穿刺点加压包扎,同时纠正患儿低蛋白症状。若因患儿机体对导管材质排异而出现渗液,如果无法控制,可考虑拔除导管。

(7)导管堵塞:导管维护不当、未按要求进行冲封管、药物沉积、血液高凝状态、胸腔压力增加导致血液反流、导管异位等均会造成导管堵塞。可使用尿激酶进行负压溶栓通管,如不能疏通,则应拔管。

PICC 导管日常维护的注意事项有哪些?

(1)保持穿刺点皮肤清洁、干燥。不要擅自撕下贴膜,贴膜如有卷曲、松动、潮湿等,应及时更换。严格遵守换药时间,治疗间歇期每 7 天冲洗导管一次,同时更换贴膜及输液接头。

(2)避免游泳,勿使用穿刺侧手臂提取重物或做引体向上、托举哑铃等持重锻炼。患儿洗澡应选用淋浴方式,用保鲜膜在导管处缠绕 2~3 圈,将导管包裹严密,上下用胶布贴紧,浴后固定贴膜,如有潮湿,应及时更换。

(3)家长应嘱咐患儿切勿牵拉导管体外部分,尤其在更换衣服时,以免导管脱出。

(4)家中应备有无菌纱布、胶布及备用贴膜等。若输液接头脱落,不可重新安装,应用无菌纱布包裹导管开口处并立即到医院处理。患儿穿刺点如有异常(红、肿、疼痛、渗液、渗血等),家长应及时与护士联系,尽早处理。

(5)患儿进行 MRI、CT 检查时,不可经非耐高压材质的导管高压推注造影剂,以免引起导管破裂。

PICC 导管发生断裂或脱出怎么办?

如导管体外部分断裂,应立即固定导管,勿使导管缩入体内,并立即到医院处理。如导管断裂部分已缩入体内,应立即用手或止血带扎紧置管上肢的腋部并固定该侧肢体。

如怀疑导管脱出,即外露部分导管长度较前增加,应立即固定肢体并通知护士及时处理。脱出的导管绝对不能再次送入体内,以免造成感染。导管脱出过长时,应进行胸部 X 线定位,若末端仍处于上腔静脉区域或锁骨下静脉内,可修剪后固定,方能继续使用。若导管末端脱出锁骨下静脉,则应考虑拔管,不可继续使用。

▌▶ 什么是输液港？其与 PICC 比较有哪些优点？

植入式静脉输液港是一种可以完全植入体内的闭合静脉输液系统,由输液底座和放射显影的静脉导管系统组成。与 PICC 相比,其具有感染风险低、保留时间长、维护成本低、可保护患者隐私、提高生活质量的优点。

▌▶ 输液港使用及维护的注意事项有哪些？

必须使用无损伤针穿刺输液港,且每 7 天更换一次。冲洗导管、静脉注射给药时必须使用 10mL 以上的注射器。每次给药后都以脉冲方法冲洗导管。抽血、输血、输高黏滞性药物后应立即用脉冲手法冲洗导管。治疗前歇期应每 30 天维护一次,规范冲洗导管

▌▶ 患儿入移植病房前应做哪些准备？

（1）应进行全身各系统检查,确保心、肝、肺、肾等重要脏器功能良好。判断口腔、咽喉、外阴及皮肤等处有无感染灶,感染未清除者不可进行移植。

（2）常规进行结核菌素皮肤试验(PPD),48~72h 后判定结果。

（3）进入移植病房前一天,应进行皮肤准备及胃肠道清洁。剃除全身各处毛发,修剪指(趾)甲,更换干净的衣裤。口服导泻剂,当日晚开始进高压无菌饮食。

▌▶ 如何识别不同年龄患儿的疼痛？

婴儿、学龄前期、学龄期和青春期患儿,疼痛表现各异。

（1）婴儿:婴儿疼痛时会哭闹,易激惹,脸色较苍白,易出汗,进食量

减少。

（2）学龄前期儿童：患儿能进行简单的交流，可指出疼痛部位，偶尔哭闹。

（3）学龄期儿童：患儿表情淡漠或痛苦，能描述疼痛部位及疼痛性质。

（4）青春期儿童：患儿对疼痛的反应和成人相似，会表现出淡漠、睡眠障碍、厌食、孤僻、易激惹、易怒等症状。可用表情疼痛评估卡进行疼痛评估。

▣▶ *如何缓解儿童疼痛？*

用于成人的镇痛药同样也能用于儿童，但剂量需按照儿童的体表面积来计算。

（1）非甾体抗炎药：通常首选对乙酰氨基酚。有些药物会增加出血风险（如阿司匹林），应慎用于肿瘤患儿，服药前要咨询医师。

（2）弱阿片类镇痛药：如可待因，可缓解中度疼痛，能口服，也可与对乙酰氨基酚联合使用，以增强镇痛效果。

（3）强阿片类镇痛药：如吗啡，能缓解剧烈疼痛，可通过口服给药、直肠给药、皮下给药、肌注或静脉推注给药。

转移注意力（如玩耍、听故事、画画等）可帮助患儿缓解疼痛，也可通过放松、催眠或音乐疗法，帮助患儿减轻痛苦。

▣▶ *镇痛药何时服用效果好？*

对间断性疼痛的患儿，可按需给药。对持续性疼痛的患儿，应遵医嘱按时给药，使血药浓度维持在稳定水平，最大限度地发挥止痛效果。一般在药效即将消失前，给予患儿镇痛药，能更好地缓解疼痛并使副作用更少。

◗ 如何判断镇痛药是否起效?

在服用镇痛药后,患儿哭闹缓解,不适症状减轻,可安睡,表示药物已起效。一旦疼痛缓解,镇痛药可逐渐减量至停药。用于控制剧烈疼痛的药物可能导致嗜睡,如果患儿处于持续嗜睡状态,家长应及时通知医师及护士,进行相应处理。

◗ 如果患儿将药物吐了出来,怎么办?

如果患儿在服用药物后半小时出现呕吐,且呕吐物中含有药片,应再服药一次。如果服药后超过半小时出现呕吐,并且患儿疼痛症状已经缓解,可不再补服药物。如果患儿持续恶心、呕吐,应咨询医务人员,给予相应处理。

◗ 强阿片类镇痛药的副作用有哪些? 如何预防或处理?

强阿片类镇痛药可出现便秘、恶心、呕吐、嗜睡等副作用。

(1)便秘:多饮水、食用高纤维素食物(如水果、蔬菜等)可预防便秘。若出现便秘,可服用缓泻剂或蜂蜜水等,促进排便。便秘严重时,可使用开塞露或肥皂水灌肠,缓解便秘。

(2)恶心、呕吐:首先,需请医师判断恶心、呕吐是否是由服用镇痛药引起的。服用镇痛药引起的恶心、呕吐可自行缓解,化疗、放疗或其他因素引起的恶心、呕吐,可视患儿具体情况,由医师给予相应处理。患儿恶心、呕吐期间,家长应尽量给予高热量、清淡饮食,补充能量,避免刺激。

(3)嗜睡:疼痛会使患儿出现睡眠障碍。在服用镇痛药的48h内,患儿会比平时睡得更多,家长不用担心。但如果这种嗜睡状态一直存在并影响日常活动时,请告知医师和护士。

防癌抗癌新媒体科普平台

一、网站

1.中国抗癌协会：

http://www.caca.org.cn/

2.中国抗癌协会肿瘤防治科普平台：

https://www.cacakp.com/

3.中国抗癌协会神经肿瘤专业委员会：

http://www.csno.cn/

4.甲状腺肿瘤网：

http://www.thyroidcancer.cn/

5.中国抗癌协会肿瘤标志专业委员会：

http://tbm.cacakp.com/

6.中国肿瘤营养网（中国抗癌协会肿瘤营养专业委员会）：

http://cancernutrition.cn/ainst-1.0/

7.中国抗癌协会肿瘤心理学专业委员会：

http://www.hnca.org.cn/cpos/

二、新媒体平台

1.中国抗癌协会官方 APP　　　　2.中国抗癌协会科普平台（微信公众号）

3.中国抗癌协会科普平台（今日头条）　4.中国抗癌协会科普平台（微博）

5.中国抗癌协会科普平台（学习强国）　6.中国抗癌协会科普平台（人民日报）

7.中国抗癌协会科普平台（网易新闻）　8.中国抗癌协会科普平台（新华网客户端）

9.中国抗癌协会肿瘤防治科普平台　10.中国抗癌协会科普平台（人民日报健康客户端）

11.CACA 肿瘤用药科普平台　12.CACA 早筛科普平台

与医生一起
做家庭健康卫士

我们为阅读本书的你，提供以下专属服务

用药指南
随时查询药品说明书
及注意事项

交流社群
寻找一起阅读的
朋友

读书笔记
边读边记，好记性
不如烂笔头

在线复诊
在家中与医生对话，
进行在线复诊

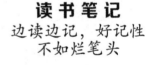

扫码获取健康宝典